**Manual de
Procedimentos
e Assistência
de Enfermagem**

ENFERMAGEM

Outros livros de interesse

Almeida – *Diabetes Mellitus* – Uma Abordagem Simplificada para Profissionais da Saúde
Aun, Younes, Birolini – Terapia Intensiva em Enfermagem
Ávila – Socorro, Doutor! Atrás da Barriga Tem Gente
Belén – Semiologia e Semiotécnica de Enfermagem
Bertolino – Série Ajudando a Enfermagem – Depto. de Enfermagem da Escola Paulista de Medicina – UNIFESP
   Vol. 1 Rotinas Hospitalares para Enfermagem
   Vol. 2 Guia de Compras Médico-Hospitalares para Enfermagem
Bomfim e Bomfim – Guia de Medicamentos em Enfermagem
Brito Garcia – Primeiros Socorros – Fundamentos e Prática na Comunidade, no Esporte e no Ecoturismo
Cabral – Manual de Assistência ao Parto
Canetti e Santos – Manual de Socorro de Emergência
Carneiro Mussi – A Enfermagem e a Promoção do Conforto
Carvalho – Princípios Básicos do Atendimento Pré-Hospitalar para Enfermagem
Cássia – Manual do Auxiliar de Enfermagem 2ª ed.
Cesaretti – Assistência em Estomaterapia – Cuidando do Ostomizado
Cleamaria Simões – Glossário de Enfermagem
Colombrini – Enfermagem em Infectologia – Cuidados com o Paciente Internado
Colombrini – Leito-Dia em AIDS – Experiência Multiprofissional na Assistência dos Doentes
Costa Orlando – UTI – Muito Além da Técnica... a Humanização e a Arte do Intensivismo
Costardi – Ensinando e Aprendendo com Novo Estilo de Cuidar
Crosseti – Novos Horizontes no Processo de Cuidar – A Questão Existencial de Enfermagem
Dan – Nutrição Oral, Enteral e Parenteral na Prática Clínica 3ª ed. (2 vols.)
Dantas – Abordagem Multiprofissional do Tratamento de Feridas
Dare – Manual de Limpeza e Desinfecção da Unidade Neonatológica
Duarte e Diogo – Atendimento Domiciliar – Um Enfoque Gerontológico
Edilza Maria – A Enfermagem em Pediatria e Puericultura
Edvo – Enfermagem em Terapêutica Oncológica 3ª ed.
Escolano – Diário de uma Gestante
Figueiró e Bertuol – Depressão em Medicina Interna e em Outras Condições Médicas – Depressões Secundárias
Fortuno – O Pós-Operatório Imediato em Cirurgia Cardíaca – Guia para Intensivistas, Anestesiologistas e Enfermagem Especializada
Franchini – Procedimentos Técnicos de Enfermagem em UTI Neonatal
Hermógenes – Obstetrícia Básica
Inaiá – Bases Psicoterápicas da Enfermagem
Inaiá – Enfermagem Psiquiátrica e de Saúde Mental na Prática
Iraci – Série Atualização em Enfermagem
   Vol. 1 Enfermagem Fundamental – Realidade, Questões, Soluções
   Vol. 2 Questões e Soluções
   Vol. 3 Prática da Pesquisa em Ciências Humanas e Sociais – Abordagem Sociopoética
   Vol. 4 Enfermagem Materno-Infantil

Ito – Manual de Anotação de Enfermagem
Ivan Lemos – Dor Crônica – Diagnóstico, Pesquisa e Tratamento
Laganá – Câncer – Protocolos de Controle de Enfermagem
Lage e Ramires – Cardiologia no Internato – Bases Teórico-Práticas
Leone e Tronchin – Assistência Integrada ao Recém-Nascido de Alto Risco
Lopes dos Santos – Guia Prático de Dietas Enterais
Lopes Guimarães – Parada Cardiorrespiratória
Lott – Manual de Limpeza e Desinfecção
LTC – Manual de Anotação de Enfermagem
Macieira – Tratamento das Queimaduras
Maciel – Enfermagem nos Métodos Dialíticos em Unidades de Terapia Intensiva
Maciel e Serra – Tratado de Queimaduras
Mantovani – Suporte Básico e Avançado de Vida no Trauma
Marcopito Santos – Um Guia para o Leitor de Artigos Científicos na Área Médica
Marinho – Como Amamentar o Seu Bebê
Marinho – Desvendando os Mistérios da Amamentação
Mayor – Manual de Procedimentos e Assistência de Enfermagem
Medronho – Epidemiologia
Meltzer – Enfermagem na Unidade Coronária
Monteiro – Trauma – Atendimento Pré-Hospitalar
Mussi – Matemática Aplicada à Enfermagem
Mussi – Técnicas Fundamentais de Enfermagem
Nishide – Assistência de Enfermagem ao Paciente Gravemente Enfermo
Nishimura – Enfermagem nas Unidades de Diagnóstico por Imagem – Aspectos Fundamentais
Nitrini – A Neurologia Que Todo Médico Deve Saber 2ª ed.
Oliveira – Home-Care – Garantindo uma Excelente Assistência Domiciliar
Oliveira Poli – Manual de Medida Articular
Quênia – Ventilação Mecânica Básica para Enfermagem
Parra – Bases e Fundamentos da Cirurgia Videolaparoscópica
Parra e Saad – Instrumentação Cirúrgica 3ª ed.
Parra e Saad – Noções Básicas das Técnicas Operatórias
Peterline – O Cotidiano da Prática de Enfermagem Pediátrica
Pizzolli – Tecnologia e Enfermagem – Harmonia para Qualidade no Desempenho Profissional
Popim – O Cuidar em Oncologia – Diretrizes e Perspectivas
Protásio – Nem Só de Ciência se Faz a Cura 2ª ed.
Ratner Kirschbaum – História da Enfermagem Psiquiátrica
Santos è Assis – Legislação em Enfermagem – Atos Normativos do Exercício e do Ensino
Souza – Assistência de Enfermagem em Infectologia
Tamara – Instrumentos Básicos para o Cuidar – Um Desafio para a Qualidade de Assistência
Tashiro – Assistência de Enfermagem em Ortopedia e Traumatologia
Teixeira – Manual de Enfermagem Psiquiátrica
Therezinha Verrastro, Lorenzine e Wendel Neto – Hematologia e Hemoterapia – Fundamentos de Morfologia, Fisiologia, Patologia e Clínica
Unicamp – Manual de Utilização e Higienização de Equipamentos – Divisão de Nutrição da Unicamp
Unicamp – Procedimentos Básicos de Enfermagem – Deptos. de Enfermagem do Hospital de Clínicas e da Faculdade de Ciências Médicas da Unicamp
Unicamp – Procedimentos Especializados de Enfermagem – Deptos. de Enfermagem do Hospital de Clínicas e da Faculdade de Ciências Médicas da Unicamp
Vincent – Internet – Guia para Profissionais da Saúde 2ª ed.
Wânia Silva – Guia de Medicamentos Quimioterápicos

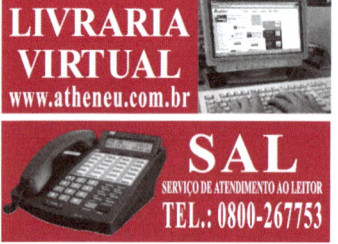

LIVRARIA VIRTUAL
www.atheneu.com.br

SAL
SERVIÇO DE ATENDIMENTO AO LEITOR
TEL.: 0800-267753

Manual de Procedimentos e Assistência de Enfermagem

ELIANA RODRIGUES CARLESSI MAYOR
*Diretora da Divisão de Enfermagem do Instituto Central
do Hospital das Clínicas da Faculdade de Medicina da Universidade
de São Paulo — ICHC-FMUSP*

EDOÍLIA MARIA TEIXEIRA MENDES
*Assistente da Divisão de Enfermagem do Instituto Central
do Hospital das Clínicas da Faculdade de Medicina da Universidade
de São Paulo — ICHC-FMUSP*

KÁTIA REGINA DE OLIVEIRA
*Enfermeira Chefe da Unidade de Treinamento, Desenvolvimento
e Aperfeiçoamento de Pessoal do Instituto Central do Hospital
das Clínicas da Faculdade de Medicina da Universidade
de São Paulo — ICHC-FMUSP*

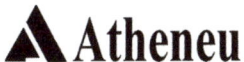

São Paulo • Rio de Janeiro • Ribeirão Preto • Belo Horizonte

EDITORA ATHENEU

São Paulo — Rua Jesuíno Pascoal, 30
Tels.: (11) 3331-9186 • 3223-0143
3222-4199 (R. 25, 26, 28 e 30)
Fax: (11) 3223-5513
E-mail: edathe@terra.com.br

Rio de Janeiro — Rua Bambina, 74
Tel.: (21) 2539-1295
Fax: (21) 2538-1284
E-mail: atheneu@atheneu.com.br

Ribeirão Preto — Rua Barão do Amazonas, 1.435
Tel.: (16) 636-8950 • 636-5422
Fax: (16) 636-3889
E-mail: editoratheneu@netsite.com.br

Belo Horizonte — Rua Domingos Vieira, 319 — Conj. 1.104

PLANEJAMENTO GRÁFICO/CAPA: Equipe Atheneu

Dados Internacionais de Catalogação na Publicação (CIP)
(Câmara Brasileira do Livro, SP, Brasil)

Mayor, Eliana Rodrigues Carlessi
Manual de Procedimentos e Assistência de Enfermagem / Eliana Rodrigues Carlessi Mayor, Edoilia Maria Teixeira Mendes, Kátia Regina de Oliveira. – São Paulo : Editora Atheneu, 2006.

Vários colaboradores.

1. Enfermagem I. Mendes, Edoilia Maria Teixeira. II. Oliveira, Kátia Regina de. III. Título.

00-2510

CDD-610.73
NLM-WY 100

Índice para catálogo sistemático:
1. Assistência de enfermagem: Ciências médicas   610.73
2. Enfermagem: Procedimentos: Ciências médicas   610.73
3. Procedimentos de enfermagem: Ciências médicas   610.73

MAYOR E.R.C., MENDES E.M.T., OLIVEIRA K.R.
Manual de Procedimentos e Assistência de Enfermagem – 2ª reimpressão da 1ª edição

©Direitos reservados à EDITORA ATHENEU — São Paulo, Rio de Janeiro, Ribeirão Preto, Belo Horizonte, 2006

Colaboradoras

CARMEN MOHAMAD RIDA SALEH
Enfermeira Chefe do Pronto-Socorro Cirúrgico do Instituto Central do Hospital das Clínicas da Faculdade de Medicina da Universidade de São Paulo — ICHC-FMUSP

CRISTINA AMOROSO DAMIANI DE PAULA
Enfermeira do Setor de Queimados do Instituto Central do Hospital das Clínicas da Faculdade de Medicina da Universidade de São Paulo — ICHC-FMUSP

ELISA MIDORI YAGYU
Enfermeira Chefe do Setor de Transplante Renal do Instituto Central do Hospital das Clínicas da Faculdade de Medicina da Universidade de São Paulo — ICHC-FMUSP

ELOISA APARECIDA PEREIRA
Enfermeira Chefe do Setor de Neurologia do Instituto Central do Hospital das Clínicas da Faculdade de Medicina da Universidade de São Paulo — ICHC-FMUSP

ELVIRA SAILER
Enfermeira Chefe do Setor de Retaguarda do Pronto-Socorro de Emergências Clínicas do Instituto Central do Hospital das Clínicas da Faculdade de Medicina da Universidade de São Paulo — ICHC-FMUSP

JULIETA DAS EIRAS ESTEVES VARA CRUZ
Enfermeira Chefe do Setor de Hematologia do Instituto Central do Hospital das Clínicas da Faculdade de Medicina da Universidade de São Paulo — ICHC-FMUSP

MARIA EMÍLIA LUCAS FERNANDES DA CRUZ
Enfermeira Chefe do Setor de Cirurgia do Esôfago e Estômago do Instituto Central do Hospital das Clínicas da Faculdade de Medicina da Universidade de São Paulo — ICHC-FMUSP

MARIA JOSÉ APARECIDA NOGUEIRA
Enfermeira Chefe do Setor de Oftalmologia do Instituto Central do Hospital das
Clínicas da Faculdade de Medicina da Universidade de São Paulo — ICHC-FMUSP

MARIA DE LOURDES POSSARI
Enfermeira Chefe do Setor de Urologia do Instituto Central do Hospital das
Clínicas da Faculdade de Medicina da Universidade de São Paulo — ICHC-FMUSP

MARLENE SETSUKO YOKOMIZO
Enfermeira Chefe da Unidade de Apoio Cirúrgico do Instituto Central do Hospital das
Clínicas da Faculdade de Medicina da Universidade de São Paulo — ICHC-FMUSP

MERY AKIMI SUGAHARA
Enfermeira Chefe do Setor de Otorrinolaringologia do Instituto Central do
Hospital das Clínicas da Faculdade de Medicina da Universidade de São Paulo —
ICHC-FMUSP

SYLVIA FERNANDES DE ASSUMPÇÃO
Enfermeira Chefe do Setor de Gastroenterologia do Instituto Central do Hospital das
Clínicas da Faculdade de Medicina da Universidade de São Paulo — ICHC-FMUSP

TEREZINHA HIDECO TASE
Enfermeira Chefe do Setor de Obstetrícia do Instituto Central do Hospital das
Clínicas da Faculdade de Medicina da Universidade de São Paulo — ICHC-FMUSP

YOSHIKO UCHIYAMA
Enfermeira Chefe do Setor de Cirurgia Plástica do Instituto Central do Hospital das
Clínicas da Faculdade de Medicina da Universidade de São Paulo — ICHC-FMUSP

Revisão:
Elvira Sailer
Edoília Maria Teixeira Mendes
Kátia Regina de Oliveira
Maria Emília Lucas Fernandes da Cruz
Maria de Lourdes Possari

Apresentação

Este manual, instrumento norteador de ações técnicas na assistência de enfermagem, foi elaborado por um grupo de enfermeiras da Divisão de Enfermagem do Instituto Central do Hospital das Clínicas da Faculdade de Medicina da Universidade de São Paulo — ICHC-FMUSP, com a finalidade de subsidiar cuidados qualificados, atendendo à moderna tecnologia e às necessidades básicas do Homem.

Neste contexto, o "paciente" é o centro de todas as atividades e o seu bem-estar, o objetivo final.

Este referencial é o resultado do trabalho de profissionais empenhados em transmitir à equipe de enfermagem uma vivência profissional ao lado do ser humano.

Que este exemplo seja seguido por outros, na revisão periódica desta matéria e na sua atualização, com a incorporação de novos procedimentos.

Continuem, e que este exemplo seja imitado...

Edoília Maria Teixeira Mendes
Assistente Técnico de Saúde
Divisão de Enfermagem do Instituto Central
do Hospital das Clínicas da Faculdade
de Medicina da Universidade de São Paulo

Sumário

1 Técnica para Lavar as Mãos, *1*

2 Verificação de Sinais Vitais, *3*
   Temperatura, *3*
   Controle de Pulso, *5*
   Respiração, *6*
   Pressão Arterial, *7*

3 Verificação de Peso, *9*
   Peso, *9*

4 Higiene do Paciente, *11*
   Higiene Oral, *11*
   Banho, *12*
   Aspersão — Banho de Chuveiro, *12*
   Imersão — Banho na Banheira, Exceto a Cabeça, *14*
   Banho no Leito, *15*
   Banho de Assento, *17*
   Preparo do Corpo após a Morte, *19*
   Tricotomia, *21*

5 Movimentação e Posicionamento do Paciente, *23*
   Movimentação, *23*
   Posicionamento, *25*
   Transporte do Paciente, *25*
   Da Cama para a Cadeira de Rodas, *25*
   Da Cama para a Maca, *27*
   Imobilização no Leito, *28*

6 OXIGENOTERAPIA, *31*
   Nebulização com Máscara Facial, *33*
   Tenda Facial, *34*
   Inalação, *35*
   Aspiração Traqueal, *37*
   Cuidados com Traqueostomia, *39*

7 APARELHO DIGESTIVO, *41*
   Sondagem Nasogástrica, *41*
   Sondagem Nasoenteral, *44*
   Lavagem Gástrica, *46*
   Lavagem Gástrica ou Esofágica com "Fouchet", *48*
   Administração de Dietas por Sondas, *50*
   Enteroclisma, *52*
   Cuidados com Pacientes Ostomizados, *55*

8 MANIPULAÇÃO E CONTROLE DE DÉBITOS DE DRENOS, *59*
   Controle de Débitos de Drenos, *59*
   Controle de Débito — Dreno de Penrose/Watterman, *61*
   Controle de Débito — Dreno de Kher, *62*
   Controle de Débito — Derivação Lombar Externa, *63*
   J.P. (Jackson Pratz), *64*
   Débito de Drenagem Torácica, *65*
   Dreno de Port-O-Vac, *67*

9 APARELHO GENITURINÁRIO, *69*
   Sondagem Vesical, *69*
   Técnica para o Sexo Masculino, *70*
   Técnica para o Sexo Feminino, *72*
   Irrigação Contínua, *74*

10 CURATIVOS E RETIRADA DE PONTOS, *75*
   Curativos, *75*
   Retirada de Pontos, *79*

11 Preparo e Administração de Medicamentos, *81*
   Administração de Medicamentos, *81*
   Via Oral, *81*
   Via Sublingual, *83*
   Via Retal, *85*
   Via Vaginal, *87*
   Via Tópica, *89*

Via Auricular, **89**
Via Ocular, **90**
Via Dermatológica, **92**
Medicamentos Injetáveis, **93**
Via Intramuscular, **95**
Via Endovenosa (EV), **97**
Via Subcutânea, **99**
Via Intradérmica, **101**

12 COLETA DE EXAMES, **103**
Urina de 24 Horas, **103**
Coleta de Escarro, **105**
Coleta de Urocultura, **106**
Coleta de Urina de Sonda Vesical de Demora, **108**
Coleta de Ponta de Cateter, **109**
Coleta de Secreção Traqueal, **111**
Coleta de Sangue para Hemocultura, **112**
Coleta de Fezes, **113**
Glicosúria, **115**
Glicemia Capilar, **117**

13 PUNÇÃO VENOSA, **119**

14 ADMINISTRAÇÃO DE HEMOCOMPONENTES, **123**

15 CUIDADOS NA ADMINISTRAÇÃO DE NPP, **127**

16 MONITORIZAÇÃO DOS PACIENTES, **131**
Monitorização Cardíaca, **131**
Oximetria Não-invasiva de Pulso, **132**
Pressão Venosa Central, **134**

17 ESCOVAÇÃO, **137**
Técnica de Escovação Cirúrgica, **137**

18 CALÇAR LUVAS, **141**
Calçar Luvas Estéreis, **141**
Descalçar Luvas, **142**

19 Balanço Hídrico, **143**

20 LIMPEZA E ARRUMAÇÃO DA UNIDADE, *145*
    Limpeza de Unidade, *145*
    Limpeza Concorrente, *145*
    Limpeza Terminal, *146*
    Arrumação de Cama, *148*
    Cama Fechada, *148*
    Cama Aberta, *149*
    Cama Pós-operatória, *150*

21 PREPARO DE MATERIAIS, *153*

CAPÍTULO 1

TÉCNICA PARA LAVAR AS MÃOS

DEFINIÇÃO

É o simples ato de lavar as mãos com água e sabão, visando à remoção de bactérias transitórias e de algumas residentes, como também de células descamativas, pêlos, suor, sujidades e oleosidade da pele.

MATERIAL

- Água
- Sabão líquido
- Papel toalha

PROCEDIMENTO

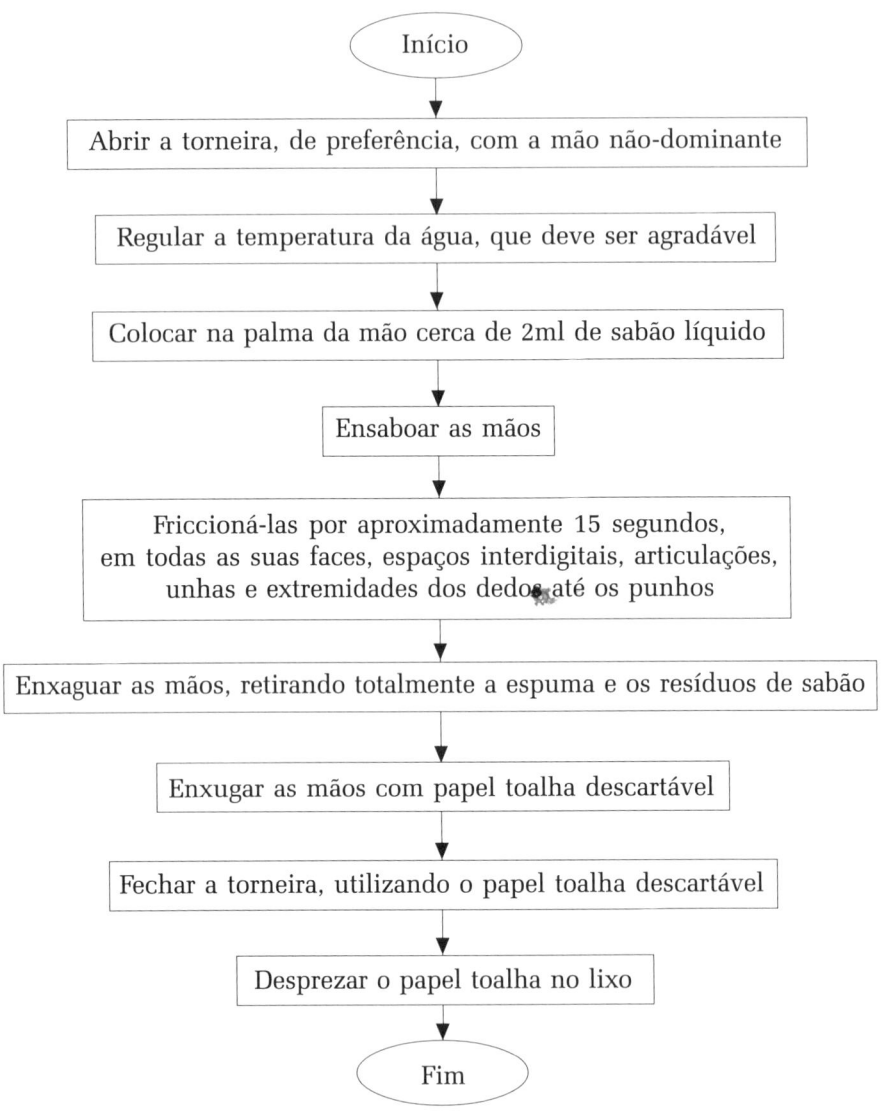

CAPÍTULO 2

VERIFICAÇÃO DE SINAIS VITAIS

TEMPERATURA

Definição

A temperatura corporal indica o calor do organismo. É mantida pelo equilíbrio entre a produção e a eliminação do calor pelo próprio organismo. Pode ser verificada nas regiões axilar, bucal, inguinal, auricular ou retal, porém a região axilar é a mais usada.

Material

- Um termômetro
- Bolas de algodão com álcool a 70%

PROCEDIMENTO

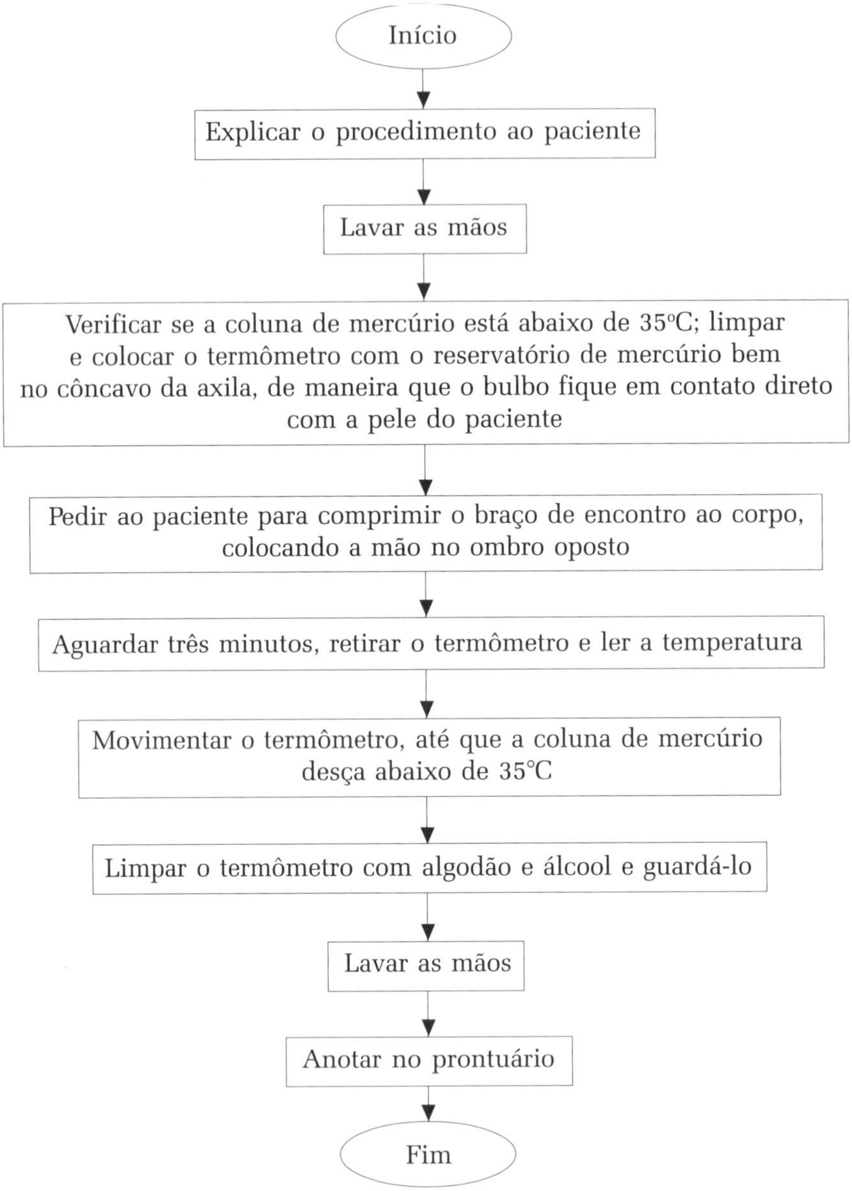

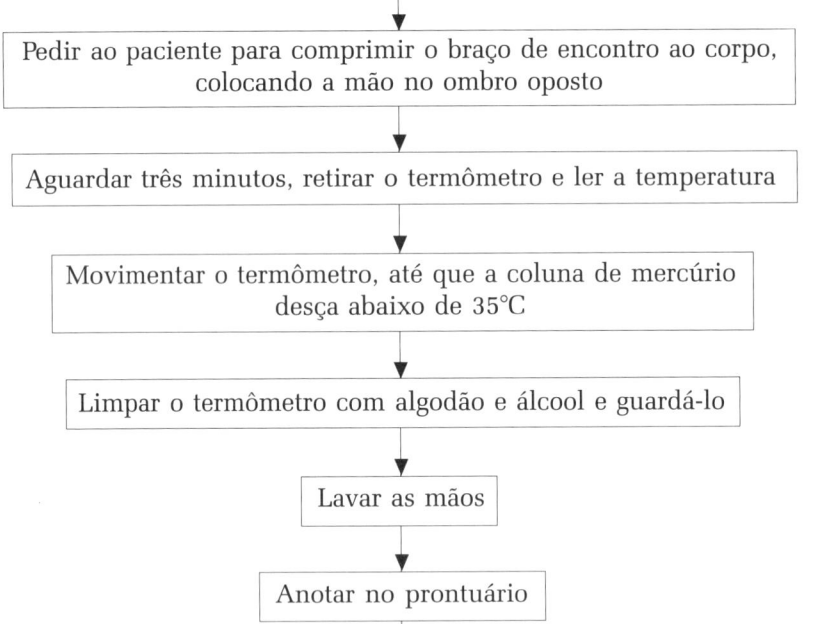

```
                    ┌─────────┐
                    │  Início │
                    └────┬────┘
                         ▼
        ┌────────────────────────────────┐
        │ Explicar o procedimento ao paciente │
        └────────────────┬───────────────┘
                         ▼
                ┌────────────────┐
                │ Lavar as mãos  │
                └────────┬───────┘
                         ▼
┌──────────────────────────────────────────────────────────┐
│ Verificar se a coluna de mercúrio está abaixo de 35°C;   │
│ limpar e colocar o termômetro com o reservatório de      │
│ mercúrio bem no côncavo da axila, de maneira que o bulbo │
│ fique em contato direto com a pele do paciente           │
└────────────────────────────┬─────────────────────────────┘
                             ▼
┌──────────────────────────────────────────────────────────┐
│ Pedir ao paciente para comprimir o braço de encontro ao  │
│ corpo, colocando a mão no ombro oposto                   │
└────────────────────────────┬─────────────────────────────┘
                             ▼
┌──────────────────────────────────────────────────────────┐
│ Aguardar três minutos, retirar o termômetro e ler a temperatura │
└────────────────────────────┬─────────────────────────────┘
                             ▼
┌──────────────────────────────────────────────────────────┐
│ Movimentar o termômetro, até que a coluna de mercúrio    │
│ desça abaixo de 35°C                                     │
└────────────────────────────┬─────────────────────────────┘
                             ▼
┌──────────────────────────────────────────────────────────┐
│ Limpar o termômetro com algodão e álcool e guardá-lo     │
└────────────────────────────┬─────────────────────────────┘
                             ▼
                    ┌────────────────┐
                    │ Lavar as mãos  │
                    └────────┬───────┘
                             ▼
                    ┌────────────────────┐
                    │ Anotar no prontuário │
                    └────────┬───────────┘
                             ▼
                        ┌────────┐
                        │  Fim   │
                        └────────┘
```

CONTROLE DE PULSO

Definição

O pulso é a contração e expansão alternadas de uma artéria, correspondendo aos batimentos do coração; fornece informações do coração.

A freqüência cardíaca é o número de pulsações por minuto e varia conforme a idade e o sexo:

- nos homens — 60 a 70 pulsações/minuto
- nas mulheres — 65 a 80 pulsações/minuto
- nas crianças — 120 a 125 pulsações/minuto
- nos lactentes — 125 a 130 pulsações/minuto

O pulso pode ser verificado nas seguintes artérias: radial, carótida, femoral, pediosa, temporal e braquial.

Procedimento

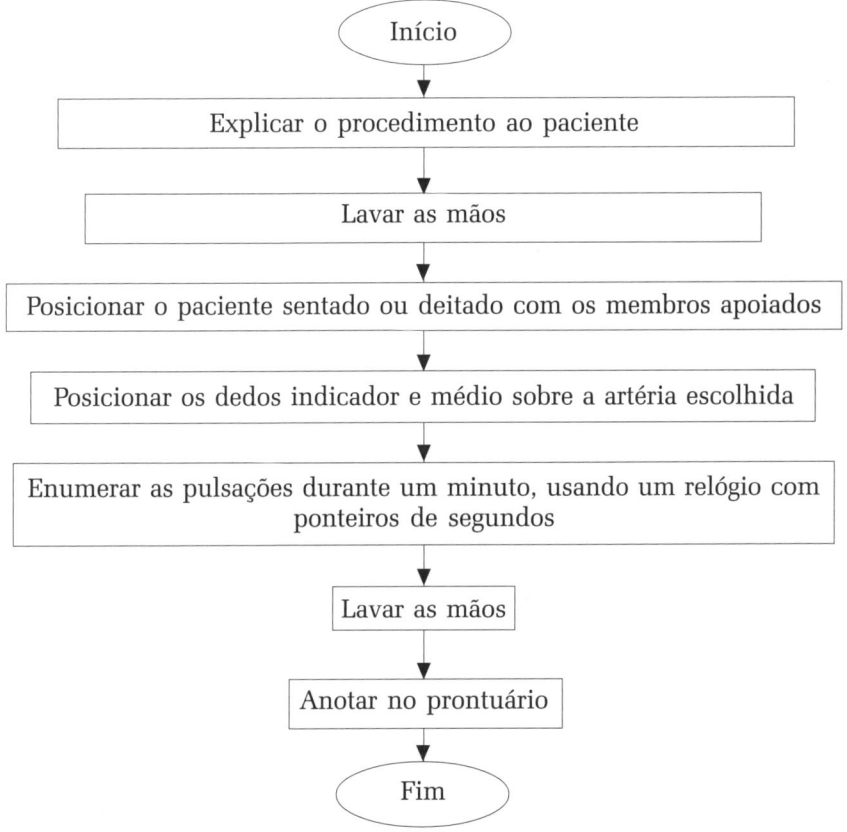

Assistência de Enfermagem

- Controlar o pulso longe de exercícios musculares, emoções, hipertermia.
- Mensurar preferencialmente em artérias radial, temporal, femoral e dorsal dos pés.
- Observar e anotar pulso: é rítmico ou arrítmico, e se o volume é cheio, fino ou filiforme.

RESPIRAÇÃO

Definição

É o fornecimento de oxigênio e a eliminação de gás carbônico do organismo. A emoção, o exercício, o banho frio ou quente e algumas patologias modificam a respiração.

A freqüência respiratória é o número de movimentos respiratórios em um minuto, que pode variar em bradipnéia e taquipnéia.

O padrão normal de freqüência respiratória é:
- no homem — 16 a 18 movimentos/minuto
- na mulher — 18 a 20 movimentos/minuto
- na criança — 20 a 25 movimentos/minuto

Procedimento

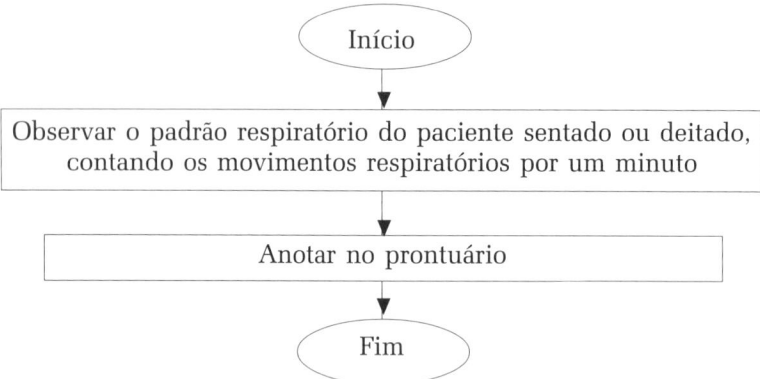

Assistência de Enfermagem

- Observar e anotar se a respiração é profunda, superficial, estertora, ofegante, eupnéica (respiração normal), dispnéica (dificuldade para respirar). Estar atento quanto à presença de apnéia (parada respiratória), Cheyne-Stokes (respiração com alternância de taquipnéia e apnéia).

PRESSÃO ARTERIAL

Definição

É a pressão exercida pelo sangue nas paredes das artérias. Depende da força de contração do coração, da quantidade de sangue circulante e da resistência das paredes dos vasos.

Observação: Valores normais: Sistólica = 110 a 140mmHg

Diastólica = 60 a 80mmHg

Material Utilizado

- Um estetoscópio
- Um esfigmomanômetro (adulto ou infantil)

Procedimento

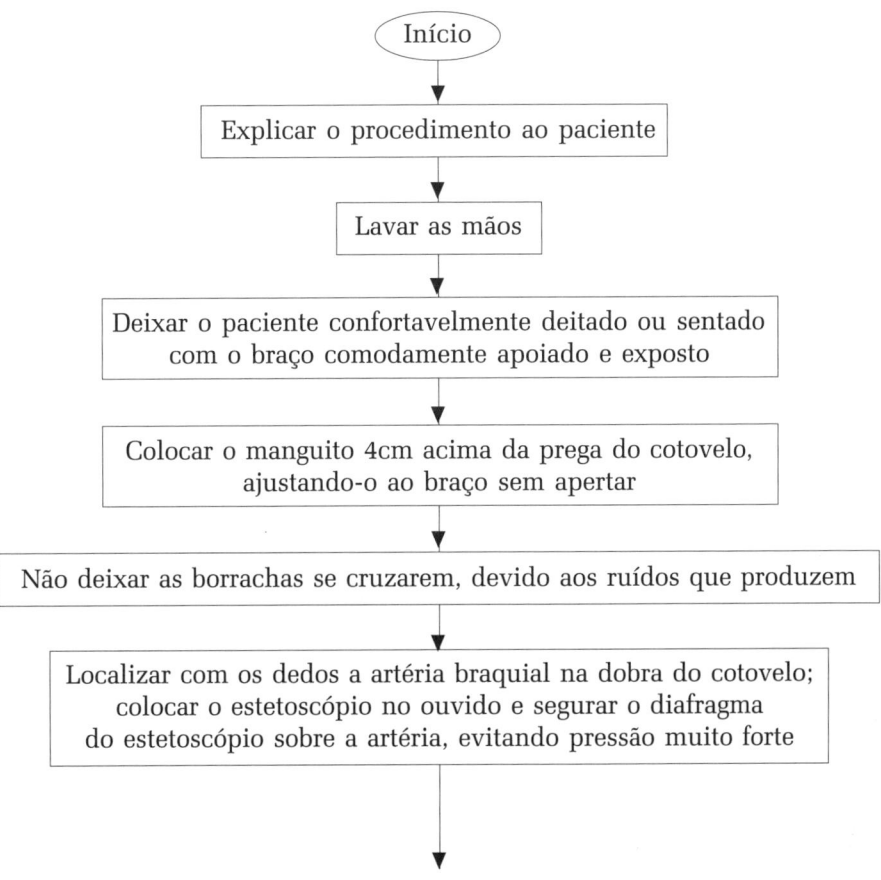

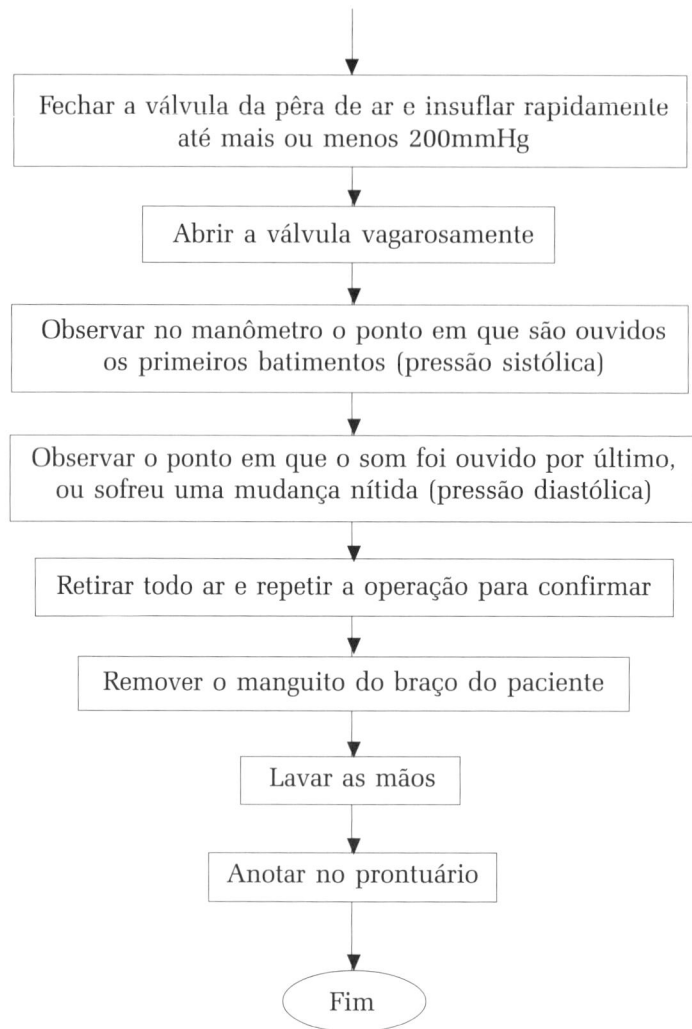

A pressão arterial também pode ser mensurada na panturrilha, localizando-se a artéria tibial.

CAPÍTULO 3

VERIFICAÇÃO DE PESO

PESO

Definição

Pesar é mensurar a massa corpórea com o objetivo de identificar possíveis alterações metabólicas.

Material

- Balança clínica e/ou cama balança.

Procedimento

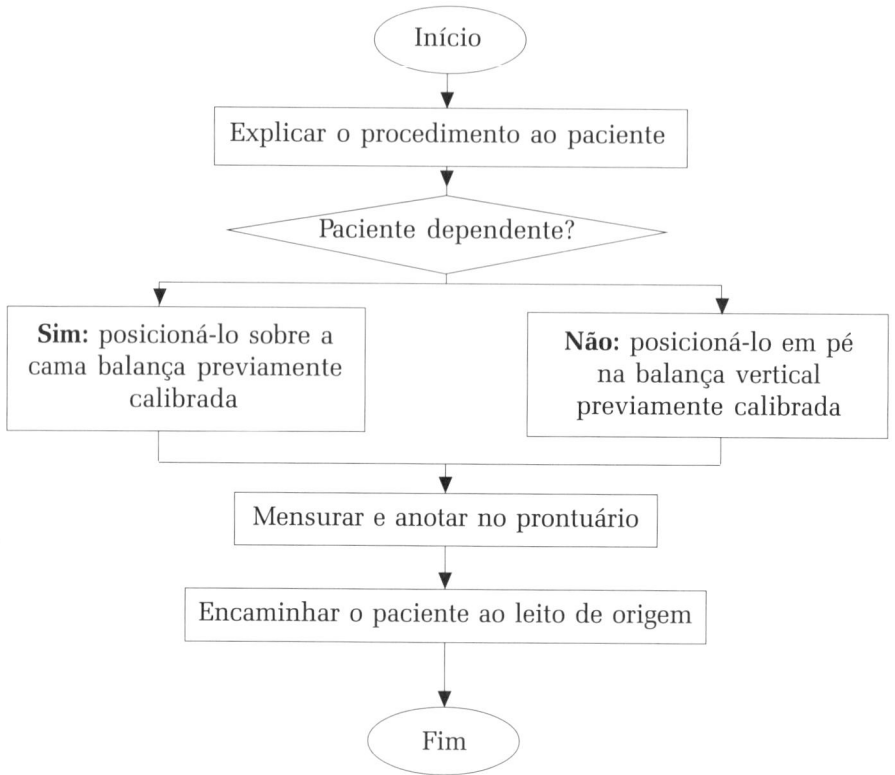

Assistência de Enfermagem

- O paciente deve ser pesado na admissão.
- Diariamente, conforme rotina na Unidade.
- Em jejum.

CAPÍTULO 4

HIGIENE DO PACIENTE

HIGIENE ORAL

Definição

Consiste na conservação e limpeza da cavidade oral do paciente. Nos pacientes incapazes de realizar o autocuidado, deve-se realizar o procedimento para prevenir acúmulo de excreções e a formação de crostas.

Material

- Escova de dentes ou *swab* oral ou espátula envolvida em gaze
- Dentifrício
- Um copo com água
- Uma cuba
- Um pacote de gaze não-estéril
- Uma toalha de rosto
- Um par de luvas de procedimento
- Uma sonda de aspiração
- Um aspirador

Procedimento

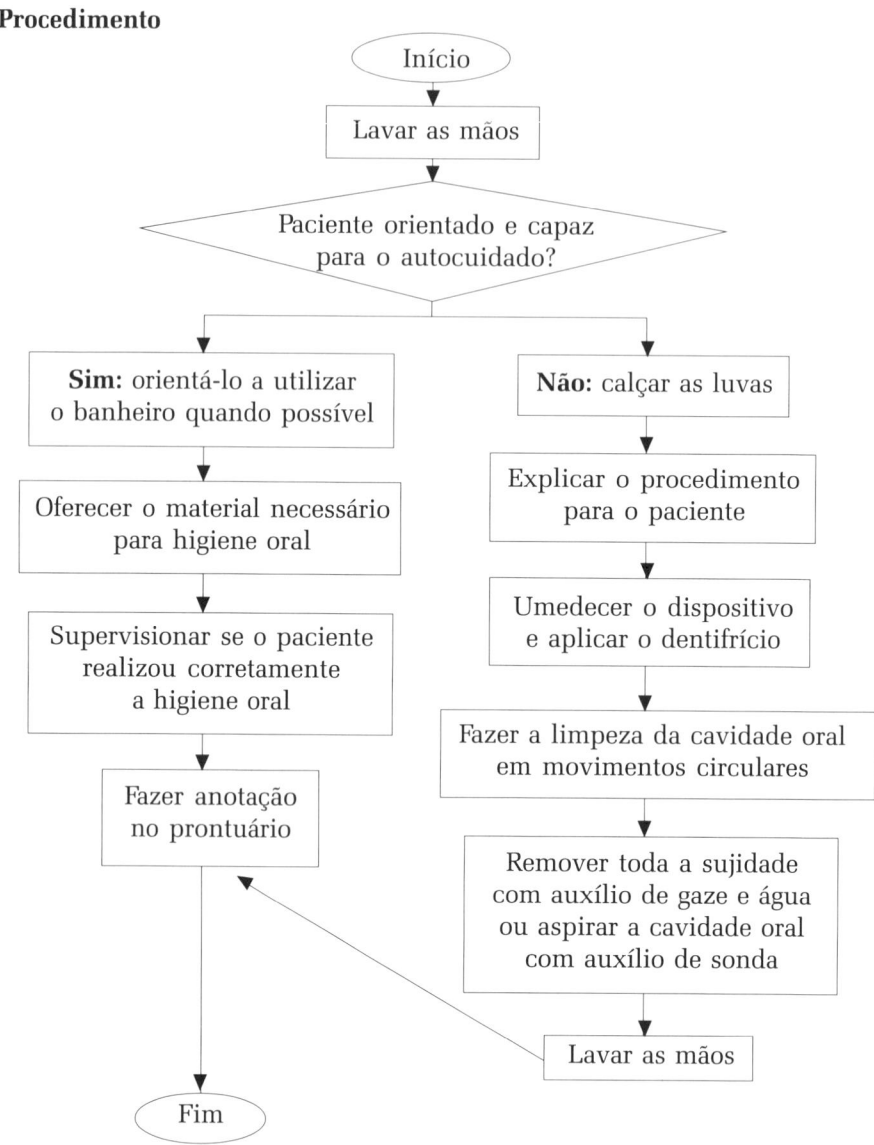

BANHO

Tipos de Banho

Aspersão — Banho de Chuveiro

Em pacientes que estiverem em condições de realizar o autocuidado.

Material

- Uma toalha de banho
- Um sabonete
- Um *shampoo*
- Uma esponja

Procedimento

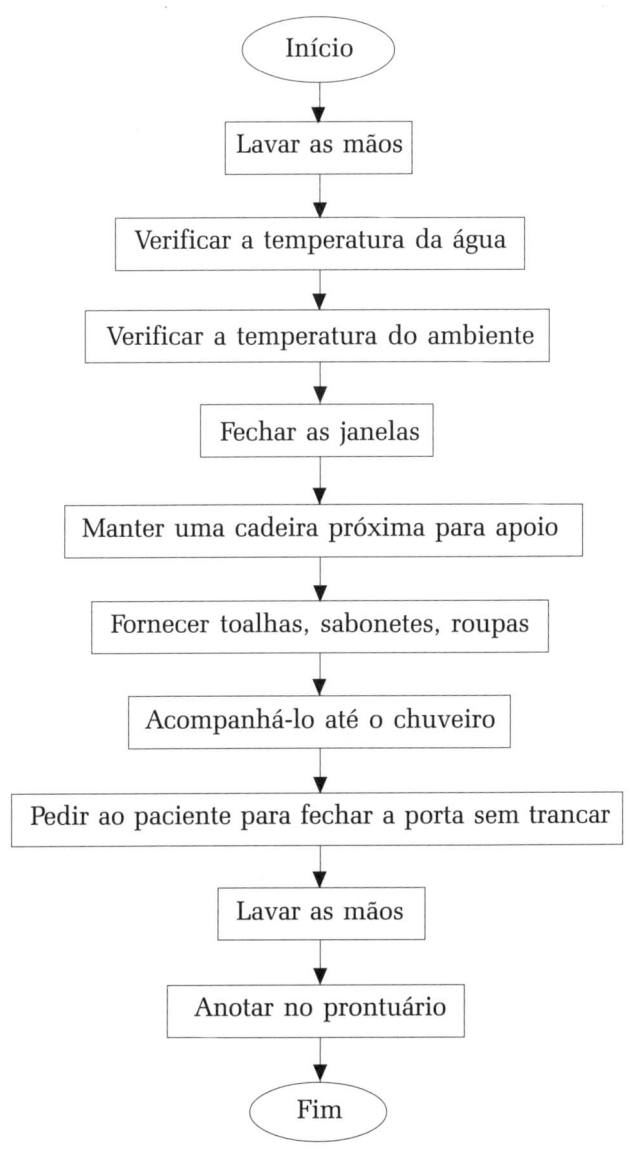

Imersão — Banho na Banheira, Exceto a Cabeça

Banho realizado em crianças e em pacientes em autocuidado que necessitam de imersão como complemento terapêutico.

Material

- Uma banheira
- Um sabonete
- Um plástico descartável para forrar
- Uma toalha
- Uma esponja

Procedimento

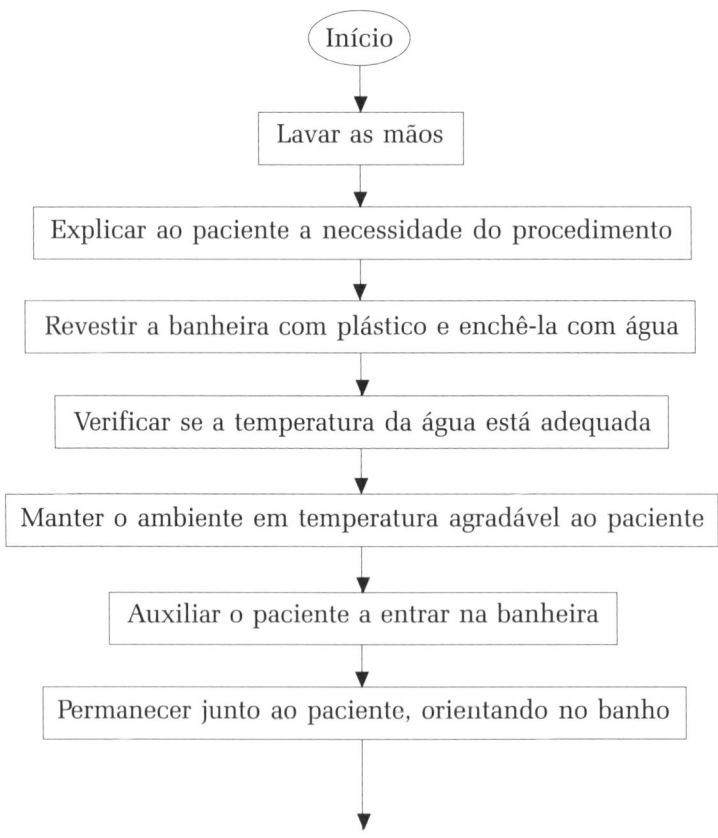

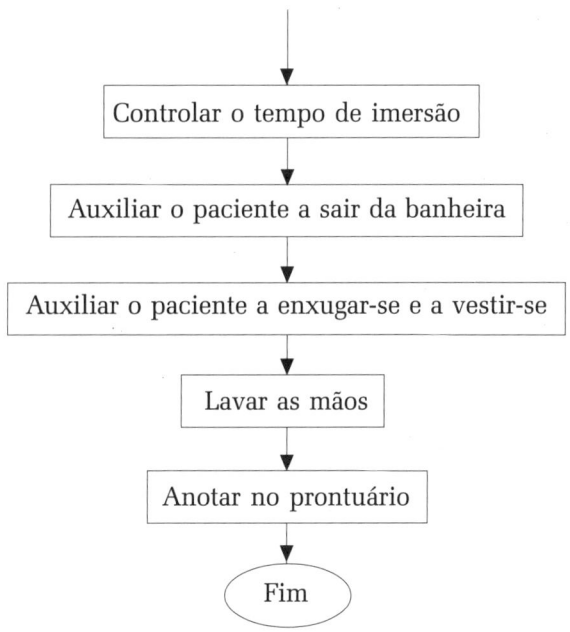

Assistência de Enfermagem

- Controlar o tempo de imersão.
- Diluir corretamente as medicações, conforme prescrição médica

Banho no Leito

Usado para pacientes acamados, com a intenção de promover a limpeza da pele, conforto físico e mental, estimular a circulação e aliviar a sensação de fadiga.

Material

- Uma mesa auxiliar
- Um sabonete
- Um par de luvas de procedimento não-estéril
- Um biombo
- Uma toalha de rosto
- Uma toalha de banho
- Um jarro

- Uma bacia
- Uma cuba rim
- Uma comadre
- Quatro lençóis
- Uma colcha
- Uma camisola ou pijama
- Uma fralda descartável (se necessário)
- Um *hamper*
- Uma esponja e/ou luva de banho
- Hidratante para pele

Procedimento

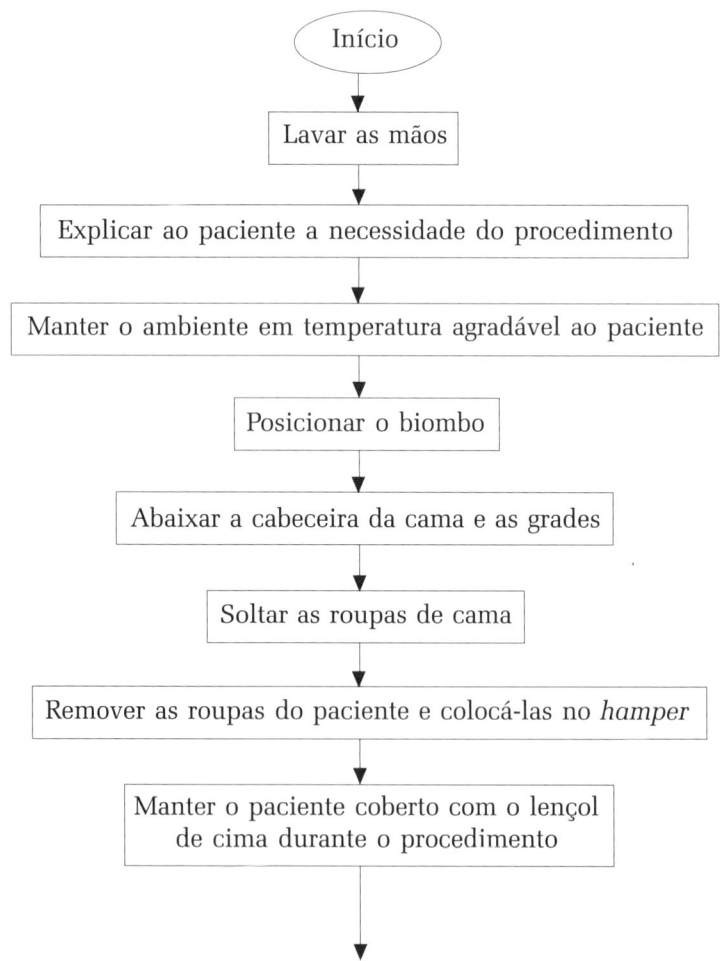

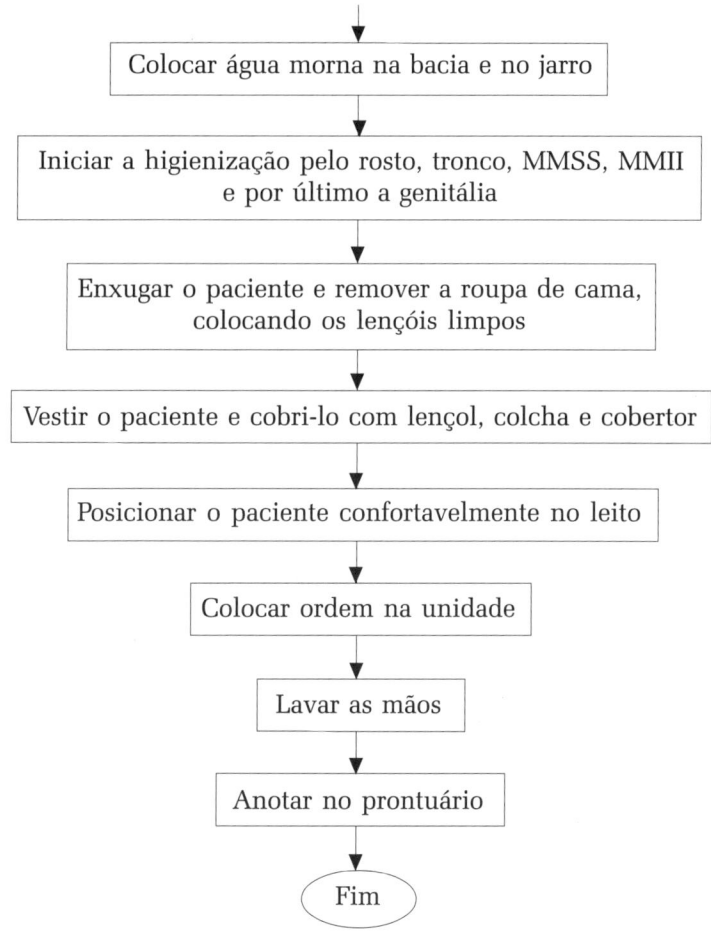

Banho de Assento

Definição

O banho de assento consiste na imersão das regiões glútea e genital em água morna. É um tratamento terapêutico e tem como objetivo promover vasodilatação, aliviar dores, produzir relaxamento muscular e acelerar o processo de cicatrização.

Material

- Uma bacia esterilizada
- Uma toalha

- Solução prescrita pelo médico
- Uma cadeira de banho

Procedimento

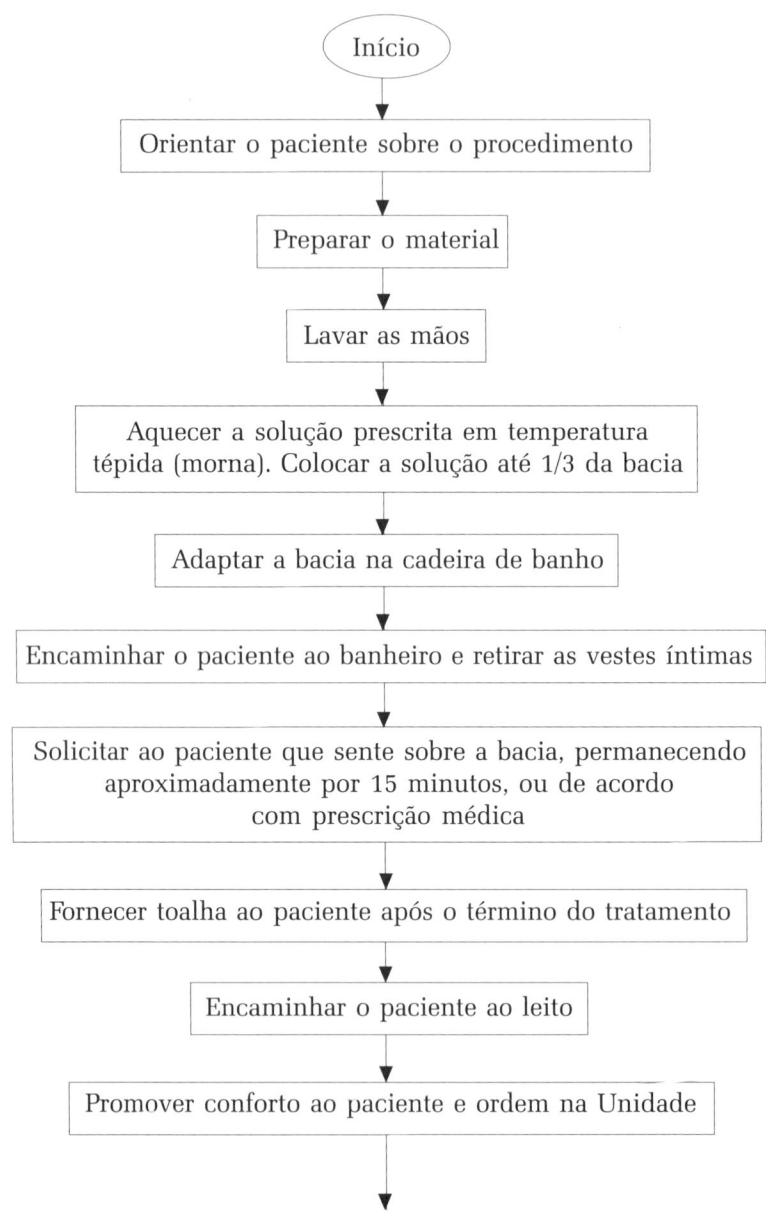

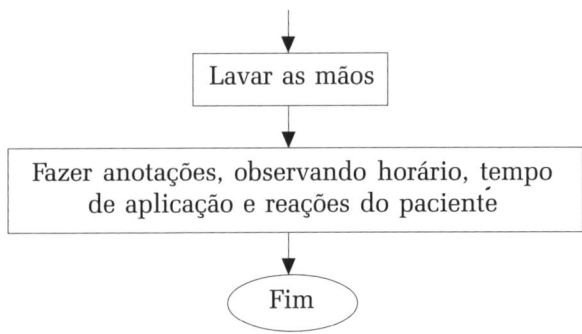

PREPARO DO CORPO APÓS A MORTE

Definição

Cuidados realizados no corpo, após óbito, para mantê-lo íntegro, livre de corpos estranhos, higienizado e identificado.

Material

- Luvas de procedimento
- Gazes
- Fita adesiva
- Lâmina cortante
- Algodão
- Plástico para revestir o corpo
- Etiqueta de identificação
- Benzina ou éter
- Biombo
- Material para higiene

Procedimento

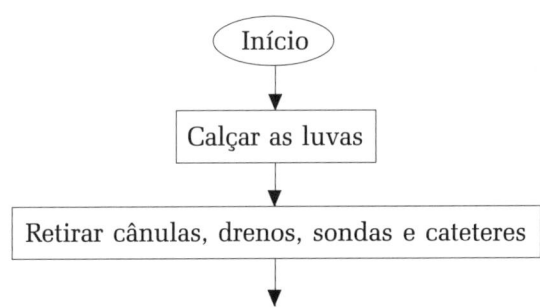

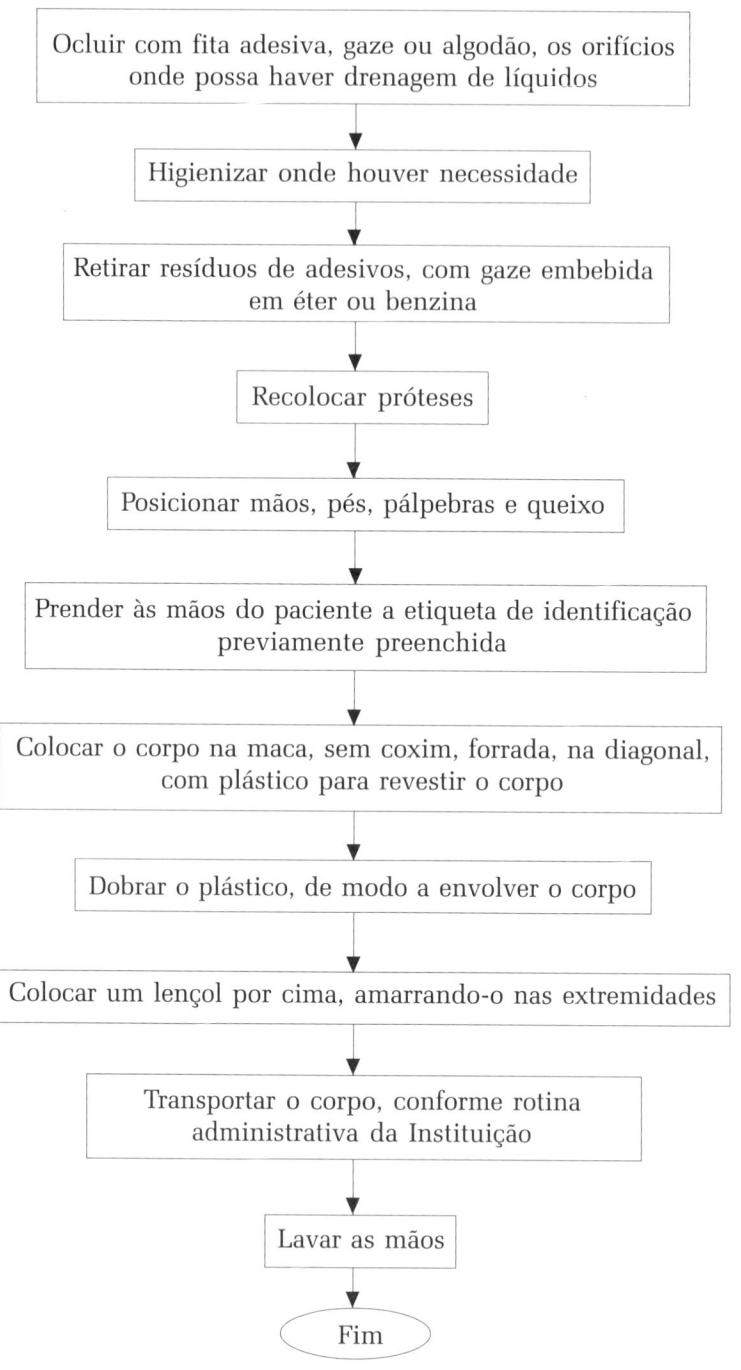

TRICOTOMIA

Definição

É a remoção de pêlos de uma área determinada do corpo, preparando o paciente para cirurgia ou exame.

Material

- Um aparelho de barbear ou tricotomizador
- Uma lâmina de barbear ou do tricotomizador
- Um par de luvas de procedimentos não-estéreis
- Dois pacotes de gaze (de 10 unidades cada)
- 20ml de sabão líquido
- Biombo

Procedimento

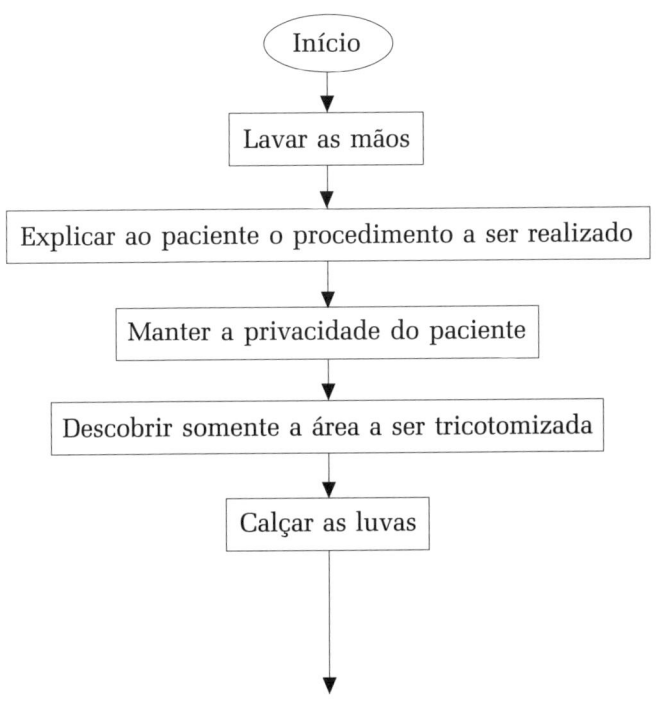

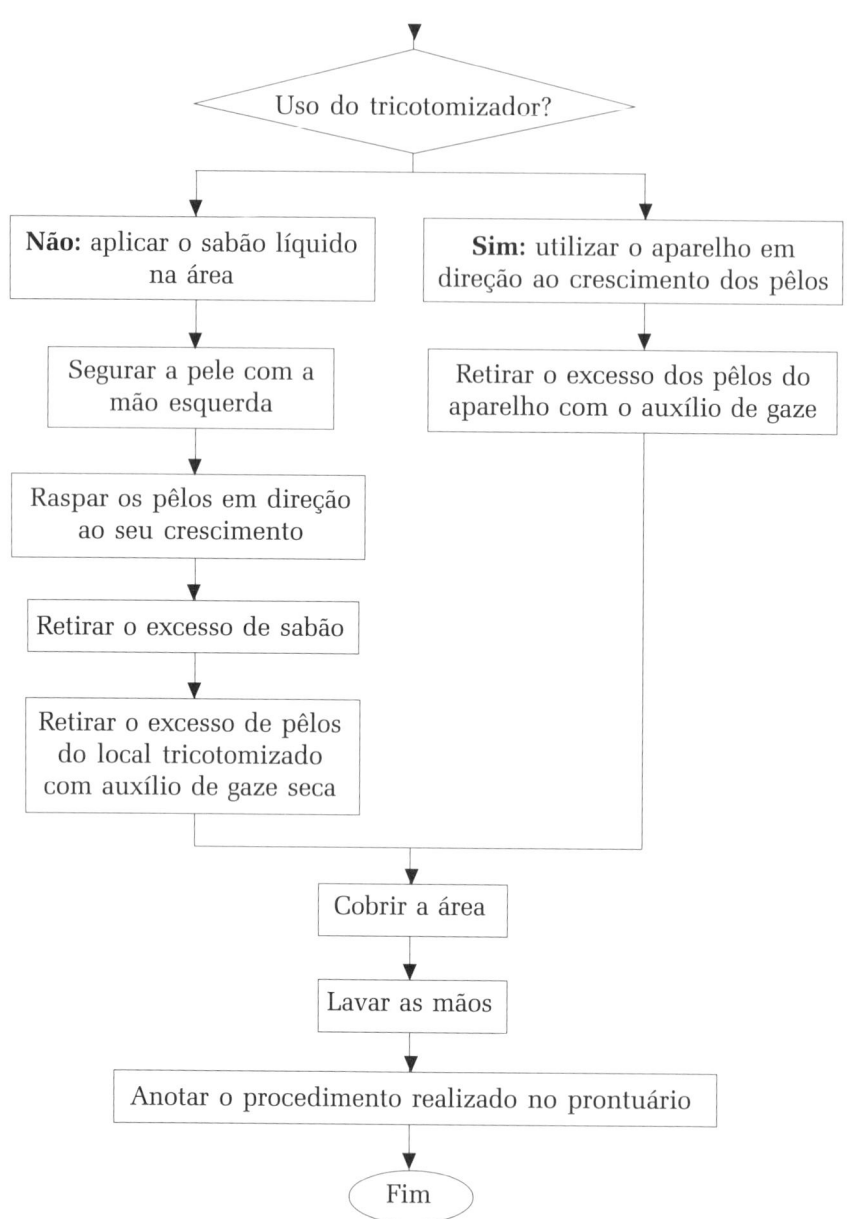

CAPÍTULO 5

MOVIMENTAÇÃO E POSICIONAMENTO DO PACIENTE

MOVIMENTAÇÃO

Definição

Manipulação passiva do paciente dependente, tanto no leito quanto do leito para a cadeira e/ou poltrona. Os pacientes necessitam ser mudados de decúbito freqüentemente, com o objetivo de evitar a formação de úlceras de pressão, o aparecimento de atelectasias e a diminuição da motilidade intestinal.

Material

- Lençóis
- Biombo
- Luva de procedimento, se necessário
- Coxins

Procedimento

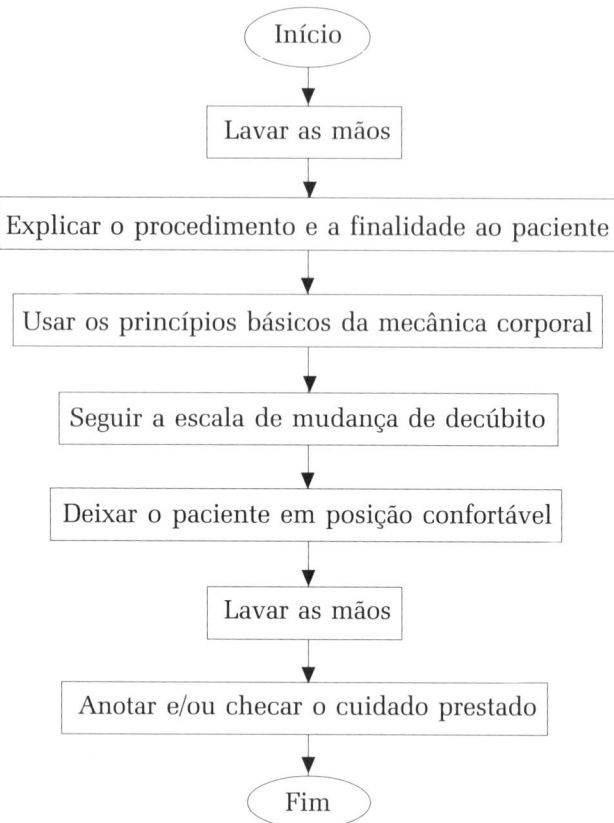

Assistência de Enfermagem

- Ao posicionar o paciente tomar cuidado para não tracionar drenos, sondas, cateteres e circuitos de respiradores.

POSICIONAMENTO

Procedimento

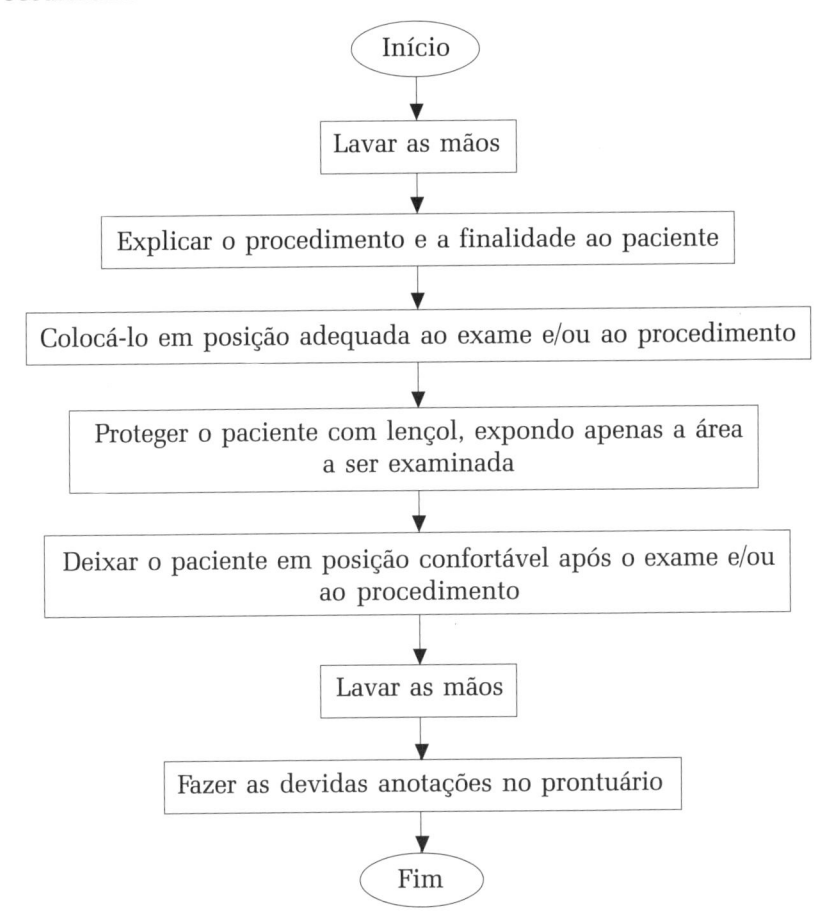

```
            Início
              │
              ▼
        Lavar as mãos
              │
              ▼
Explicar o procedimento e a finalidade ao paciente
              │
              ▼
Colocá-lo em posição adequada ao exame e/ou ao procedimento
              │
              ▼
Proteger o paciente com lençol, expondo apenas a área
              a ser examinada
              │
              ▼
Deixar o paciente em posição confortável após o exame e/ou
              ao procedimento
              │
              ▼
        Lavar as mãos
              │
              ▼
Fazer as devidas anotações no prontuário
              │
              ▼
             Fim
```

TRANSPORTE DO PACIENTE

Da Cama para a Cadeira de Rodas

Material

- Cadeira de rodas
- Escada
- Lençol móvel

Procedimento

```
                    ( Início )
                        │
                        ▼
    ┌─────────────────────────────────────────┐
    │ Orientar o paciente quanto ao procedimento │
    └─────────────────────────────────────────┘
                        │
                        ▼
    ┌─────────────────────────────────────────┐
    │  Colocar a cadeira de rodas paralela à cama │
    └─────────────────────────────────────────┘
                        │
                        ▼
    ┌──────────────────────────────────────────────┐
    │ Colocar a escada próximo à cama e à cadeira de rodas │
    └──────────────────────────────────────────────┘
                        │
                        ▼
         ┌──────────────────────────┐
         │ Travar as rodas da cadeira │
         └──────────────────────────┘
                        │
                        ▼
          ┌────────────────────────┐
          │ Levantar o apoio dos pés │
          └────────────────────────┘
                        │
                        ▼
                ◇ Paciente dependente? ◇
                   │              │
                   ▼              ▼
┌────────────────────────────┐   ┌──────────────────────────────┐
│ Sim: mover o paciente até  │   │ Não: sentar o paciente no leito │
│ a lateral do leito com     │   └──────────────────────────────┘
│ lençol móvel               │              │
└────────────────────────────┘              ▼
              │                  ┌──────────────────────────┐
              ▼                  │ Auxiliar o paciente a sentar │
┌────────────────────────────┐   │         na cadeira         │
│ Passar o paciente para a   │   └──────────────────────────┘
│ cadeira com auxílio do     │              │
│ lençol móvel               │              │
└────────────────────────────┘              │
              └──────────────┬───────────────┘
                             ▼
              ┌──────────────────────────┐
              │   Abaixar o apoio do pé    │
              └──────────────────────────┘
                             │
                             ▼
          ┌──────────────────────────────────┐
          │ Agasalhar adequadamente o paciente │
          └──────────────────────────────────┘
                             │
                             ▼
                         ( Fim )
```

Assistência de Enfermagem

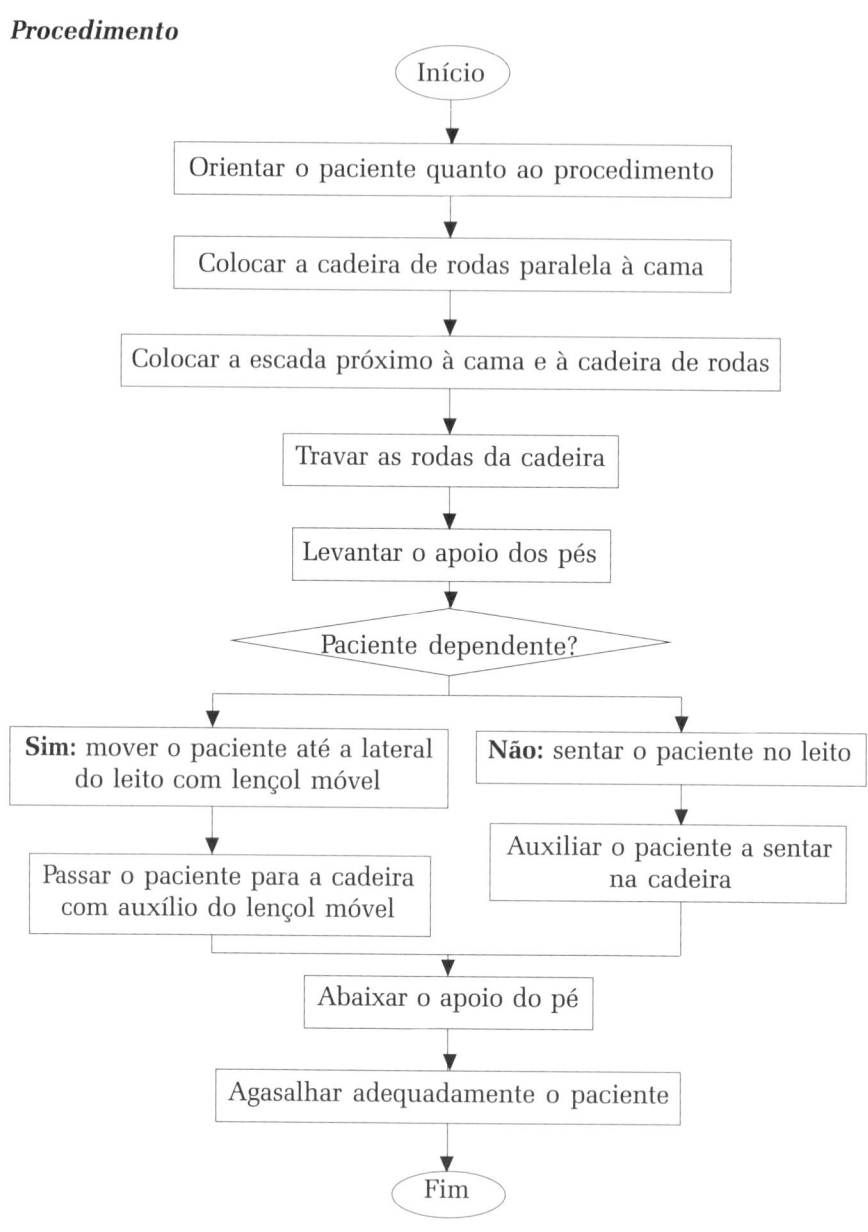

- Evitar movimentos bruscos.
- Observar sinais de hipotensão postural: palidez, sudorese, mal-estar, vertigem.
- Cuidado para não tracionar cateteres, drenos, sondas.

Da Cama para a Maca

Material

- Maca
- Lençol

Procedimento

```
                    ┌─────────┐
                    │  Início │
                    └────┬────┘
                         ▼
    ┌────────────────────────────────────────────┐
    │ Orientar o paciente quanto ao procedimento │
    └────────────────────┬───────────────────────┘
                         ▼
    ┌────────────────────────────────────────────┐
    │   Colocar a maca paralelamente à cama      │
    └────────────────────┬───────────────────────┘
                         ▼
                 ◇ Paciente consciente? ◇
                 ╱                      ╲
                ▼                        ▼
 ┌──────────────────────────┐   ┌──────────────────────────┐
 │ Sim: orientar o paciente │   │ Não: soltar o lençol     │
 │ a deslizar o corpo em    │   │ da cama                  │
 │ direção à maca           │   └────────────┬─────────────┘
 └───────────┬──────────────┘                ▼
             │               ┌──────────────────────────────┐
             │               │ Segurar pelas laterais do    │
             │               │ lençol                       │
             │               └────────────┬─────────────────┘
             │                            ▼
             │               ┌──────────────────────────────┐
             │               │ Passar o paciente para a     │
             │               │ maca em um único movimento   │
             │               └────────────┬─────────────────┘
             ▼                            ▼
         ┌────────────────────────────────────┐
         │   Levantar as grades da maca       │
         └────────────────┬───────────────────┘
                          ▼
                      ┌───────┐
                      │  Fim  │
                      └───────┘
```

Assistência de Enfermagem

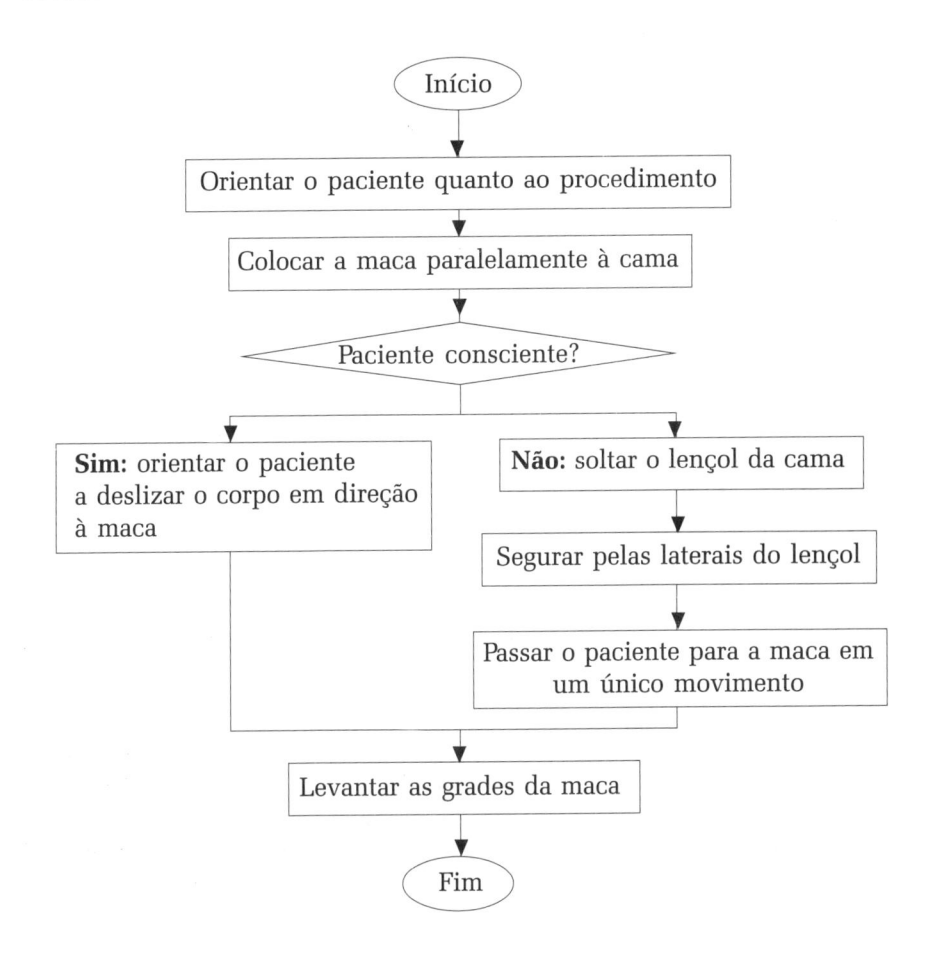

- Evitar movimentos bruscos.
- O número de pessoas varia de acordo com o peso do paciente.

- Paciente sondado (sonda vesical, nasogástrica, drenos...):
    - atentar para o comprimento das extensões para evitar trações
    - pinçar a extensão das sondas e/ou drenos no momento da manipulação do paciente
    - verificar o funcionamento das sondas e dos drenos imediatamente após o procedimento
- Paciente com bomba de infusão
    - desligar da tomada, mantendo a programação (a bomba continuará funcionando com a bateria)
    - ligar à tomada após a chegada ao destino
- Pacientes intubados
    - atenção para não tracionar cânula orotraqueal
- Pacientes com monitorização da pressão intracraniana
    - atenção para não tracionar cateter intracraniano
    - não elevar decúbito da maca
    - proteger a cabeça do paciente com coxins laterais
- Pacientes com derivação ventricular externa
    - deixar a bolsa posicionada de acordo com a prescrição médica
- Pacientes com derivação lombar externa
    - atenção para não deixar a bolsa sob o paciente

IMOBILIZAÇÃO NO LEITO

Definição

Compreende-se por restrição no leito destinado a conter ou limitar os movimentos do paciente para seu benefício, evitando acidentes. A restrição deverá ser feita em pacientes idosos, confusos, crianças, inconscientes, semiconscientes e agitados.

Material

- Ataduras de crepe
- Algodão ortopédico
- Ataduras especiais para imobilização
- Luvas de contenção

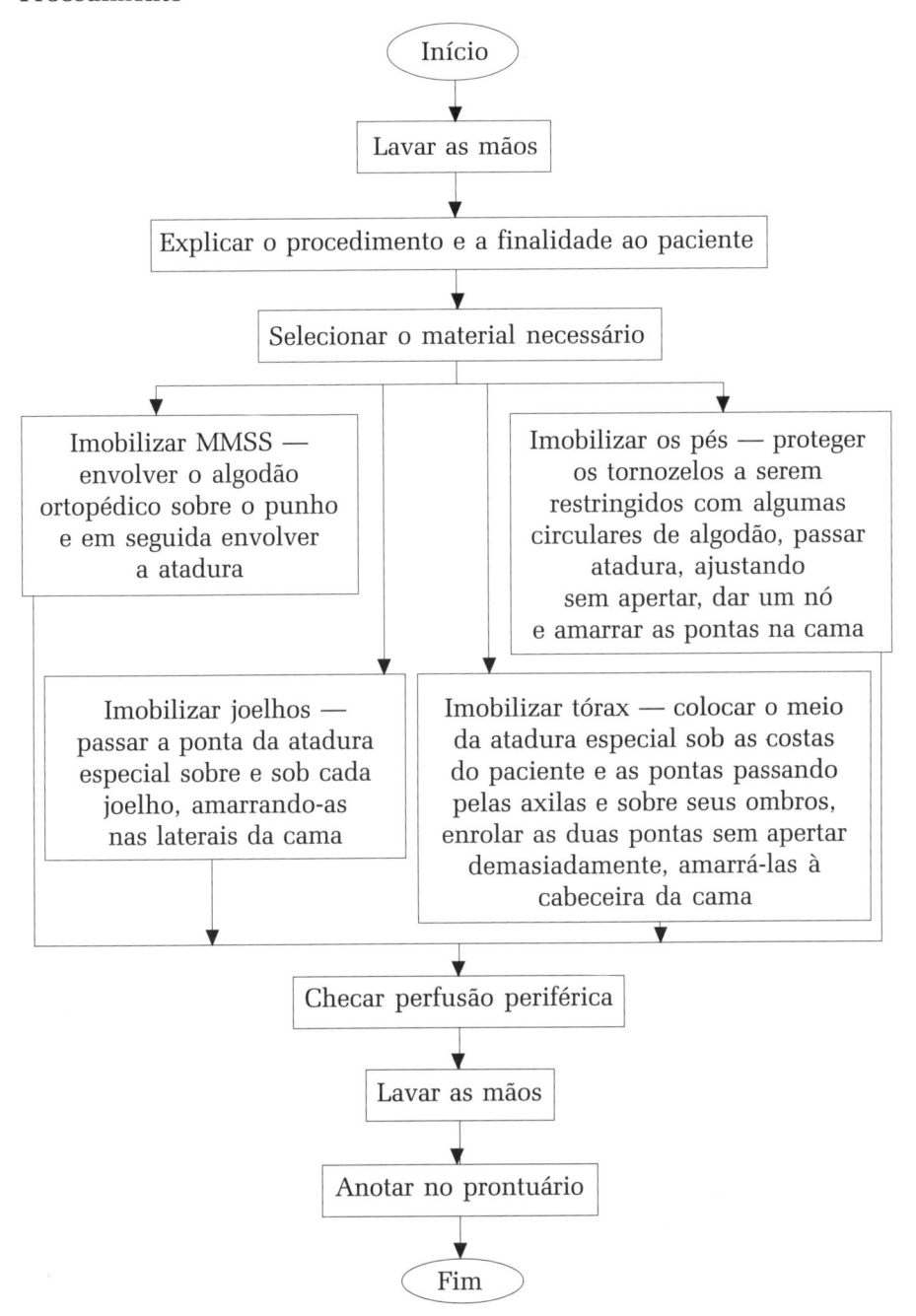

Procedimento

```
                    ( Início )
                        ↓
                ┌───────────────┐
                │ Lavar as mãos │
                └───────────────┘
                        ↓
       ┌──────────────────────────────────────────┐
       │ Explicar o procedimento e a finalidade ao paciente │
       └──────────────────────────────────────────┘
                        ↓
            ┌───────────────────────────────┐
            │ Selecionar o material necessário │
            └───────────────────────────────┘
                ↓                       ↓
```

- **Imobilizar MMSS** — envolver o algodão ortopédico sobre o punho e em seguida envolver a atadura

- **Imobilizar os pés** — proteger os tornozelos a serem restringidos com algumas circulares de algodão, passar atadura, ajustando sem apertar, dar um nó e amarrar as pontas na cama

- **Imobilizar joelhos** — passar a ponta da atadura especial sobre e sob cada joelho, amarrando-as nas laterais da cama

- **Imobilizar tórax** — colocar o meio da atadura especial sob as costas do paciente e as pontas passando pelas axilas e sobre seus ombros, enrolar as duas pontas sem apertar demasiadamente, amarrá-las à cabeceira da cama

```
                ↓
    ┌───────────────────────────┐
    │ Checar perfusão periférica │
    └───────────────────────────┘
                ↓
        ┌───────────────┐
        │ Lavar as mãos │
        └───────────────┘
                ↓
    ┌───────────────────────┐
    │ Anotar no prontuário  │
    └───────────────────────┘
                ↓
            (  Fim  )
```

Assistência de Enfermagem
- Retirar as restrições ao menos duas vezes ao dia
- Lavar o local com água e sabão
- Massagear e imobilizar novamente
- Verificar freqüentemente se há pressão da restrição sobre área contida

CAPÍTULO 6

OXIGENOTERAPIA

DEFINIÇÃO

É o fornecimento de oxigênio por meio de uma sonda introduzida na narina (cateter nasal).

MATERIAL

- Fonte de oxigênio
- Fluxômetro
- Umidificador
- Cateter nasal n.º 06 ou 08
- Fita adesiva para fixar
- Água destilada
- Gaze

PROCEDIMENTO

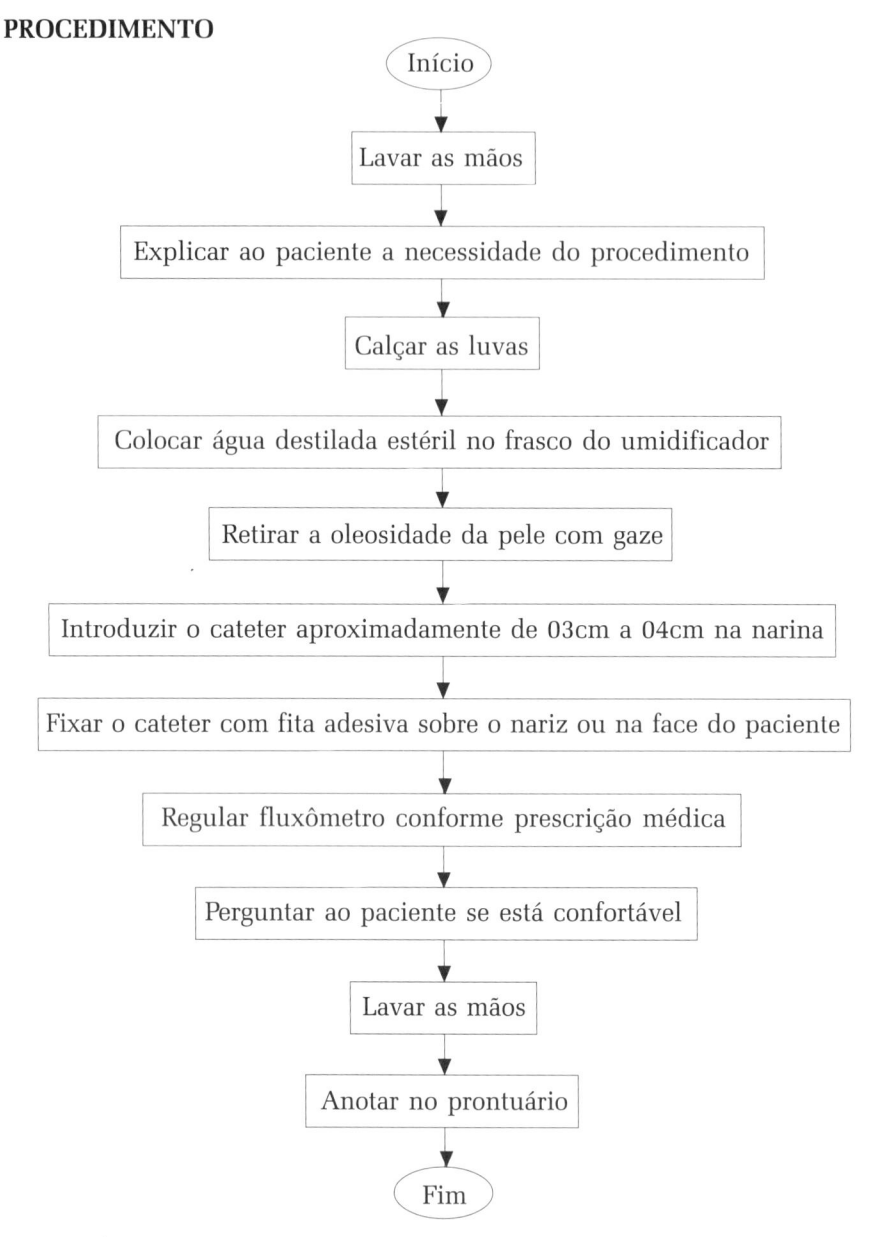

```
Início
  ↓
Lavar as mãos
  ↓
Explicar ao paciente a necessidade do procedimento
  ↓
Calçar as luvas
  ↓
Colocar água destilada estéril no frasco do umidificador
  ↓
Retirar a oleosidade da pele com gaze
  ↓
Introduzir o cateter aproximadamente de 03cm a 04cm na narina
  ↓
Fixar o cateter com fita adesiva sobre o nariz ou na face do paciente
  ↓
Regular fluxômetro conforme prescrição médica
  ↓
Perguntar ao paciente se está confortável
  ↓
Lavar as mãos
  ↓
Anotar no prontuário
  ↓
Fim
```

ASSISTÊNCIA DE ENFERMAGEM

- Verificar a umidificação adequada
- Trocar o cateter diariamente
- Observar obstrução do cateter

NEBULIZAÇÃO COM MÁSCARA FACIAL

Definição

Tem como finalidade suprir a concentração de oxigênio.

Material

- Máscara facial, traquéia, umidificador
- Água destilada estéril — 200ml
- Fonte de O_2
- Fluxômetro

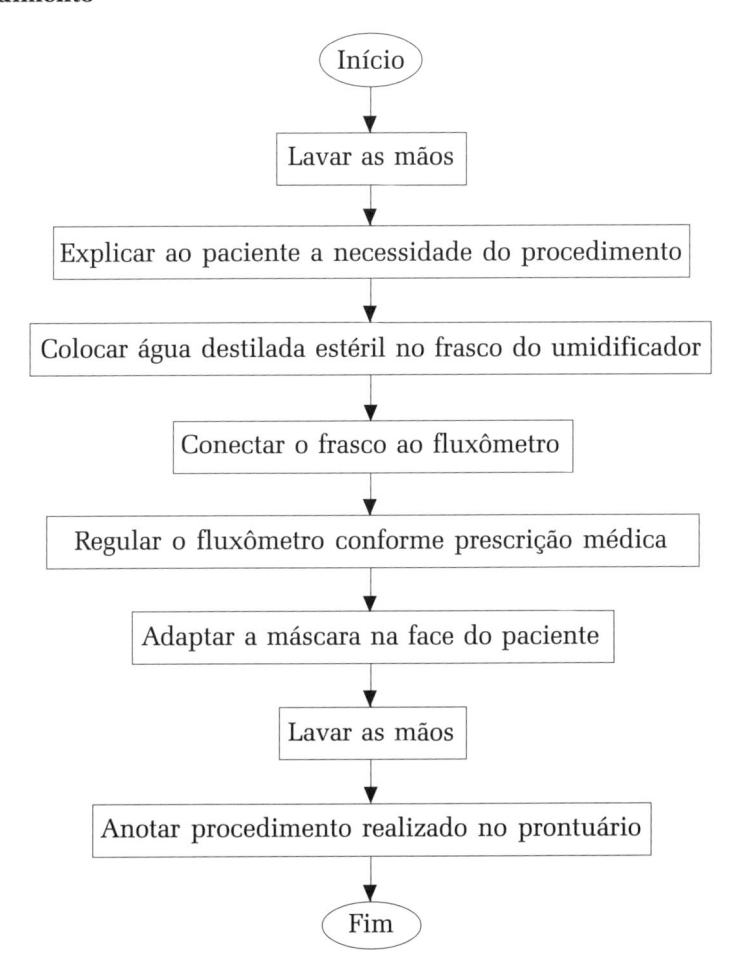

Procedimento

```
                    ( Início )
                        │
                        ▼
                 ┌──────────────┐
                 │ Lavar as mãos │
                 └──────────────┘
                        │
                        ▼
      ┌──────────────────────────────────────────┐
      │ Explicar ao paciente a necessidade do procedimento │
      └──────────────────────────────────────────┘
                        │
                        ▼
    ┌────────────────────────────────────────────────┐
    │ Colocar água destilada estéril no frasco do umidificador │
    └────────────────────────────────────────────────┘
                        │
                        ▼
            ┌────────────────────────────┐
            │ Conectar o frasco ao fluxômetro │
            └────────────────────────────┘
                        │
                        ▼
        ┌──────────────────────────────────────┐
        │ Regular o fluxômetro conforme prescrição médica │
        └──────────────────────────────────────┘
                        │
                        ▼
            ┌────────────────────────────┐
            │ Adaptar a máscara na face do paciente │
            └────────────────────────────┘
                        │
                        ▼
                 ┌──────────────┐
                 │ Lavar as mãos │
                 └──────────────┘
                        │
                        ▼
          ┌──────────────────────────────────┐
          │ Anotar procedimento realizado no prontuário │
          └──────────────────────────────────┘
                        │
                        ▼
                     ( Fim )
```

Assistência de Enfermagem

- Manter a máscara corretamente na face
- Verificar a umidificação do oxigênio
- Verificar o excesso de umidificação

TENDA FACIAL

Definição

Consiste em uma cobertura colocada na cama do paciente na altura da cabeceira, com a finalidade de suprir a concentração de O_2 requisitada e especificada pelo médico, sem o desconforto causado pelo cateter ou pela máscara.

Material

- Tenda (adulto ou infantil)
- Fluxômetro
- Umidificador de O_2 com extensão
- Água destilada
- O_2 canalizado ou torpedo

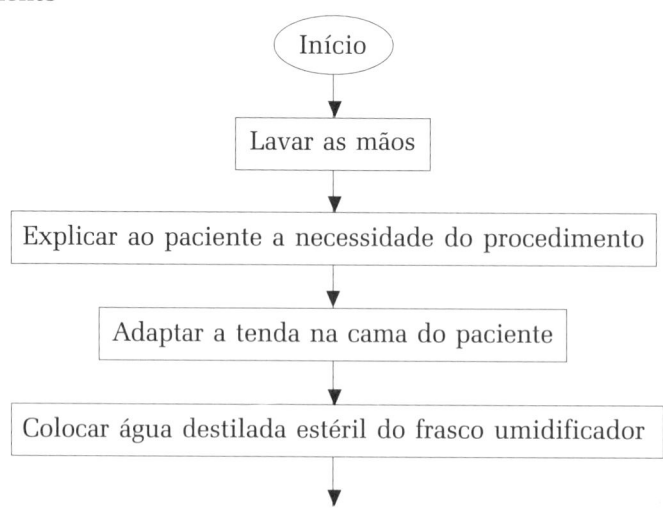

Procedimento

Início
↓
Lavar as mãos
↓
Explicar ao paciente a necessidade do procedimento
↓
Adaptar a tenda na cama do paciente
↓
Colocar água destilada estéril do frasco umidificador
↓

```
        ▼
┌─────────────────────────────────────┐
│   Conectar o frasco ao fluxômetro   │
└─────────────────────────────────────┘
                 ▼
┌─────────────────────────────────────┐
│     Adaptar a extensão à tenda      │
└─────────────────────────────────────┘
                 ▼
┌─────────────────────────────────────┐
│ Regular o fluxômetro conforme prescrição │
└─────────────────────────────────────┘
                 ▼
┌─────────────────────────────────────┐
│   Colocar a tenda sobre o paciente  │
└─────────────────────────────────────┘
                 ▼
┌──────────────────────────────────────────┐
│ Anotar o procedimento realizado no prontuário │
└──────────────────────────────────────────┘
                 ▼
┌─────────────────────────────────────┐
│            Lavar as mãos            │
└─────────────────────────────────────┘
                 ▼
              ( Fim )
```

Assistência de Enfermagem

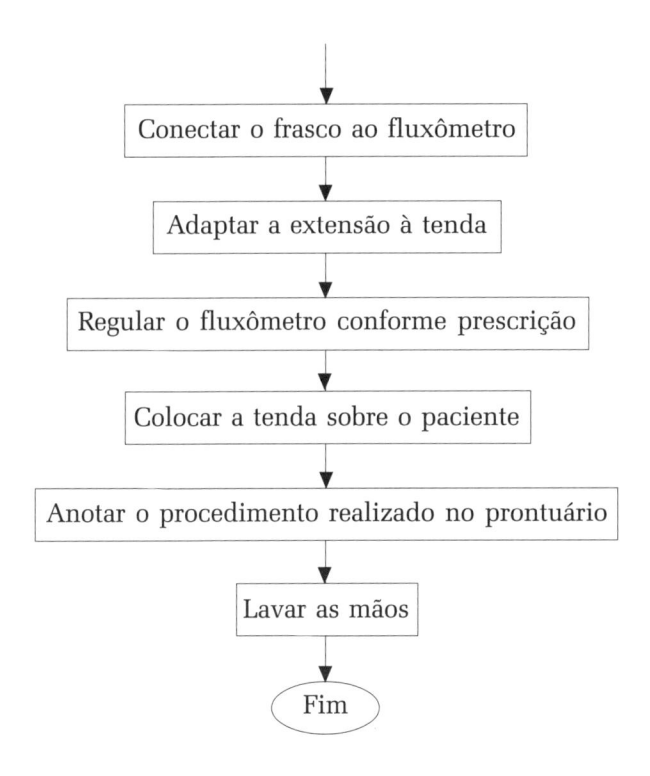

- Verificar o funcionamento adequado da tenda facial

INALAÇÃO

Definição

É o método em que a medicação é inalada (aspirada) pelo aparelho respiratório.

Material

- Um inalador
- Uma fonte de O_2 ou ar comprimido — canalizada ou torpedo
- Medicação

Procedimento

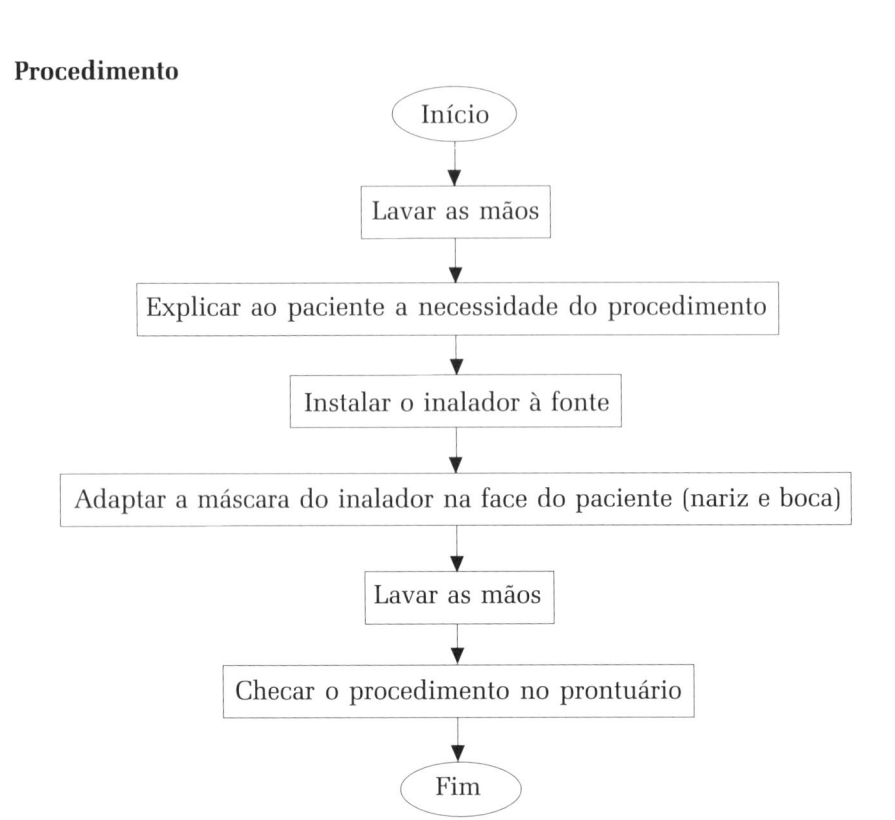

```
                    ┌─────────┐
                    │  Início │
                    └────┬────┘
                         ▼
                ┌─────────────────┐
                │  Lavar as mãos  │
                └────────┬────────┘
                         ▼
        ┌───────────────────────────────────────┐
        │ Explicar ao paciente a necessidade do │
        │              procedimento             │
        └───────────────────┬───────────────────┘
                            ▼
                ┌──────────────────────────┐
                │ Instalar o inalador à fonte │
                └────────────┬─────────────┘
                             ▼
    ┌──────────────────────────────────────────────────────┐
    │ Adaptar a máscara do inalador na face do paciente    │
    │                  (nariz e boca)                      │
    └───────────────────────┬──────────────────────────────┘
                            ▼
                   ┌─────────────────┐
                   │  Lavar as mãos  │
                   └────────┬────────┘
                            ▼
            ┌─────────────────────────────────┐
            │ Checar o procedimento no prontuário │
            └────────────────┬────────────────┘
                             ▼
                        ┌───────┐
                        │  Fim  │
                        └───────┘
```

Assistência de Enfermagem

- Orientar para não respirar com a boca aberta enquanto estiver fazendo a inalação.
- Verificar o funcionamento adequado do inalador.

ASPIRAÇÃO TRAQUEAL

Definição

É a retirada de secreções endotraqueais via tubo endotraqueal ou traqueostomia, de forma asséptica, por meio de um sistema de sucção (aspirador elétrico ou rede de vácuo)

Material

- Um par de luvas estéreis
- Um pacote de gaze (10 unidades)
- Uma seringa de 10ml
- 10ml de soro fisiológico ou de água destilada
- Uma sonda de aspiração (estéril) flexível com diâmetro interno adequado
- Equipamento de proteção individual (óculos, máscara e avental)
- Ambu com O_2
- Aspirador elétrico ou rede de vácuo

  Atenção: observar a saturação de oxigênio na presença de oximetria de pulso.

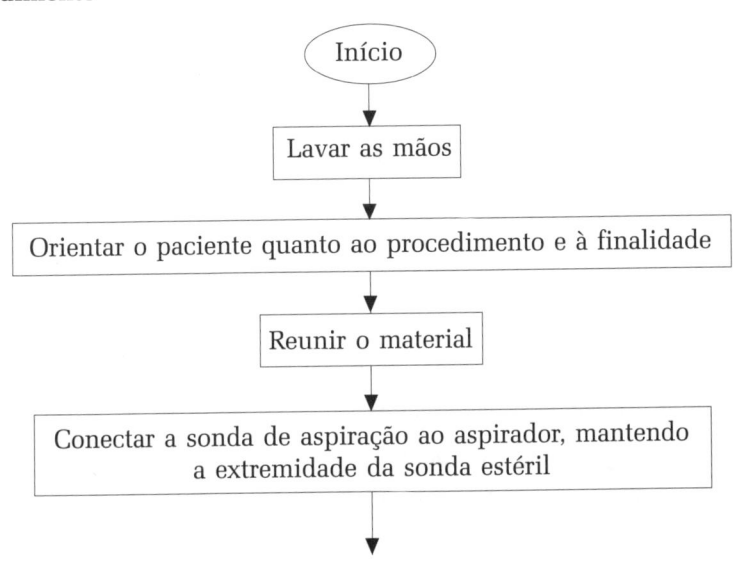

Procedimento

```
                    ( Início )
                        │
                        ▼
                ┌───────────────┐
                │ Lavar as mãos │
                └───────────────┘
                        │
                        ▼
┌──────────────────────────────────────────────────────┐
│ Orientar o paciente quanto ao procedimento e à finalidade │
└──────────────────────────────────────────────────────┘
                        │
                        ▼
                ┌──────────────────┐
                │ Reunir o material │
                └──────────────────┘
                        │
                        ▼
┌──────────────────────────────────────────────────────┐
│  Conectar a sonda de aspiração ao aspirador, mantendo │
│           a extremidade da sonda estéril              │
└──────────────────────────────────────────────────────┘
                        │
                        ▼
```

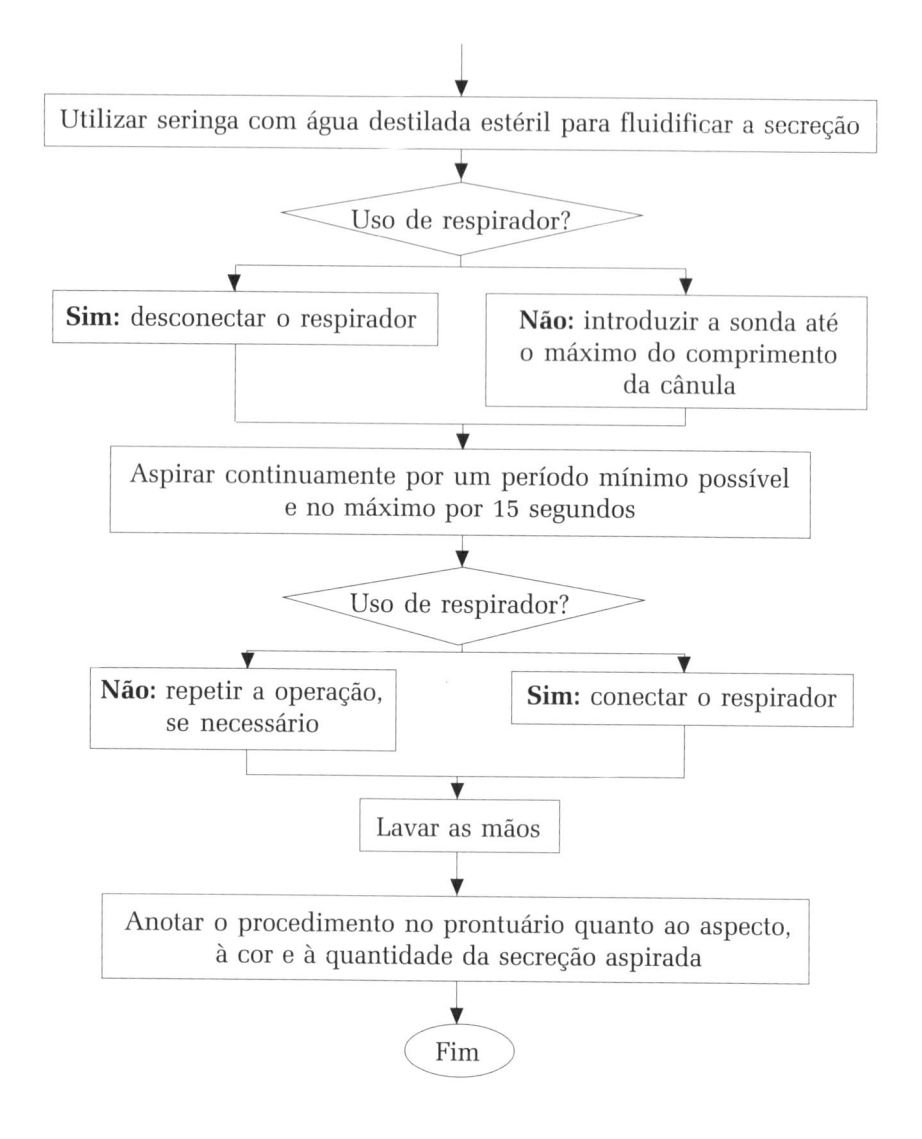

```
                    │
                    ▼
┌─────────────────────────────────────────────────────────────┐
│ Utilizar seringa com água destilada estéril para fluidificar a secreção │
└─────────────────────────────────────────────────────────────┘
                    │
                    ▼
              ◇ Uso de respirador? ◇
           ┌────┴──────────────────┐
           ▼                       ▼
┌──────────────────────┐   ┌──────────────────────────┐
│ Sim: desconectar o   │   │ Não: introduzir a sonda até│
│ respirador           │   │ o máximo do comprimento  │
│                      │   │ da cânula                │
└──────────────────────┘   └──────────────────────────┘
           └───────────┬───────────┘
                       ▼
┌─────────────────────────────────────────────────────┐
│ Aspirar continuamente por um período mínimo possível │
│ e no máximo por 15 segundos                         │
└─────────────────────────────────────────────────────┘
                       │
                       ▼
                ◇ Uso de respirador? ◇
           ┌────┴──────────────────┐
           ▼                       ▼
┌──────────────────────┐   ┌──────────────────────────┐
│ Não: repetir a operação,│ │ Sim: conectar o respirador│
│ se necessário        │   │                          │
└──────────────────────┘   └──────────────────────────┘
           └───────────┬───────────┘
                       ▼
              ┌──────────────────┐
              │ Lavar as mãos    │
              └──────────────────┘
                       │
                       ▼
┌─────────────────────────────────────────────────────┐
│ Anotar o procedimento no prontuário quanto ao aspecto,│
│ à cor e à quantidade da secreção aspirada           │
└─────────────────────────────────────────────────────┘
                       │
                       ▼
                    ( Fim )
```

Assistência de Enfermagem

- Observar a saturação do paciente
- Manter a oxigenação adequada
- Observar a coloração da pele
- Manter o paciente calmo e confortável entre as aspirações
- Se a secreção for rolhosa utilizar ambu com O_2 umidificado.

CUIDADOS COM TRAQUEOSTOMIA

Definição

São os cuidados prestados a pacientes traqueostomizados, para limpeza e manutenção de sua permeabilidade

Material

- Uma bandeja
- Um par de luvas de procedimento
- Dois pacotes de gaze
- Soro fisiológico
- Um fixador de cânula de traqueostomia (cadarço)
- Máscara

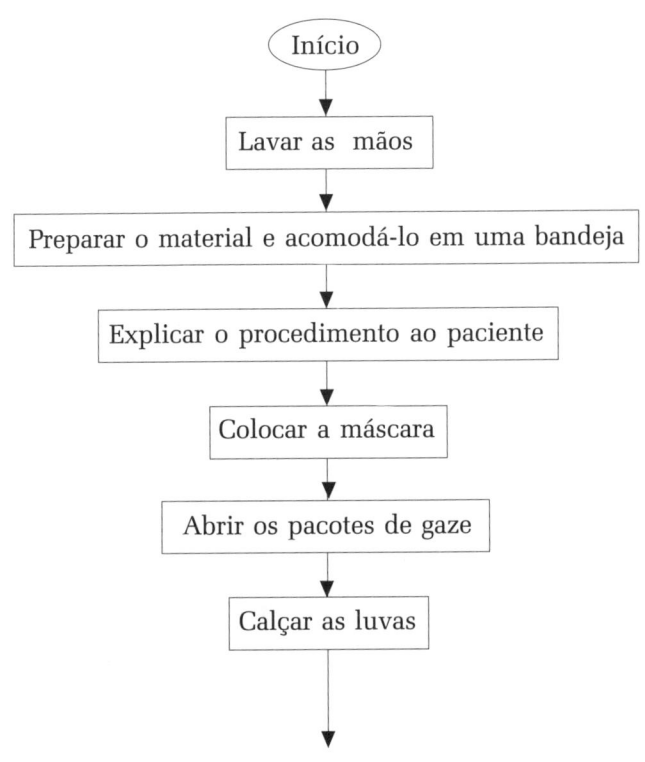

Procedimento

```
Início
  ↓
Lavar as mãos
  ↓
Preparar o material e acomodá-lo em uma bandeja
  ↓
Explicar o procedimento ao paciente
  ↓
Colocar a máscara
  ↓
Abrir os pacotes de gaze
  ↓
Calçar as luvas
  ↓
```

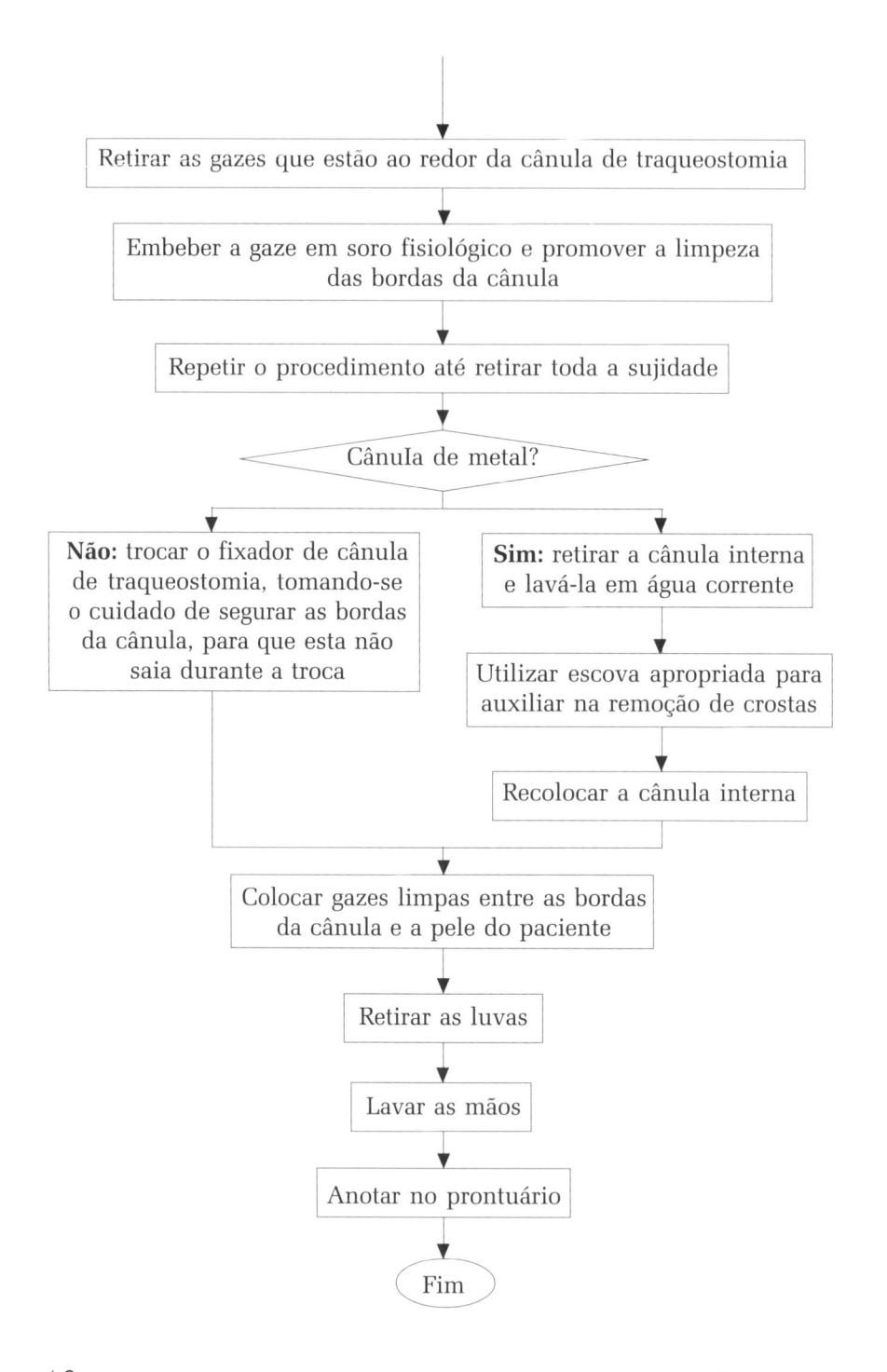

```
┌─────────────────────────────────────────────────────────────┐
│ Retirar as gazes que estão ao redor da cânula de traqueostomia │
└─────────────────────────────────────────────────────────────┘
                              ▼
┌─────────────────────────────────────────────────────────────┐
│ Embeber a gaze em soro fisiológico e promover a limpeza     │
│                 das bordas da cânula                         │
└─────────────────────────────────────────────────────────────┘
                              ▼
┌─────────────────────────────────────────────────────────────┐
│      Repetir o procedimento até retirar toda a sujidade     │
└─────────────────────────────────────────────────────────────┘
                              ▼
                      ◇ Cânula de metal? ◇
                      │                 │
        ┌─────────────┘                 └──────────────┐
        ▼                                              ▼
┌──────────────────────────┐              ┌──────────────────────────┐
│ **Não:** trocar o fixador│              │ **Sim:** retirar a cânula│
│ de cânula de traqueostomia│             │ interna e lavá-la em água│
│ tomando-se o cuidado de  │              │        corrente          │
│ segurar as bordas da     │              └──────────────────────────┘
│ cânula, para que esta não│                          ▼
│ saia durante a troca     │              ┌──────────────────────────┐
└──────────────────────────┘              │ Utilizar escova apropriada│
                                          │ para auxiliar na remoção │
                                          │       de crostas         │
                                          └──────────────────────────┘
                                                      ▼
                                          ┌──────────────────────────┐
                                          │ Recolocar a cânula interna│
                                          └──────────────────────────┘
                              ▼
┌─────────────────────────────────────────────────────────────┐
│    Colocar gazes limpas entre as bordas da cânula           │
│                    e a pele do paciente                      │
└─────────────────────────────────────────────────────────────┘
                              ▼
                ┌──────────────────────────┐
                │     Retirar as luvas     │
                └──────────────────────────┘
                              ▼
                ┌──────────────────────────┐
                │       Lavar as mãos      │
                └──────────────────────────┘
                              ▼
                ┌──────────────────────────┐
                │   Anotar no prontuário   │
                └──────────────────────────┘
                              ▼
                       (   Fim   )
```

CAPÍTULO 7

APARELHO DIGESTIVO

SONDAGEM NASOGÁSTRICA

Definição

É a introdução de uma sonda pelo orifício nasal ou pela cavidade oral até o estômago. Tem como objetivo alimentar o paciente, aliviar a distensão abdominal, administrar medicamentos, examinar o conteúdo gástrico ou prepará-lo para cirurgia.

Material

- Uma sonda gástrica adequada
- Uma toalha
- Um anestésico tópico
- Um pacote de gaze
- Uma seringa de 20ml
- Um pedaço de fita adesiva
- Um estetoscópio
- Um par de luvas de procedimento

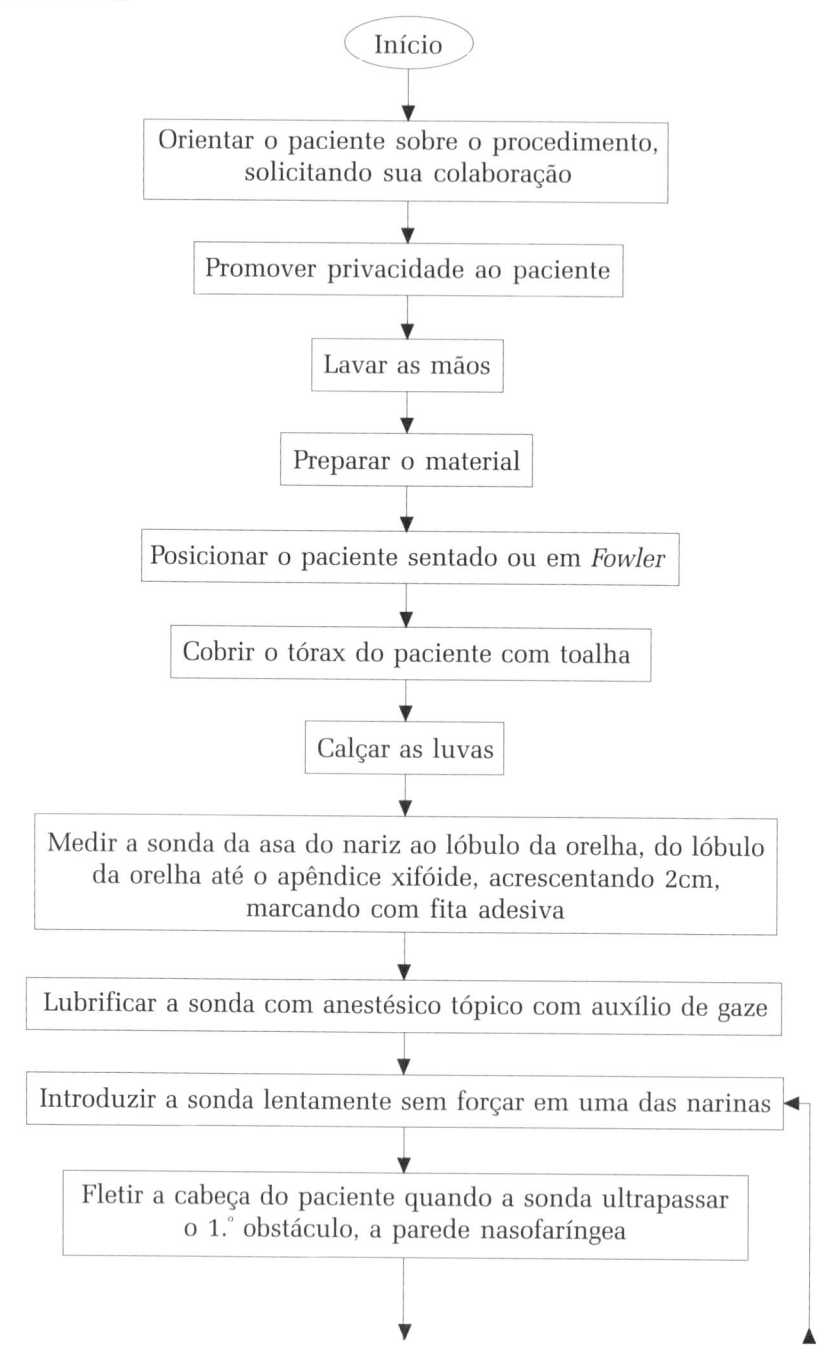

Procedimento

```
                    ( Início )
                        │
                        ▼
    ┌───────────────────────────────────────┐
    │ Orientar o paciente sobre o procedimento, │
    │        solicitando sua colaboração        │
    └───────────────────────────────────────┘
                        │
                        ▼
        ┌─────────────────────────────┐
        │ Promover privacidade ao paciente │
        └─────────────────────────────┘
                        │
                        ▼
              ┌──────────────┐
              │ Lavar as mãos │
              └──────────────┘
                        │
                        ▼
            ┌────────────────────┐
            │ Preparar o material │
            └────────────────────┘
                        │
                        ▼
      ┌────────────────────────────────────┐
      │ Posicionar o paciente sentado ou em *Fowler* │
      └────────────────────────────────────┘
                        │
                        ▼
       ┌──────────────────────────────────┐
       │ Cobrir o tórax do paciente com toalha │
       └──────────────────────────────────┘
                        │
                        ▼
              ┌────────────────┐
              │ Calçar as luvas │
              └────────────────┘
                        │
                        ▼
┌─────────────────────────────────────────────────────────┐
│ Medir a sonda da asa do nariz ao lóbulo da orelha, do lóbulo │
│    da orelha até o apêndice xifóide, acrescentando 2cm,    │
│              marcando com fita adesiva                    │
└─────────────────────────────────────────────────────────┘
                        │
                        ▼
┌───────────────────────────────────────────────────────┐
│ Lubrificar a sonda com anestésico tópico com auxílio de gaze │
└───────────────────────────────────────────────────────┘
                        │
                        ▼
┌────────────────────────────────────────────────────────┐
│ Introduzir a sonda lentamente sem forçar em uma das narinas │◄──┐
└────────────────────────────────────────────────────────┘   │
                        │                                       │
                        ▼                                       │
       ┌──────────────────────────────────────────┐            │
       │ Fletir a cabeça do paciente quando a sonda ultrapassar │  │
       │         o 1.º obstáculo, a parede nasofaríngea         │  │
       └──────────────────────────────────────────┘            │
                        │                                       │
                        ▼                                       ▲
```

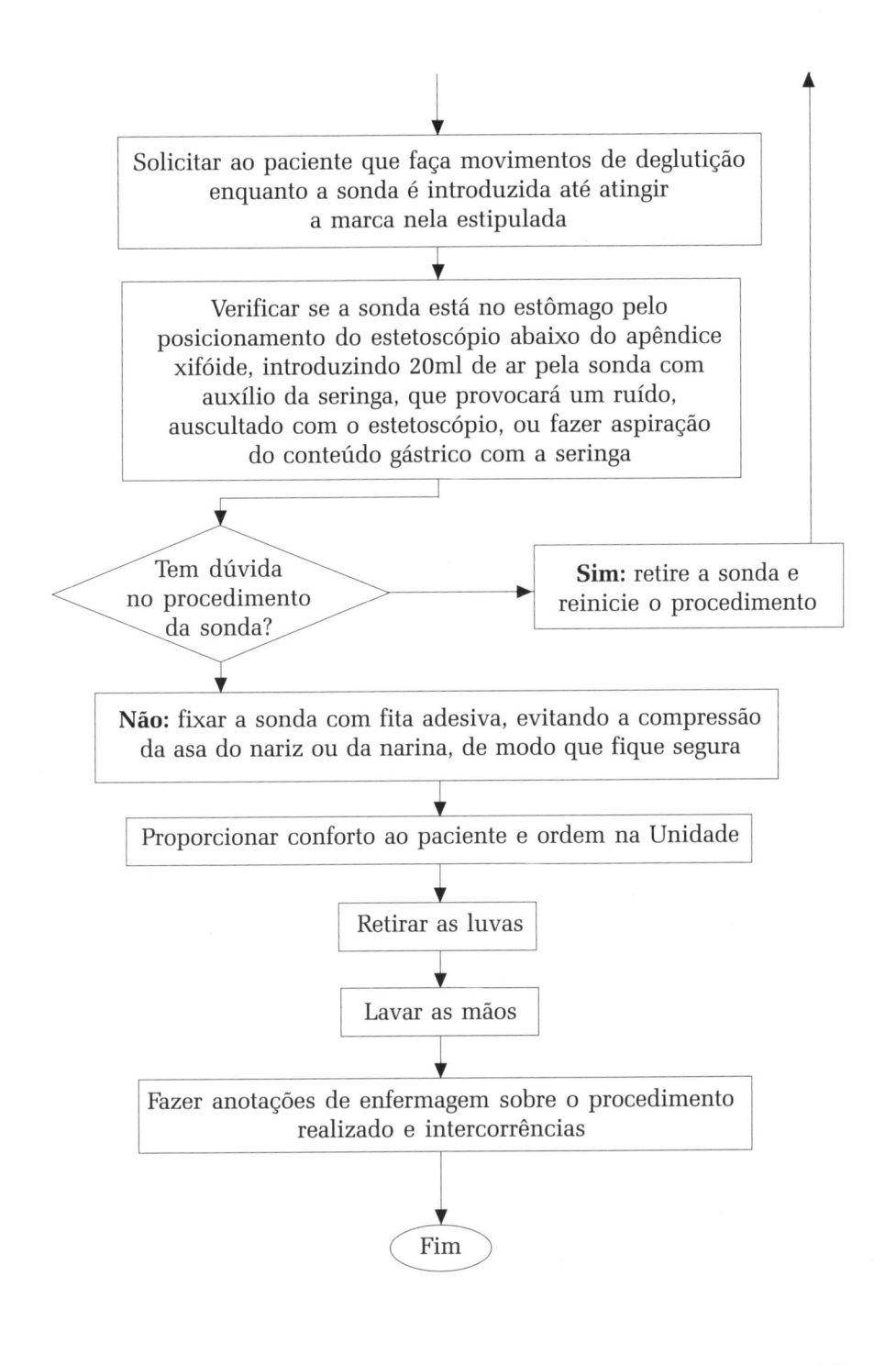

```
              ↓
┌─────────────────────────────────────────────────────┐
│ Solicitar ao paciente que faça movimentos de        │
│ deglutição enquanto a sonda é introduzida até       │
│ atingir a marca nela estipulada                     │
└─────────────────────────────────────────────────────┘
              ↓
┌─────────────────────────────────────────────────────┐
│ Verificar se a sonda está no estômago pelo          │
│ posicionamento do estetoscópio abaixo do apêndice   │
│ xifóide, introduzindo 20ml de ar pela sonda com     │
│ auxílio da seringa, que provocará um ruído,         │
│ auscultado com o estetoscópio, ou fazer aspiração   │
│ do conteúdo gástrico com a seringa                  │
└─────────────────────────────────────────────────────┘
              ↓
         ╱ Tem dúvida ╲          ┌──────────────────────────┐
        ╱     no       ╲ ──────→ │ **Sim:** retire a sonda e│
        ╲ procedimento ╱         │ reinicie o procedimento  │
         ╲ da sonda?  ╱          └──────────────────────────┘
              ↓
┌─────────────────────────────────────────────────────────┐
│ **Não:** fixar a sonda com fita adesiva, evitando a     │
│ compressão da asa do nariz ou da narina, de modo que    │
│ fique segura                                            │
└─────────────────────────────────────────────────────────┘
              ↓
┌─────────────────────────────────────────────────────┐
│ Proporcionar conforto ao paciente e ordem na Unidade│
└─────────────────────────────────────────────────────┘
              ↓
       ┌──────────────────┐
       │ Retirar as luvas │
       └──────────────────┘
              ↓
       ┌──────────────────┐
       │  Lavar as mãos   │
       └──────────────────┘
              ↓
┌─────────────────────────────────────────────────────┐
│ Fazer anotações de enfermagem sobre o procedimento  │
│ realizado e intercorrências                         │
└─────────────────────────────────────────────────────┘
              ↓
           ( Fim )
```

SONDAGEM NASOENTERAL

Definição

É a introdução de uma sonda pelo orifício nasal até o duodeno. Tem como objetivo alimentar o paciente e administrar medicamentos. A sonda utilizada neste procedimento é a Duboff, que é longa, maleável, radiopaca e em cuja extremidade possui um peso de tungstênio, também radiopaco, que permite a progressão da sonda.

Material

- Uma sonda de Duboff com fio-guia
- Uma toalha
- Um anestésico local tópico (lidocaína gel)
- Um pacote de gaze
- Um par de luvas de procedimento
- Um pedaço de fita adesiva
- Uma seringa de 20ml
- Um estetoscópio

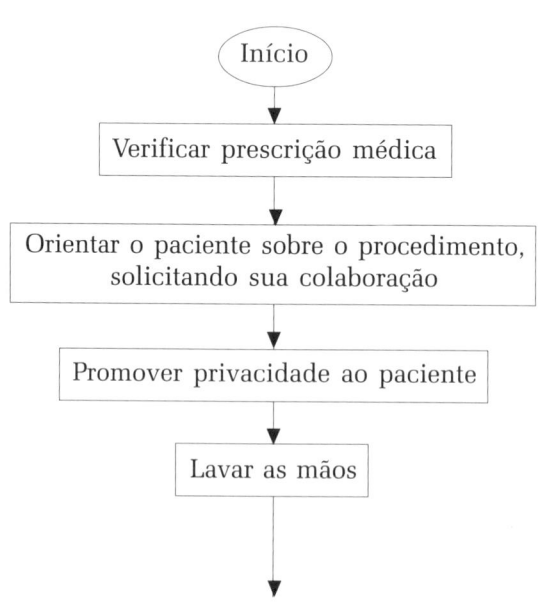

Procedimento

```
                  ( Início )
                      │
                      ▼
        ┌─────────────────────────────┐
        │ Verificar prescrição médica │
        └─────────────────────────────┘
                      │
                      ▼
    ┌─────────────────────────────────────┐
    │ Orientar o paciente sobre o procedi-│
    │ mento, solicitando sua colaboração  │
    └─────────────────────────────────────┘
                      │
                      ▼
        ┌─────────────────────────────────┐
        │ Promover privacidade ao paciente│
        └─────────────────────────────────┘
                      │
                      ▼
              ┌───────────────┐
              │ Lavar as mãos │
              └───────────────┘
                      │
                      ▼
```

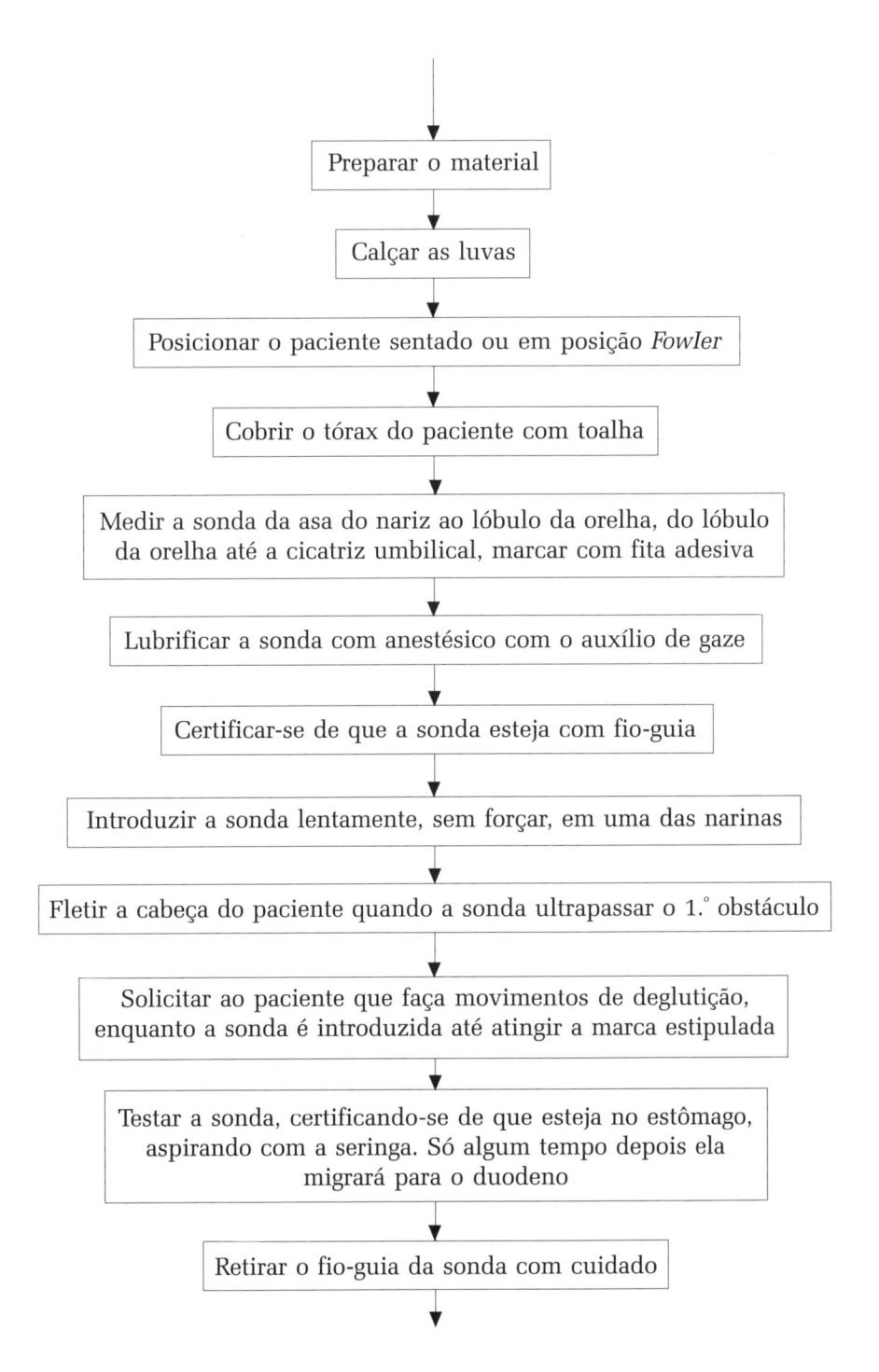

```
                    ▼
         ┌─────────────────────┐
         │ Preparar o material │
         └─────────────────────┘
                    ▼
          ┌──────────────────┐
          │ Calçar as luvas  │
          └──────────────────┘
                    ▼
 ┌──────────────────────────────────────────────────┐
 │ Posicionar o paciente sentado ou em posição Fowler│
 └──────────────────────────────────────────────────┘
                    ▼
     ┌────────────────────────────────────────┐
     │ Cobrir o tórax do paciente com toalha  │
     └────────────────────────────────────────┘
                    ▼
┌────────────────────────────────────────────────────────────┐
│ Medir a sonda da asa do nariz ao lóbulo da orelha, do lóbulo│
│ da orelha até a cicatriz umbilical, marcar com fita adesiva │
└────────────────────────────────────────────────────────────┘
                    ▼
  ┌──────────────────────────────────────────────────────┐
  │ Lubrificar a sonda com anestésico com o auxílio de gaze│
  └──────────────────────────────────────────────────────┘
                    ▼
     ┌────────────────────────────────────────────┐
     │ Certificar-se de que a sonda esteja com fio-guia │
     └────────────────────────────────────────────┘
                    ▼
 ┌──────────────────────────────────────────────────────────┐
 │ Introduzir a sonda lentamente, sem forçar, em uma das narinas│
 └──────────────────────────────────────────────────────────┘
                    ▼
┌──────────────────────────────────────────────────────────────┐
│ Fletir a cabeça do paciente quando a sonda ultrapassar o 1.º obstáculo│
└──────────────────────────────────────────────────────────────┘
                    ▼
 ┌────────────────────────────────────────────────────────────┐
 │ Solicitar ao paciente que faça movimentos de deglutição,   │
 │ enquanto a sonda é introduzida até atingir a marca estipulada│
 └────────────────────────────────────────────────────────────┘
                    ▼
  ┌────────────────────────────────────────────────────────┐
  │ Testar a sonda, certificando-se de que esteja no estômago,│
  │ aspirando com a seringa. Só algum tempo depois ela      │
  │ migrará para o duodeno                                  │
  └────────────────────────────────────────────────────────┘
                    ▼
       ┌────────────────────────────────────────┐
       │ Retirar o fio-guia da sonda com cuidado │
       └────────────────────────────────────────┘
                    ▼
```

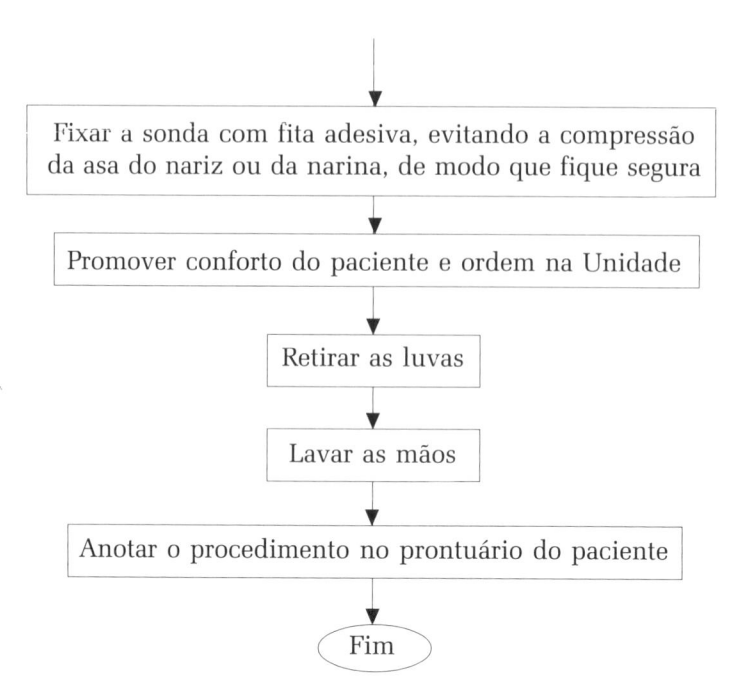

```
                    │
                    ▼
┌─────────────────────────────────────────────────────┐
│ Fixar a sonda com fita adesiva, evitando a compressão│
│ da asa do nariz ou da narina, de modo que fique segura│
└─────────────────────────────────────────────────────┘
                    │
                    ▼
┌─────────────────────────────────────────────────┐
│ Promover conforto do paciente e ordem na Unidade │
└─────────────────────────────────────────────────┘
                    │
                    ▼
        ┌───────────────────┐
        │ Retirar as luvas  │
        └───────────────────┘
                    │
                    ▼
        ┌───────────────────┐
        │ Lavar as mãos     │
        └───────────────────┘
                    │
                    ▼
┌───────────────────────────────────────────────┐
│ Anotar o procedimento no prontuário do paciente│
└───────────────────────────────────────────────┘
                    │
                    ▼
               ( Fim )
```

Assistência de Enfermagem

- Encaminhar o paciente para controle radiológico, conforme solicitação médica após duas horas da passagem da sonda.
- A liberação para o uso da sonda só será realizada após a avaliação médica do exame radiológico.

LAVAGEM GÁSTRICA

Definição

Consiste na limpeza do estômago com o uso de uma sonda nasogástrica ou orogástrica, com a finalidade de remover substâncias tóxicas ou irritantes; como auxiliar no tratamento de hemorragias gástricas; no preparo de exames ou cirurgias.

Material

- Um equipo de soro macrogotas
- Um balde
- Solução para lavagem gelada
- Uma toalha
- Um par de luvas de procedimento não-estéril

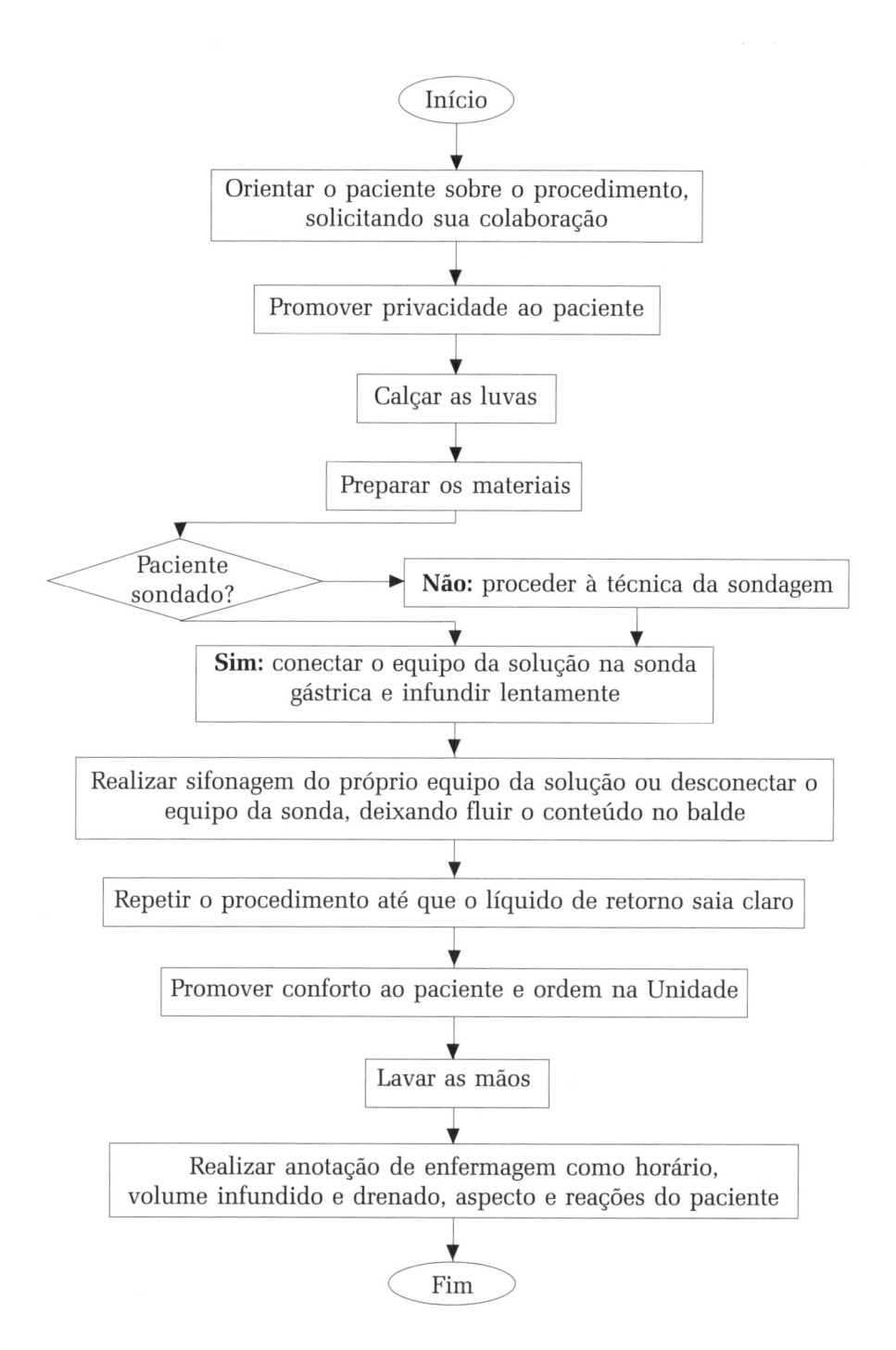

```
          ┌─────────┐
          │  Início │
          └────┬────┘
               ▼
┌──────────────────────────────────────┐
│ Orientar o paciente sobre o procedimento,│
│     solicitando sua colaboração      │
└──────────────┬───────────────────────┘
               ▼
┌──────────────────────────────────────┐
│   Promover privacidade ao paciente   │
└──────────────┬───────────────────────┘
               ▼
        ┌──────────────┐
        │ Calçar as luvas│
        └──────┬───────┘
               ▼
       ┌────────────────┐
       │ Preparar os materiais │
       └──────┬─────────┘
              ▼
         ◇ Paciente sondado? ◇ ──► **Não:** proceder à técnica da sondagem
              │
              ▼
┌──────────────────────────────────────────┐
│ **Sim:** conectar o equipo da solução na sonda│
│      gástrica e infundir lentamente      │
└──────────────┬───────────────────────────┘
               ▼
┌────────────────────────────────────────────────────────┐
│ Realizar sifonagem do próprio equipo da solução ou desconectar o │
│    equipo da sonda, deixando fluir o conteúdo no balde │
└──────────────┬─────────────────────────────────────────┘
               ▼
┌────────────────────────────────────────────────────┐
│ Repetir o procedimento até que o líquido de retorno saia claro │
└──────────────┬─────────────────────────────────────┘
               ▼
┌────────────────────────────────────────────┐
│ Promover conforto ao paciente e ordem na Unidade │
└──────────────┬─────────────────────────────┘
               ▼
        ┌────────────────┐
        │  Lavar as mãos │
        └──────┬─────────┘
               ▼
┌────────────────────────────────────────────────┐
│    Realizar anotação de enfermagem como horário,   │
│ volume infundido e drenado, aspecto e reações do paciente │
└──────────────┬─────────────────────────────────┘
               ▼
           ┌───────┐
           │  Fim  │
           └───────┘
```

Procedimento

LAVAGEM GÁSTRICA OU ESOFÁGICA COM "FOUCHET"

Definição

É um procedimento com o intuito de lavar o esôfago ou o estômago para que estes fiquem sem resíduos alimentares. É utilizado para o preparo do paciente que será submetido a exames como endoscopias ou cirurgias. Este procedimento é realizado com uma sonda denominada *Fouchet*, que é introduzida pela cavidade oral.

Material

- Uma sonda de *Fouchet*
- Um anestésico tópico *spray*
- Um anestésico gel
- Um avental
- Uma toalha
- Dois baldes
- Frascos de solução fisiológica ou água morna
- Um pacote de gaze
- Um par de luvas
- Um equipo
- Um intermediário

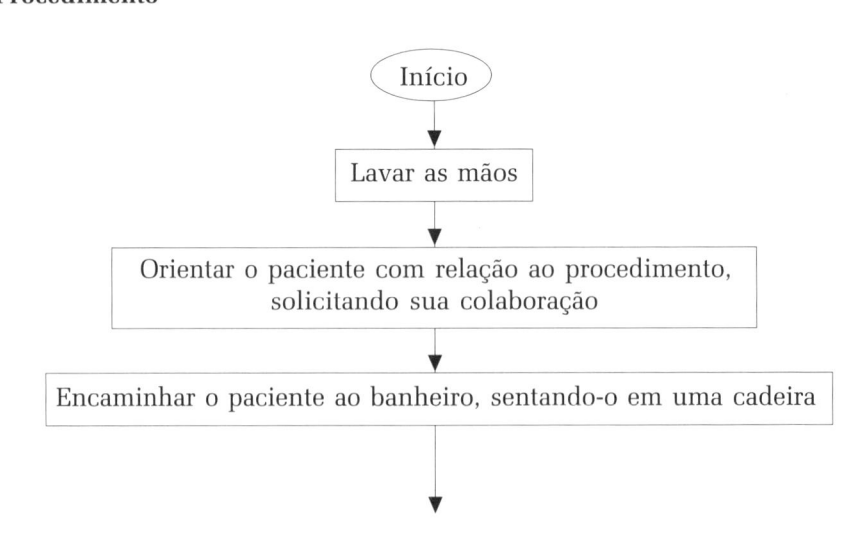

Procedimento

```
                    ( Início )
                        |
                        v
              ┌──────────────────┐
              │  Lavar as mãos   │
              └──────────────────┘
                        |
                        v
    ┌──────────────────────────────────────────────┐
    │ Orientar o paciente com relação ao procedimento,│
    │         solicitando sua colaboração           │
    └──────────────────────────────────────────────┘
                        |
                        v
    ┌──────────────────────────────────────────────────────┐
    │ Encaminhar o paciente ao banheiro, sentando-o em uma cadeira │
    └──────────────────────────────────────────────────────┘
                        |
                        v
```

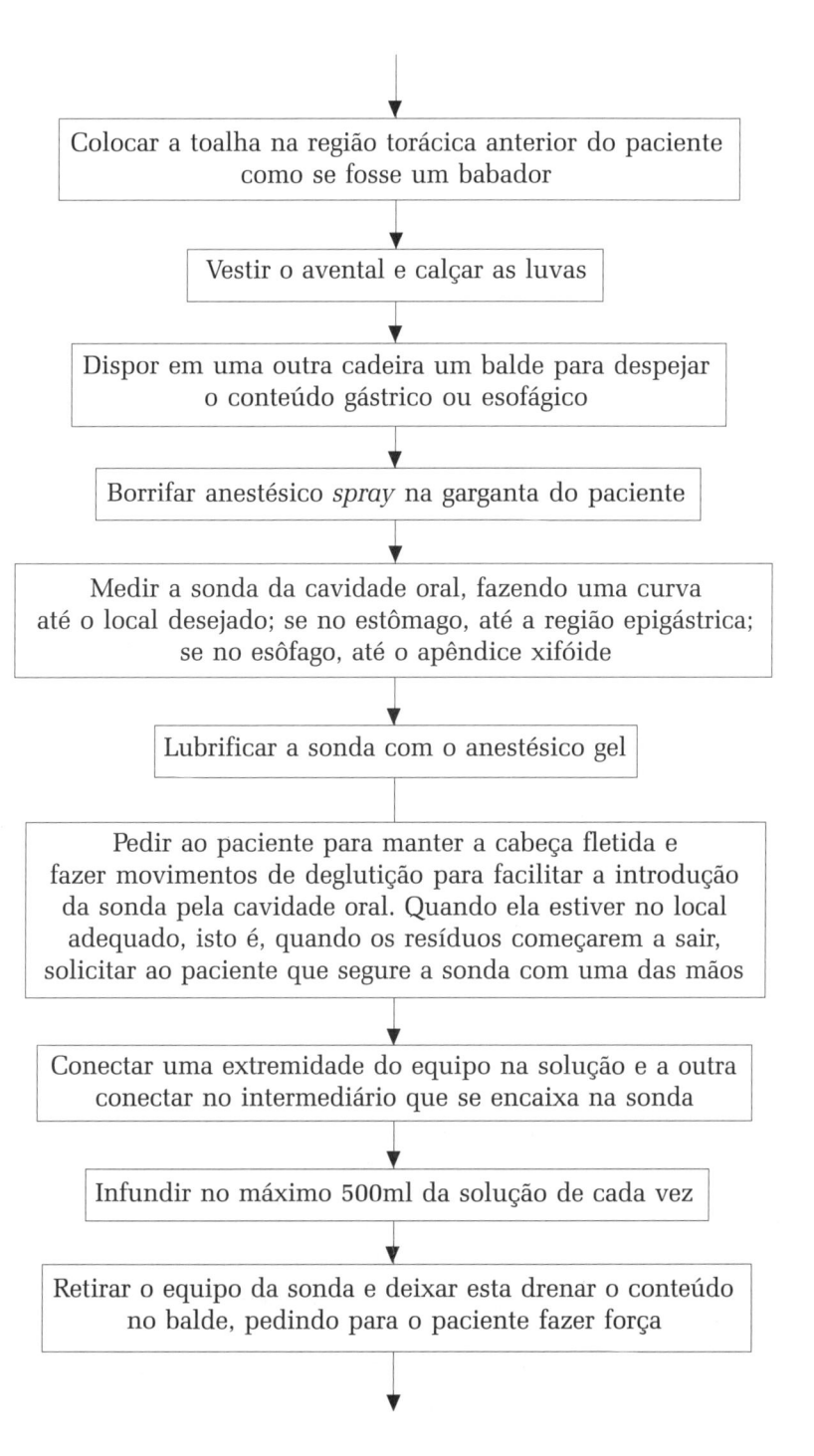

```
        ↓
┌─────────────────────────────────────────────────┐
│ Colocar a toalha na região torácica anterior do │
│ paciente como se fosse um babador               │
└─────────────────────────────────────────────────┘
                       ↓
        ┌──────────────────────────────────┐
        │ Vestir o avental e calçar as luvas│
        └──────────────────────────────────┘
                       ↓
    ┌──────────────────────────────────────────┐
    │ Dispor em uma outra cadeira um balde para│
    │ despejar o conteúdo gástrico ou esofágico│
    └──────────────────────────────────────────┘
                       ↓
    ┌──────────────────────────────────────────┐
    │ Borrifar anestésico *spray* na garganta do│
    │ paciente                                  │
    └──────────────────────────────────────────┘
                       ↓
┌─────────────────────────────────────────────────┐
│ Medir a sonda da cavidade oral, fazendo uma curva│
│ até o local desejado; se no estômago, até a região│
│ epigástrica; se no esôfago, até o apêndice xifóide│
└─────────────────────────────────────────────────┘
                       ↓
        ┌──────────────────────────────────────┐
        │ Lubrificar a sonda com o anestésico gel│
        └──────────────────────────────────────┘
                       ↓
┌────────────────────────────────────────────────────┐
│ Pedir ao paciente para manter a cabeça fletida e   │
│ fazer movimentos de deglutição para facilitar a    │
│ introdução da sonda pela cavidade oral. Quando ela │
│ estiver no local adequado, isto é, quando os       │
│ resíduos começarem a sair, solicitar ao paciente   │
│ que segure a sonda com uma das mãos                │
└────────────────────────────────────────────────────┘
                       ↓
┌────────────────────────────────────────────────────┐
│ Conectar uma extremidade do equipo na solução e a  │
│ outra conectar no intermediário que se encaixa na  │
│ sonda                                              │
└────────────────────────────────────────────────────┘
                       ↓
    ┌────────────────────────────────────────────┐
    │ Infundir no máximo 500ml da solução de cada│
    │ vez                                         │
    └────────────────────────────────────────────┘
                       ↓
┌────────────────────────────────────────────────────┐
│ Retirar o equipo da sonda e deixar esta drenar o   │
│ conteúdo no balde, pedindo para o paciente fazer   │
│ força                                              │
└────────────────────────────────────────────────────┘
                       ↓
```

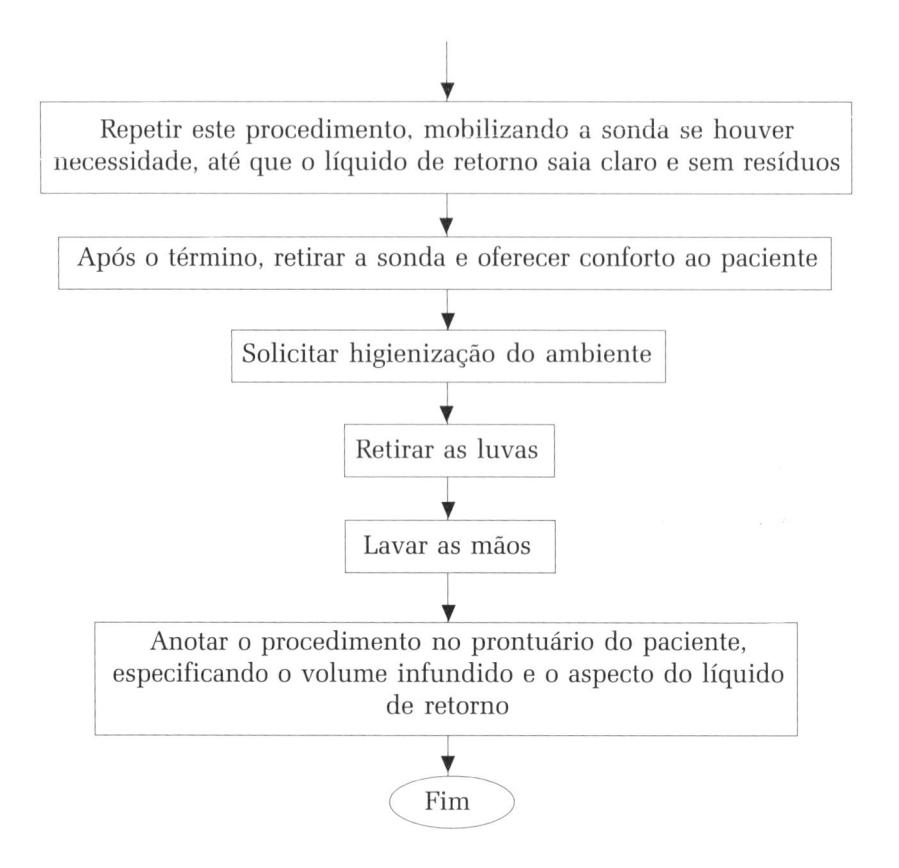

```
         ↓
┌─────────────────────────────────────────────────────────────┐
│ Repetir este procedimento, mobilizando a sonda se houver    │
│ necessidade, até que o líquido de retorno saia claro e sem resíduos │
└─────────────────────────────────────────────────────────────┘
                          ↓
┌─────────────────────────────────────────────────────────────┐
│ Após o término, retirar a sonda e oferecer conforto ao paciente │
└─────────────────────────────────────────────────────────────┘
                          ↓
         ┌────────────────────────────────────┐
         │ Solicitar higienização do ambiente │
         └────────────────────────────────────┘
                          ↓
                ┌──────────────────┐
                │ Retirar as luvas │
                └──────────────────┘
                          ↓
                ┌──────────────────┐
                │  Lavar as mãos   │
                └──────────────────┘
                          ↓
┌─────────────────────────────────────────────────────────────┐
│ Anotar o procedimento no prontuário do paciente,            │
│ especificando o volume infundido e o aspecto do líquido     │
│                       de retorno                            │
└─────────────────────────────────────────────────────────────┘
                          ↓
                      ( Fim )
```

ADMINISTRAÇÃO DE DIETAS POR SONDAS

Definição

É a introdução de alimentos por sondas com o objetivo de proporcionar nutrição a pacientes impossibilitados de se alimentar por via oral ou que necessitem de complemento nutricional. Esta alimentação pode ser realizada por determinado tipo de sonda e sua localização. Os tipos mais freqüentes utilizados são: a SNG ou a SNE, que são sondas de sylastic ou de levine, sendo que a de sylastic pode ter localização gástrica ou duodenal, e a de levine somente gástrica; a gastrostomia é realizada com uma abertura cirúrgica ou por via endoscópica no estômago pela parede abdominal. Nas gastrostomias e nas jejunostomias são utilizadas sondas de diversos materiais.

As dietas utilizadas nestas sondas são líquidas e podem ser industrializadas ou não.

Material

- Frasco de dieta em temperatura ambiente
- Dois equipos próprios (diferenciados pela coloração)
- Seringa de 50ml ou de 20ml
- Frasco de bolsa de água ou água filtrada

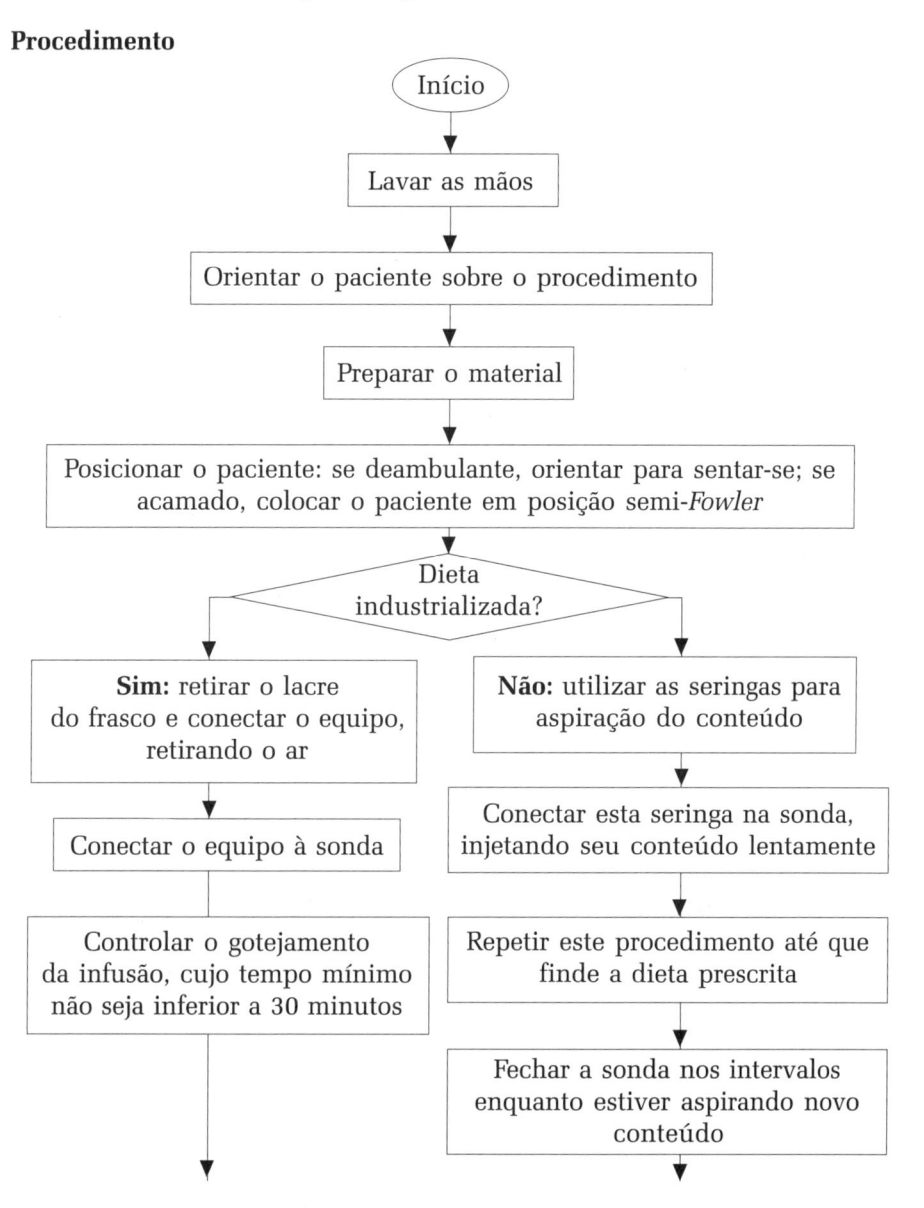

Procedimento

```
                    ( Início )
                        │
                        ▼
              ┌──────────────────┐
              │  Lavar as mãos   │
              └──────────────────┘
                        │
                        ▼
       ┌───────────────────────────────────┐
       │ Orientar o paciente sobre o procedimento │
       └───────────────────────────────────┘
                        │
                        ▼
              ┌──────────────────────┐
              │ Preparar o material  │
              └──────────────────────┘
                        │
                        ▼
  ┌──────────────────────────────────────────────────────────┐
  │ Posicionar o paciente: se deambulante, orientar para      │
  │ sentar-se; se acamado, colocar o paciente em posição      │
  │ semi-*Fowler*                                             │
  └──────────────────────────────────────────────────────────┘
                        │
                        ▼
                  ◇ Dieta industrializada? ◇
                 /                         \
                ▼                           ▼
```

| **Sim:** retirar o lacre do frasco e conectar o equipo, retirando o ar | **Não:** utilizar as seringas para aspiração do conteúdo |

↓ (Sim)
Conectar o equipo à sonda

↓
Controlar o gotejamento da infusão, cujo tempo mínimo não seja inferior a 30 minutos

↓ (Não)
Conectar esta seringa na sonda, injetando seu conteúdo lentamente

↓
Repetir este procedimento até que finde a dieta prescrita

↓
Fechar a sonda nos intervalos enquanto estiver aspirando novo conteúdo

```
        Após o término do volume infundido, lavar a sonda
        com água filtrada através da seringa ou com água
        já acondicionada em frasco preparado com equipo.
     A quantidade necessária para lavar a sonda é de no mínimo 50ml

           Checar o horário da dieta prescrita, anotando
                    as intercorrências, se houver

                              Fim
```

Assistência de Enfermagem

- Observar intercorrências como: náuseas, vômitos, sudorese, dor abdominal, diarréias.
- Comunicar todas as intercorrências ao médico e anotar no prontuário do paciente.

ENTEROCLISMA

Definição

É a introdução de uma solução, medicamentosa ou não, no intestino grosso por uma sonda retal. Tem como finalidade combater a constipação intestinal, preparar o paciente para cirurgia e exames, auxiliar no tratamento como sedação e regulação hidroeletrolítica.

Material

- Irrigador completo
- Sonda retal
- Pinça
- Lubrificante — vaselina
- Solução prescrita
- Suporte de soro
- Comadre

- Lençol
- Biombo
- Um par de luvas de procedimento
- Gaze
- Impermeável

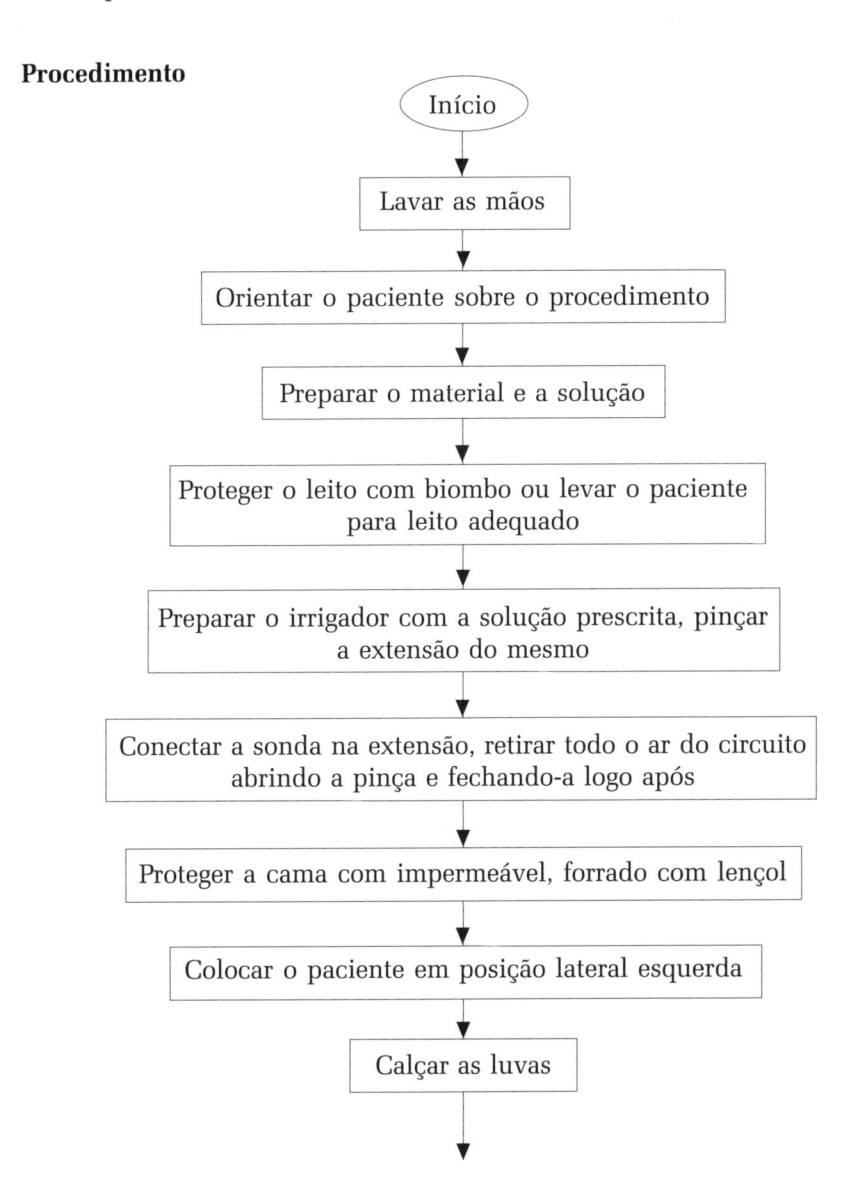

Procedimento

```
                    ( Início )
                        ↓
                 [ Lavar as mãos ]
                        ↓
         [ Orientar o paciente sobre o procedimento ]
                        ↓
              [ Preparar o material e a solução ]
                        ↓
     [ Proteger o leito com biombo ou levar o paciente
                    para leito adequado ]
                        ↓
     [ Preparar o irrigador com a solução prescrita, pinçar
                    a extensão do mesmo ]
                        ↓
   [ Conectar a sonda na extensão, retirar todo o ar do circuito
              abrindo a pinça e fechando-a logo após ]
                        ↓
       [ Proteger a cama com impermeável, forrado com lençol ]
                        ↓
         [ Colocar o paciente em posição lateral esquerda ]
                        ↓
                 [ Calçar as luvas ]
                        ↓
```

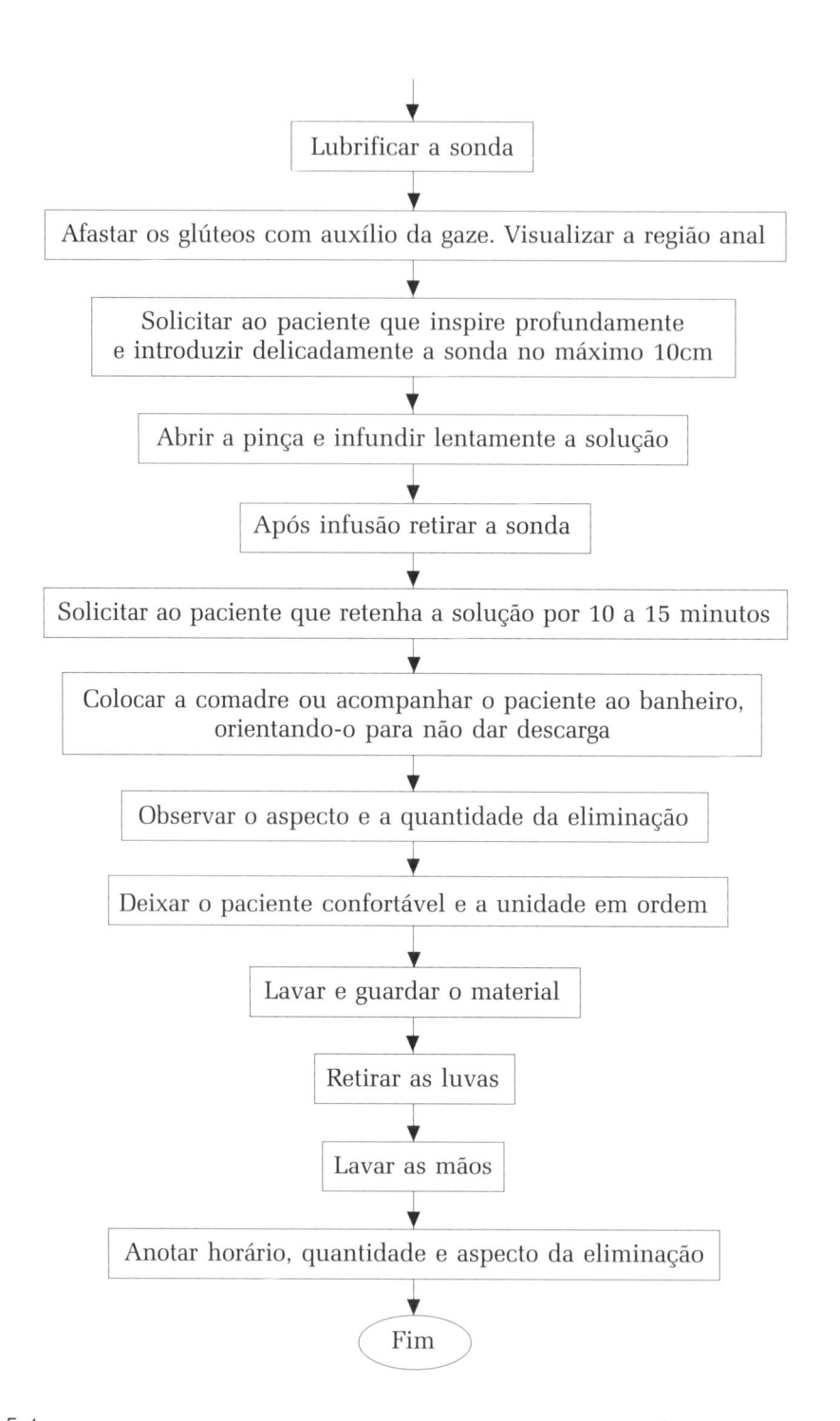

```
↓
┌─────────────────────┐
│  Lubrificar a sonda │
└─────────────────────┘
          ↓
┌─────────────────────────────────────────────────────────┐
│ Afastar os glúteos com auxílio da gaze. Visualizar a região anal │
└─────────────────────────────────────────────────────────┘
          ↓
┌─────────────────────────────────────────────────────────┐
│ Solicitar ao paciente que inspire profundamente         │
│ e introduzir delicadamente a sonda no máximo 10cm       │
└─────────────────────────────────────────────────────────┘
          ↓
┌─────────────────────────────────────────────┐
│ Abrir a pinça e infundir lentamente a solução │
└─────────────────────────────────────────────┘
          ↓
┌───────────────────────────────┐
│ Após infusão retirar a sonda  │
└───────────────────────────────┘
          ↓
┌─────────────────────────────────────────────────────────┐
│ Solicitar ao paciente que retenha a solução por 10 a 15 minutos │
└─────────────────────────────────────────────────────────┘
          ↓
┌─────────────────────────────────────────────────────────┐
│ Colocar a comadre ou acompanhar o paciente ao banheiro, │
│ orientando-o para não dar descarga                      │
└─────────────────────────────────────────────────────────┘
          ↓
┌─────────────────────────────────────────────────┐
│ Observar o aspecto e a quantidade da eliminação │
└─────────────────────────────────────────────────┘
          ↓
┌─────────────────────────────────────────────────┐
│ Deixar o paciente confortável e a unidade em ordem │
└─────────────────────────────────────────────────┘
          ↓
┌───────────────────────────────┐
│ Lavar e guardar o material    │
└───────────────────────────────┘
          ↓
┌───────────────────┐
│ Retirar as luvas  │
└───────────────────┘
          ↓
┌───────────────────┐
│ Lavar as mãos     │
└───────────────────┘
          ↓
┌─────────────────────────────────────────────────────┐
│ Anotar horário, quantidade e aspecto da eliminação  │
└─────────────────────────────────────────────────────┘
          ↓
        ( Fim )
```

CUIDADOS COM PACIENTES OSTOMIZADOS

Definição

São pacientes portadores de abertura na parede abdominal (estoma), realizada por atos cirúrgicos, tais como ileostomia, colostomia etc.

Diferenciação

	Colostomia	Ileostomia
Definição	Uma porção do cólon é exteriorizada pela parede abdominal, criando assim uma abertura temporária ou permanente. São indicadas em condições patológicas que comprometem o intestino grosso	Uma porção do íleo é exteriorizada pela parede abdominal, criando-se assim uma abertura permanente ou temporária. São indicadas em condições patológicas que comprometem o intestino delgado
Objetivo	Proporcionar uma via de saída para as escórias intestinais	Servir como saída das escórias quando o cólon for removido
Localização	Cólon	Íleo
Consistência das fezes	Fezes líquidas a moldadas	Líquidos amarelados, esverdeados ou marrons

Material

- Uma bolsa própria para estoma
- Um marcador de diâmetro de estoma
- Um *clamp*
- Água morna
- Sabão neutro
- Um par de luvas
- Gaze ou toalha

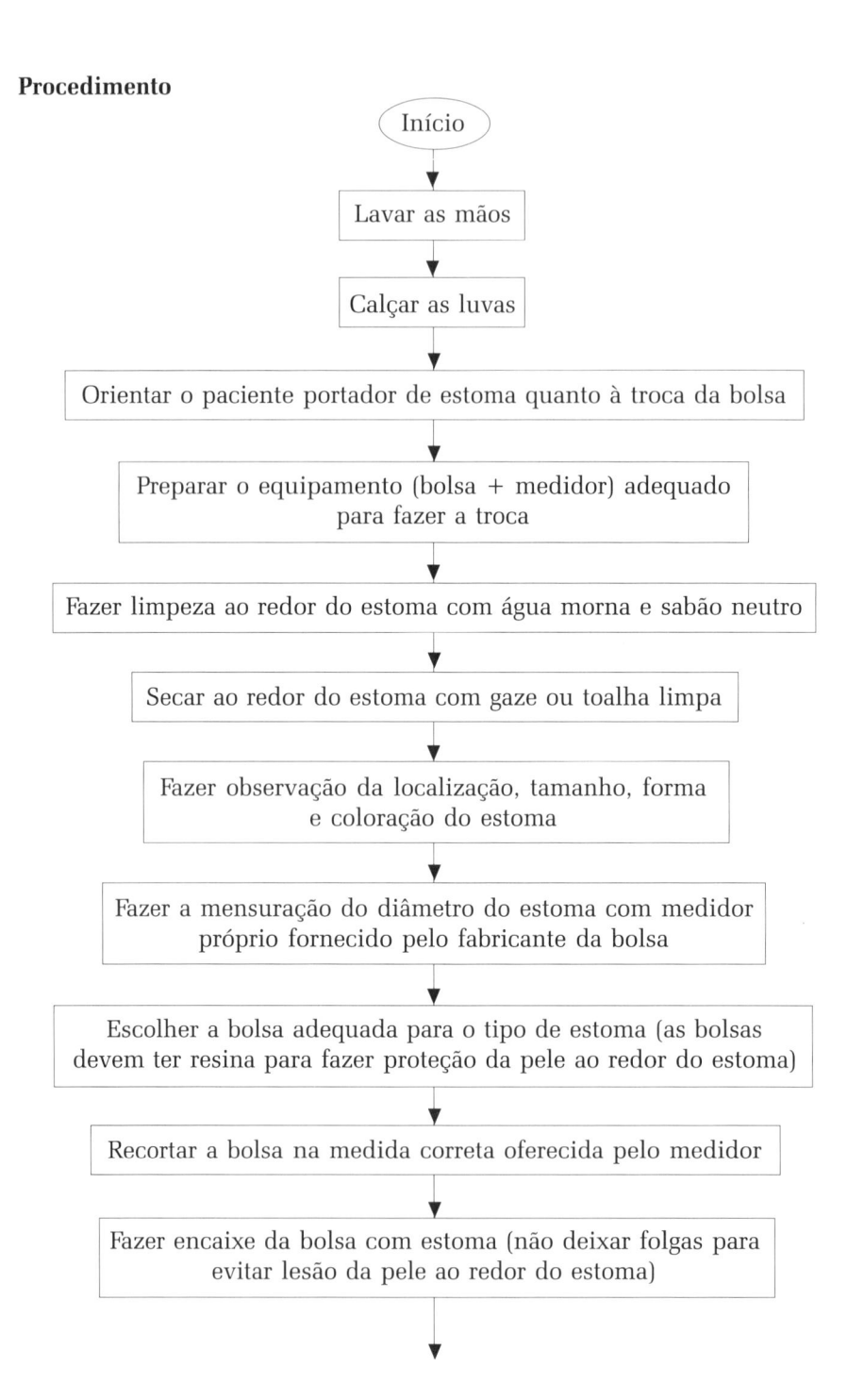

Procedimento

```
                    ( Início )
                        ↓
              ┌──────────────────┐
              │  Lavar as mãos   │
              └──────────────────┘
                        ↓
              ┌──────────────────┐
              │  Calçar as luvas │
              └──────────────────┘
                        ↓
┌──────────────────────────────────────────────────────────┐
│ Orientar o paciente portador de estoma quanto à troca    │
│ da bolsa                                                  │
└──────────────────────────────────────────────────────────┘
                        ↓
        ┌──────────────────────────────────────┐
        │ Preparar o equipamento (bolsa +      │
        │ medidor) adequado para fazer a troca │
        └──────────────────────────────────────┘
                        ↓
┌──────────────────────────────────────────────────────────┐
│ Fazer limpeza ao redor do estoma com água morna e sabão  │
│ neutro                                                    │
└──────────────────────────────────────────────────────────┘
                        ↓
    ┌──────────────────────────────────────────────┐
    │ Secar ao redor do estoma com gaze ou toalha  │
    │ limpa                                         │
    └──────────────────────────────────────────────┘
                        ↓
        ┌──────────────────────────────────────┐
        │ Fazer observação da localização,     │
        │ tamanho, forma e coloração do estoma │
        └──────────────────────────────────────┘
                        ↓
    ┌──────────────────────────────────────────────┐
    │ Fazer a mensuração do diâmetro do estoma com │
    │ medidor próprio fornecido pelo fabricante    │
    │ da bolsa                                      │
    └──────────────────────────────────────────────┘
                        ↓
┌──────────────────────────────────────────────────────────┐
│ Escolher a bolsa adequada para o tipo de estoma (as      │
│ bolsas devem ter resina para fazer proteção da pele ao   │
│ redor do estoma)                                          │
└──────────────────────────────────────────────────────────┘
                        ↓
    ┌──────────────────────────────────────────────┐
    │ Recortar a bolsa na medida correta oferecida │
    │ pelo medidor                                  │
    └──────────────────────────────────────────────┘
                        ↓
    ┌──────────────────────────────────────────────┐
    │ Fazer encaixe da bolsa com estoma (não       │
    │ deixar folgas para evitar lesão da pele ao   │
    │ redor do estoma)                              │
    └──────────────────────────────────────────────┘
                        ↓
```

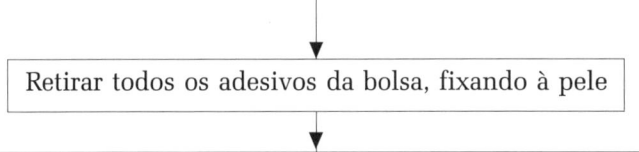

```
                              │
                              ▼
┌─────────────────────────────────────────────────────────┐
│  Retirar todos os adesivos da bolsa, fixando à pele     │
└─────────────────────────────────────────────────────────┘
                              │
                              ▼
┌─────────────────────────────────────────────────────────────┐
│  Fechar a bolsa com *clamp* caso seja sistema aberto (os *clamps* │
│  são presilhas para bolsa drenável, fornecidos pelo fabricante)   │
└─────────────────────────────────────────────────────────────┘
                              │
                              ▼
                   ┌────────────────────┐
                   │  Retirar as luvas  │
                   └────────────────────┘
                              │
                              ▼
                   ┌────────────────────┐
                   │   Lavar as mãos    │
                   └────────────────────┘
                              │
                              ▼
┌─────────────────────────────────────────────────────────────────┐
│  Fazer as anotações de enfermagem no prontuário do paciente,    │
│  referente à troca do equipamento e às observações do estoma,   │
│    como localização, tamanho, forma, coloração, drenagem,       │
│                      aspecto da pele                            │
└─────────────────────────────────────────────────────────────────┘
                              │
                              ▼
                         (   Fim   )
```

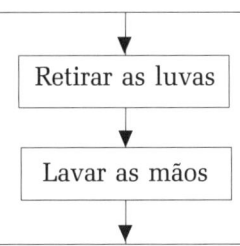

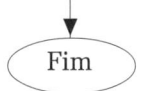

CAPÍTULO 8

MANIPULAÇÃO E CONTROLE DE DÉBITOS DE DRENOS

CONTROLE DE DÉBITOS DE DRENOS

Definição

Consiste em quantificar o volume de secreções drenado

Material
- Um cálice graduado
- Um par de luvas de procedimento

Procedimento

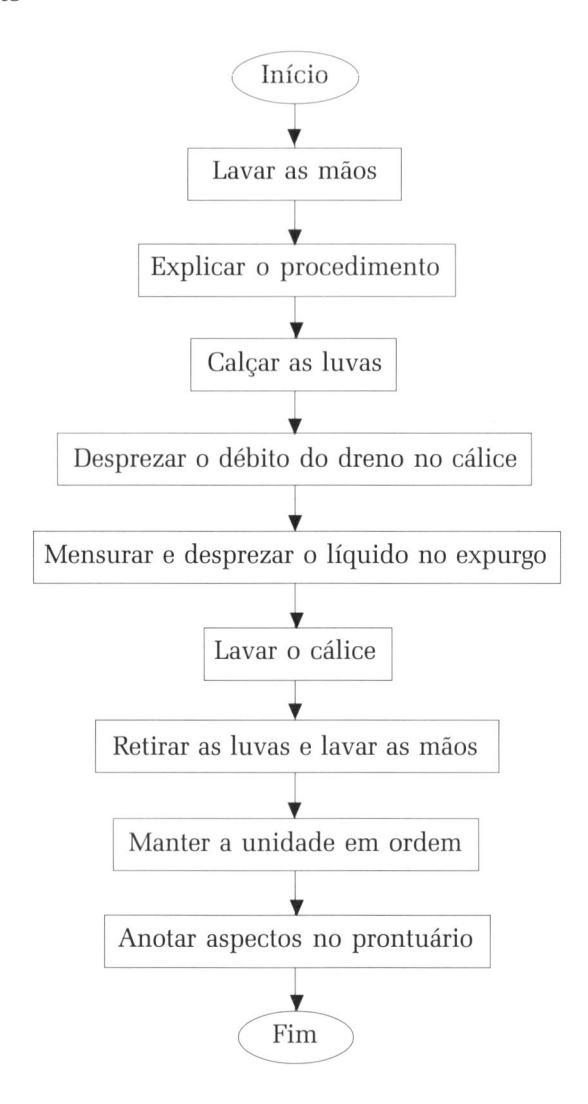

```
Início
  ↓
Lavar as mãos
  ↓
Explicar o procedimento
  ↓
Calçar as luvas
  ↓
Desprezar o débito do dreno no cálice
  ↓
Mensurar e desprezar o líquido no expurgo
  ↓
Lavar o cálice
  ↓
Retirar as luvas e lavar as mãos
  ↓
Manter a unidade em ordem
  ↓
Anotar aspectos no prontuário
  ↓
Fim
```

Assistência de Enfermagem

- Verificar a quantidade de secreção nas 24 horas
- Observar diminuição ou aumento do débito e o aspecto da secreção
- Avisar o médico

CONTROLE DE DÉBITO — DRENO DE PENROSE/WATTERMAN

Material

- Um cálice graduado
- Um par de luvas de procedimento

Procedimento

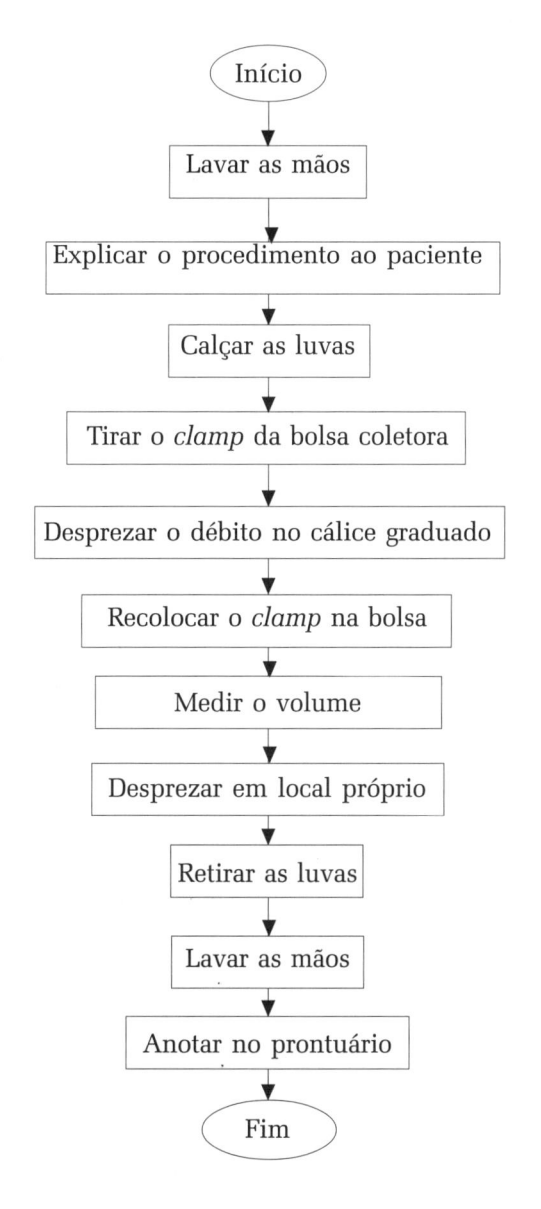

```
Início
  ↓
Lavar as mãos
  ↓
Explicar o procedimento ao paciente
  ↓
Calçar as luvas
  ↓
Tirar o clamp da bolsa coletora
  ↓
Desprezar o débito no cálice graduado
  ↓
Recolocar o clamp na bolsa
  ↓
Medir o volume
  ↓
Desprezar em local próprio
  ↓
Retirar as luvas
  ↓
Lavar as mãos
  ↓
Anotar no prontuário
  ↓
Fim
```

CONTROLE DE DÉBITO — DRENO DE KHER

Material

- Um calice graduado
- Um par de luvas de procedimento

Procedimento

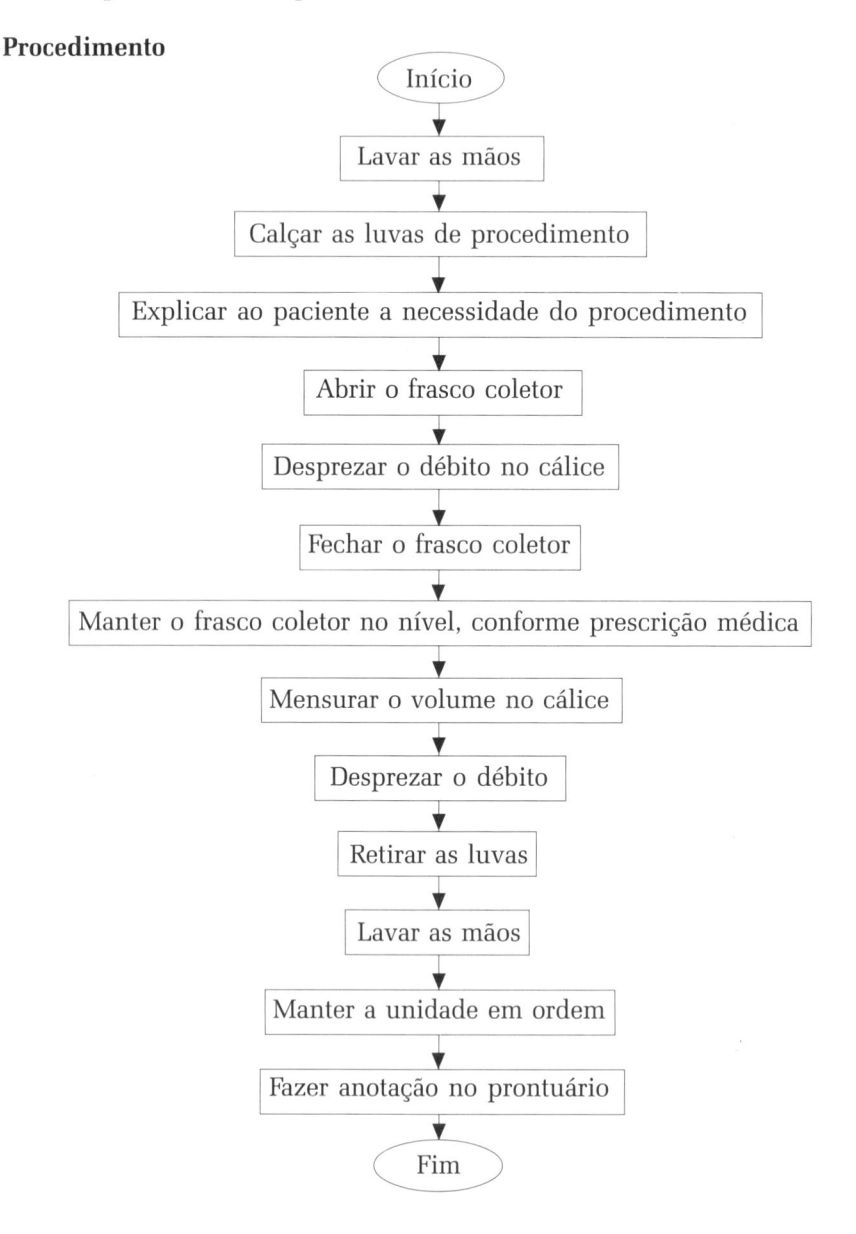

```
Início
  ↓
Lavar as mãos
  ↓
Calçar as luvas de procedimento
  ↓
Explicar ao paciente a necessidade do procedimento
  ↓
Abrir o frasco coletor
  ↓
Desprezar o débito no cálice
  ↓
Fechar o frasco coletor
  ↓
Manter o frasco coletor no nível, conforme prescrição médica
  ↓
Mensurar o volume no cálice
  ↓
Desprezar o débito
  ↓
Retirar as luvas
  ↓
Lavar as mãos
  ↓
Manter a unidade em ordem
  ↓
Fazer anotação no prontuário
  ↓
Fim
```

CONTROLE DE DÉBITO — DERIVAÇÃO LOMBAR EXTERNA

Material

- Uma bolsa de transferência de plasma, estéril
- Um par de luvas de procedimento

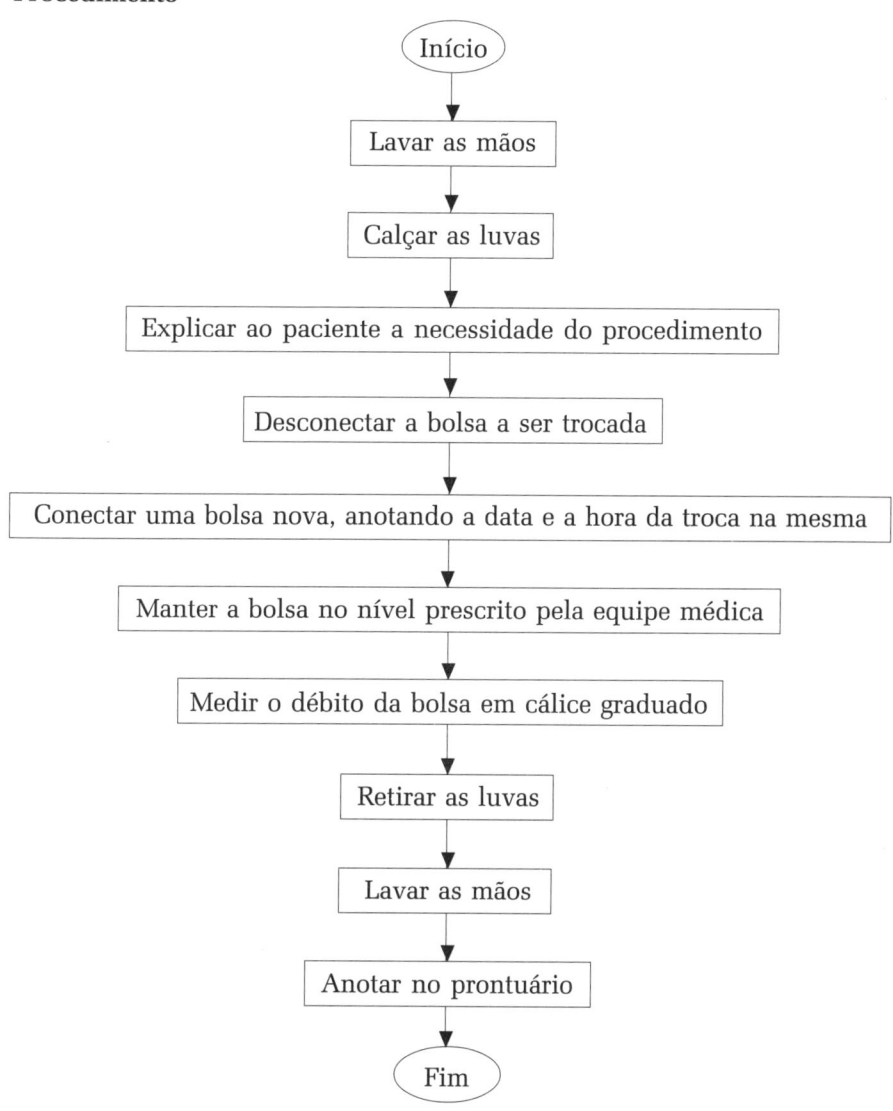

Procedimento

```
                            ( Início )
                                ↓
                        [ Lavar as mãos ]
                                ↓
                       [ Calçar as luvas ]
                                ↓
          [ Explicar ao paciente a necessidade do procedimento ]
                                ↓
               [ Desconectar a bolsa a ser trocada ]
                                ↓
  [ Conectar uma bolsa nova, anotando a data e a hora da troca na mesma ]
                                ↓
          [ Manter a bolsa no nível prescrito pela equipe médica ]
                                ↓
              [ Medir o débito da bolsa em cálice graduado ]
                                ↓
                       [ Retirar as luvas ]
                                ↓
                       [ Lavar as mãos ]
                                ↓
                    [ Anotar no prontuário ]
                                ↓
                             ( Fim )
```

J.P. (JACKSON PRATZ)

Definição

Consiste em desprezar e mensurar o volume e manter o fluxo em condições para drenagem.

Material

- Um par de luvas de procedimento
- Um cálice graduado

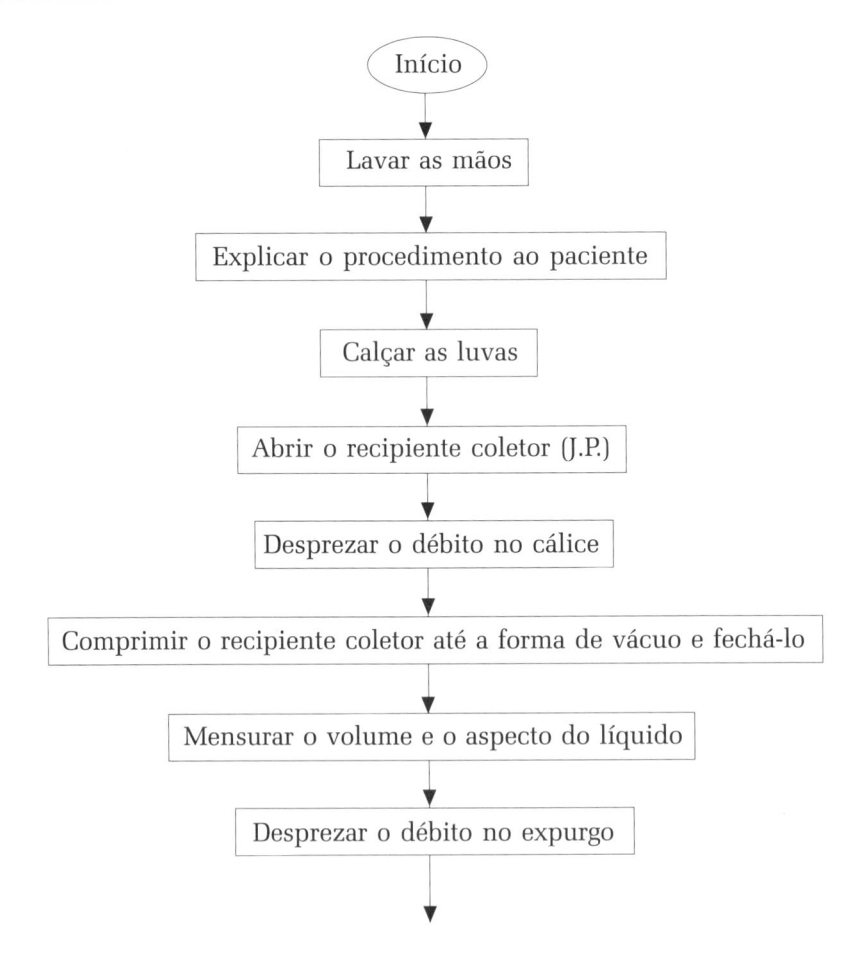

Procedimento

```
                    ( Início )
                        │
                        ▼
               ┌─────────────────┐
               │  Lavar as mãos  │
               └─────────────────┘
                        │
                        ▼
        ┌────────────────────────────────┐
        │ Explicar o procedimento ao paciente │
        └────────────────────────────────┘
                        │
                        ▼
               ┌─────────────────┐
               │ Calçar as luvas │
               └─────────────────┘
                        │
                        ▼
          ┌──────────────────────────┐
          │ Abrir o recipiente coletor (J.P.) │
          └──────────────────────────┘
                        │
                        ▼
          ┌──────────────────────────┐
          │ Desprezar o débito no cálice │
          └──────────────────────────┘
                        │
                        ▼
   ┌────────────────────────────────────────────────┐
   │ Comprimir o recipiente coletor até a forma de vácuo e fechá-lo │
   └────────────────────────────────────────────────┘
                        │
                        ▼
          ┌──────────────────────────────────┐
          │ Mensurar o volume e o aspecto do líquido │
          └──────────────────────────────────┘
                        │
                        ▼
          ┌──────────────────────────────┐
          │ Desprezar o débito no expurgo │
          └──────────────────────────────┘
                        │
                        ▼
```

```
        ▼
┌───────────────┐
│ Lavar o cálice│
└───────┬───────┘
        ▼
┌───────────────┐
│Retirar as luvas│
└───────┬───────┘
        ▼
┌───────────────┐
│ Lavar as mãos │
└───────┬───────┘
        ▼
┌──────────────────┐
│Registrar no prontuário│
└───────┬──────────┘
        ▼
      ( Fim )
```

Assistência de Enfermagem

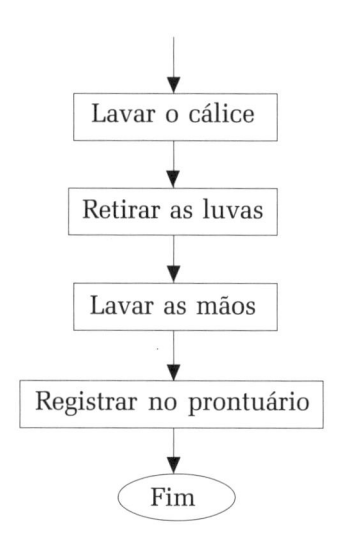

- Verificar o vácuo no recipiente coletor continuamente
- Desprezar sempre que preencher 2/3 do recipiente coletor

DÉBITO DE DRENAGEM TORÁCICA

Definição

É a mensuração do volume da drenagem torácica.

Material

- Um frasco de solução fisiológica (500/1.000ml)
- Um par de luvas de procedimento
- Uma tira de fita adesiva
- Um cálice graduado
- Uma pinça
- Um frasco de drenagem adequado

Procedimento

```
                    ┌─────────┐
                    │  Início │
                    └────┬────┘
                         ▼
              ┌────────────────────┐
              │   Lavar as mãos    │
              └──────────┬─────────┘
                         ▼
           ┌─────────────────────────────┐
           │ Orientar o paciente quanto  │
           │ à finalidade do procedimento│
           └──────────────┬──────────────┘
                          ▼
              ┌────────────────────┐
         ┌───▶│   Calçar as luvas  │
         │    └──────────┬─────────┘
         │               ▼
         │          ◇ Em aspiração ◇ ──Sim──▶ ┌──────────────────────────┐
         │            contínua?               │ Sim: desligar a aspiração│
         │               │                    │ e desconectar a extensão │
         │              Não                   │ da aspiração do frasco   │
         │               ▼                    └────────────┬─────────────┘
         │    ┌─────────────────────────────────────────────┐
         │    │ Não: pinçar a extensão do dreno com a mão esquerda │
         │    └──────────────────────┬──────────────────────┘
         │                           ▼
         │         ┌────────────────────────────────┐
         │         │    Desprezar o débito no cálice│
         │         └───────────────┬────────────────┘
         │                         ▼
         │    ┌────────────────────────────────────────┐
         │    │ Verificar o aspecto e o volume da drenagem │
         │    └──────────────────┬─────────────────────┘
         │                       ▼
         │         ┌──────────────────────────────┐
         │         │  Trocar o frasco de drenagem │
         │         └───────────────┬──────────────┘
         │                         ▼
         │         ┌──────────────────────────────┐
         │         │  Fazer selo-d'água e fechá-lo│
         │         └───────────────┬──────────────┘
         │                         ▼
         │         ┌──────────────────────────────┐
         │         │      Soltar o pinçamento     │
         │         └───────────────┬──────────────┘
         │                         ▼
         │         ┌──────────────────────────────┐
         │         │    Observar o borbulhamento  │
         │         └───────────────┬──────────────┘
                                   ▼
         ┌──────────────────────────────────────────────────┐
         │ Identificar o frasco com uma tira de fita adesiva com │
         │       o volume do selo-d'água, data, horário     │
         └──────────────────────────┬───────────────────────┘
                                    ▼
```

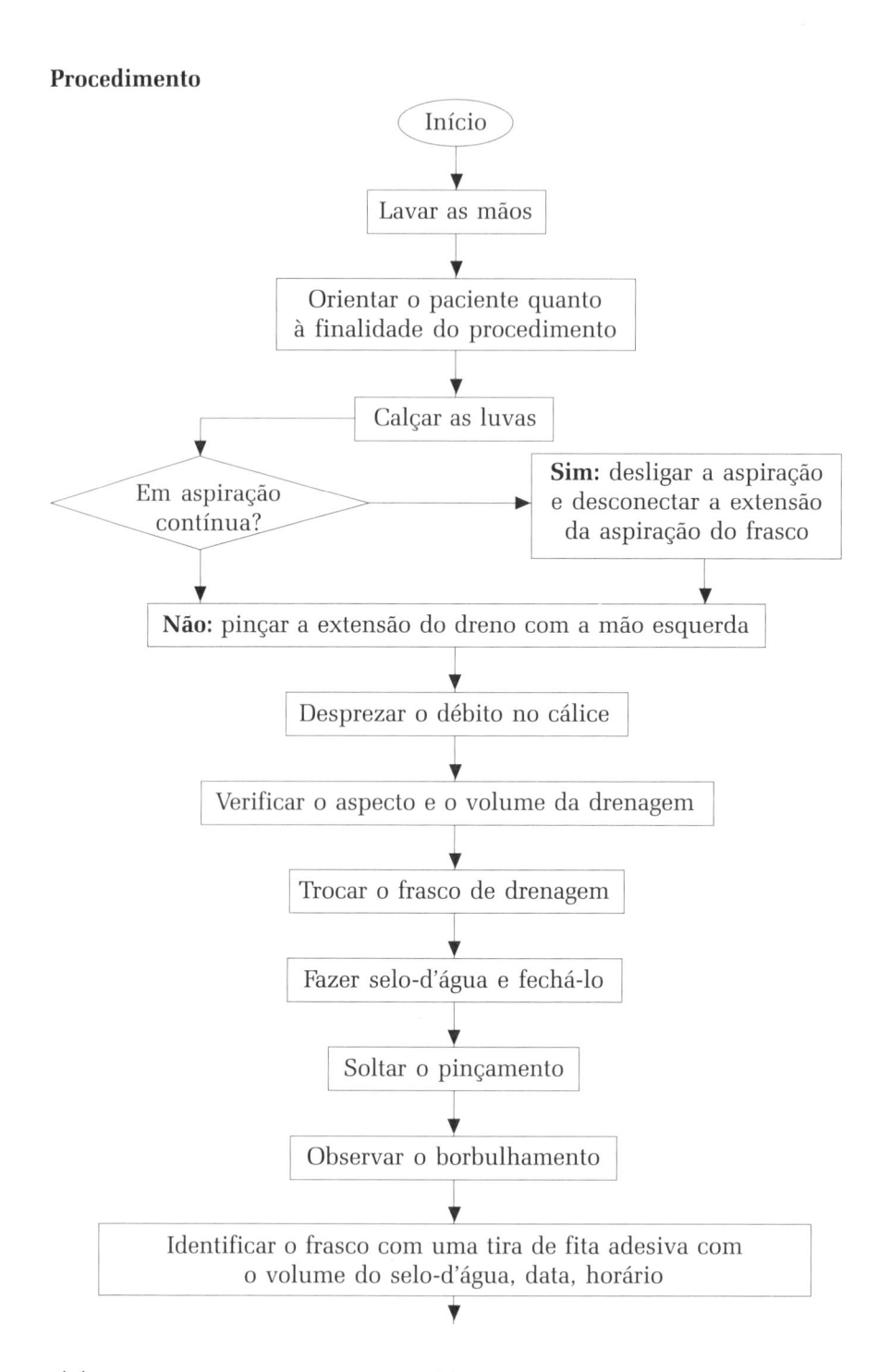

```
                    ┌─────────────┐        ┌──────────────────────────────┐
                    │ Em aspiração│───Sim──▶│ Sim: conectar a extensão do  │
                    │  contínua?  │        │ frasco no aspirador e ligar  │
                    └──────┬──────┘        │ conforme a prescrição médica │
                           │               └──────────────┬───────────────┘
                          Não                             │
                           ▼                              │
              ┌──────────────────────────────┐            │
              │ Não: desprezar o débito no   │◀───────────┘
              │ expurgo                      │
              └──────────────┬───────────────┘
                             ▼
                   ┌──────────────────┐
                   │ Retirar as luvas │
                   └─────────┬────────┘
                             ▼
                   ┌──────────────────┐
                   │  Lavar as mãos   │
                   └─────────┬────────┘
                             ▼
        ┌────────────────────────────────────────────┐
        │ Anotar o débito e o aspecto no prontuário  │
        │ do paciente                                │
        └──────────────────────┬─────────────────────┘
                               ▼
                            ( Fim )
```

Assistência de Enfermagem

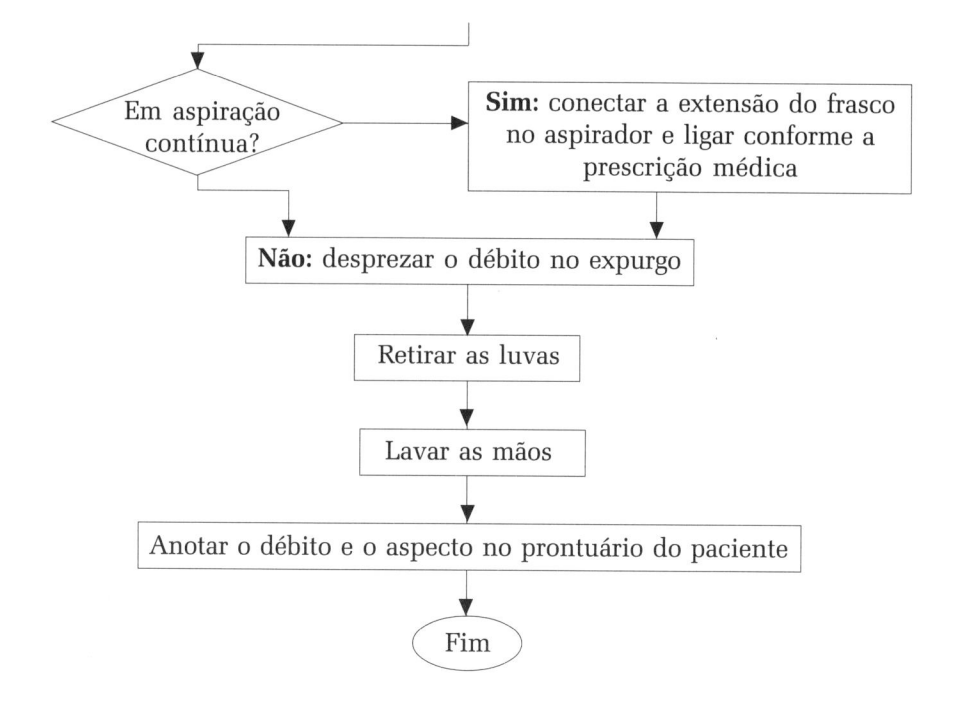

- Manter o frasco coletor abaixo do nível do leito e/ou da cintura (se o paciente deambular)
- Manter o frasco sempre na posição vertical
- Verificar alteração no aspecto de drenagem

DRENO DE PORT-O-VAC

Definição

Consiste em um dreno tubular, cuja extensão possui na ponta distal um recipiente coletor sanfonado, que gera uma pressão negativa, permitindo a drenagem contínua de secreções acumuladas nas cavidades, instalados cirurgicamente.

Material

- Um par de luvas de procedimento
- Cálice graduado

Procedimento

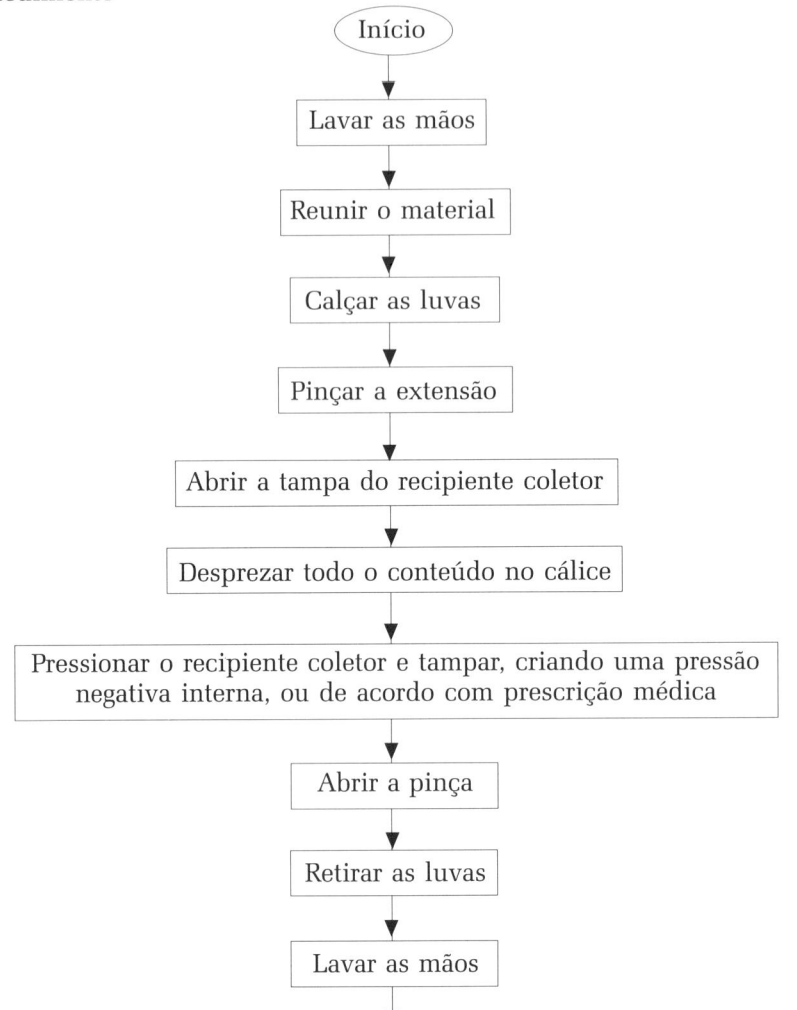

```
Início
  ↓
Lavar as mãos
  ↓
Reunir o material
  ↓
Calçar as luvas
  ↓
Pinçar a extensão
  ↓
Abrir a tampa do recipiente coletor
  ↓
Desprezar todo o conteúdo no cálice
  ↓
Pressionar o recipiente coletor e tampar, criando uma pressão
negativa interna, ou de acordo com prescrição médica
  ↓
Abrir a pinça
  ↓
Retirar as luvas
  ↓
Lavar as mãos
  ↓
Anotar no prontuário
  ↓
Fim
```

Assistência de Enfermagem

- Medir e anotar volume e aspecto drenado
- Manter o recipiente sempre abaixo do nível onde se encontra o paciente (por medida de precaução no caso de desconexão acidental da extensão)

CAPÍTULO 9

APARELHO GENITURINÁRIO

SONDAGEM VESICAL

Definição

É a introdução de uma sonda sob técnica asséptica, no meato urinário, com o objetivo de esvaziar a bexiga e/ou controlar o débito urinário.

Sondagem Vesical de Alívio

Material

- Uma sonda uretral descartável estéril
- Um par de luva estéril
- Um pacote de gaze (10 unidades)
- Um *kit* de sondagem vesical
  — Uma cuba rim
  — Uma cúpula
  — Uma pinça
  — Um campo
- 5ml de anestésico gel estéril
- 10ml de anti-séptico
- Uma seringa de 5ml

Sondagem Vesical de Demora

Material

- Uma sonda Foley estéril
- Um coletor de urina sistema fechado
- Uma seringa de 20ml
- Uma seringa de 5ml
- Uma agulha 30 x 10mm
- 5ml de anestésico gel estéril
- 20ml de água destilada
- 10cm de adesivo
- Um par de luva estéril
- Um pacote de gaze
- 10ml de anti-séptico

Técnica para o Sexo Masculino

Procedimento

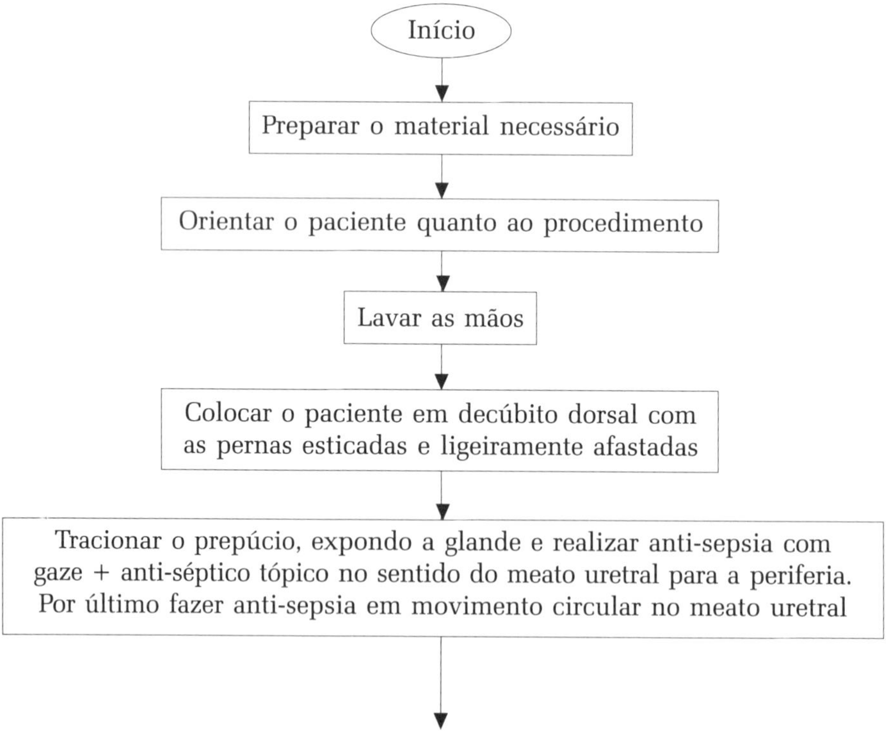

```
                    ( Início )
                        │
                        ▼
          ┌─────────────────────────────┐
          │ Preparar o material necessário │
          └─────────────────────────────┘
                        │
                        ▼
        ┌───────────────────────────────────┐
        │ Orientar o paciente quanto ao procedimento │
        └───────────────────────────────────┘
                        │
                        ▼
                ┌───────────────┐
                │ Lavar as mãos │
                └───────────────┘
                        │
                        ▼
      ┌──────────────────────────────────────────┐
      │ Colocar o paciente em decúbito dorsal com │
      │ as pernas esticadas e ligeiramente afastadas │
      └──────────────────────────────────────────┘
                        │
                        ▼
┌──────────────────────────────────────────────────────────────┐
│ Tracionar o prepúcio, expondo a glande e realizar anti-sepsia com │
│ gaze + anti-séptico tópico no sentido do meato uretral para a periferia. │
│ Por último fazer anti-sepsia em movimento circular no meato uretral │
└──────────────────────────────────────────────────────────────┘
                        │
                        ▼
```

```
                    ┌─────────────────┐         ┌──────────────────────────────┐
                    │   Sondagem      │ ──────► │ **Sim:** testar o balão da sonda │
                    │   de demora?    │         └──────────────────────────────┘
                    └─────────────────┘
                            │
                            ▼
```

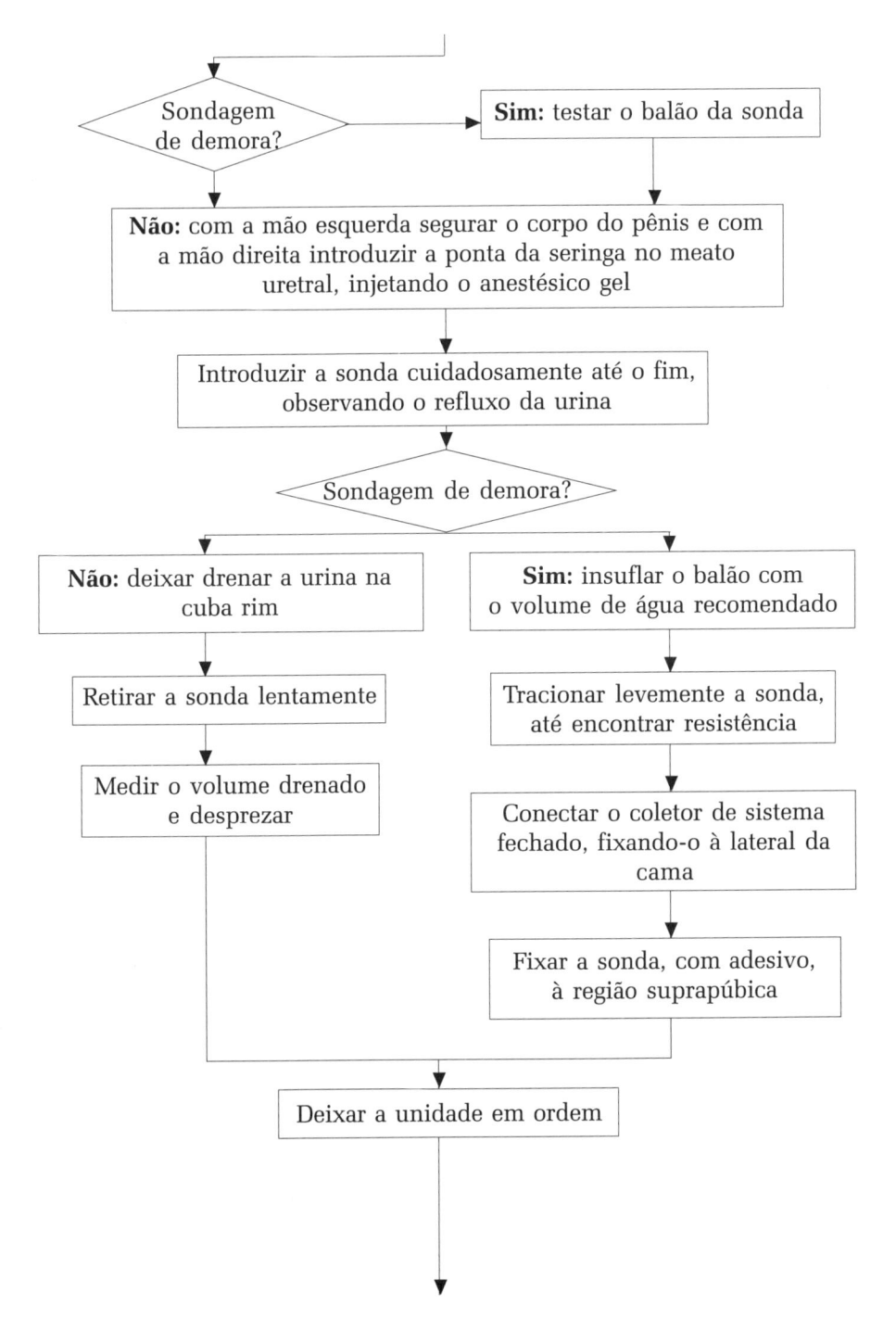

Não: com a mão esquerda segurar o corpo do pênis e com a mão direita introduzir a ponta da seringa no meato uretral, injetando o anestésico gel

↓

Introduzir a sonda cuidadosamente até o fim, observando o refluxo da urina

↓

Sondagem de demora?

- **Não:** deixar drenar a urina na cuba rim
  - Retirar a sonda lentamente
  - Medir o volume drenado e desprezar

- **Sim:** insuflar o balão com o volume de água recomendado
  - Tracionar levemente a sonda, até encontrar resistência
  - Conectar o coletor de sistema fechado, fixando-o à lateral da cama
  - Fixar a sonda, com adesivo, à região suprapúbica

↓

Deixar a unidade em ordem

↓

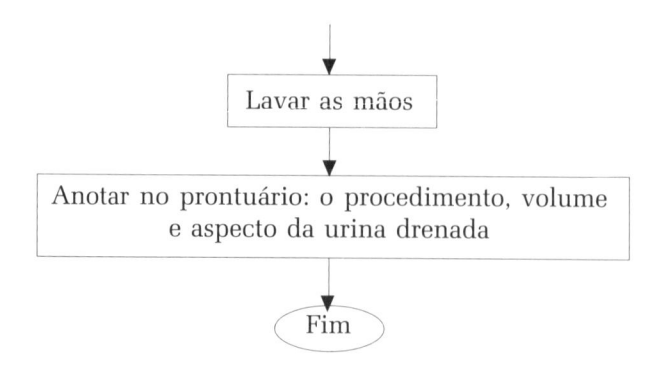

```
        ↓
┌─────────────────┐
│  Lavar as mãos  │
└─────────────────┘
        ↓
┌──────────────────────────────────────────┐
│ Anotar no prontuário: o procedimento,    │
│ volume e aspecto da urina drenada        │
└──────────────────────────────────────────┘
        ↓
      ( Fim )
```

Técnica para o Sexo Feminino

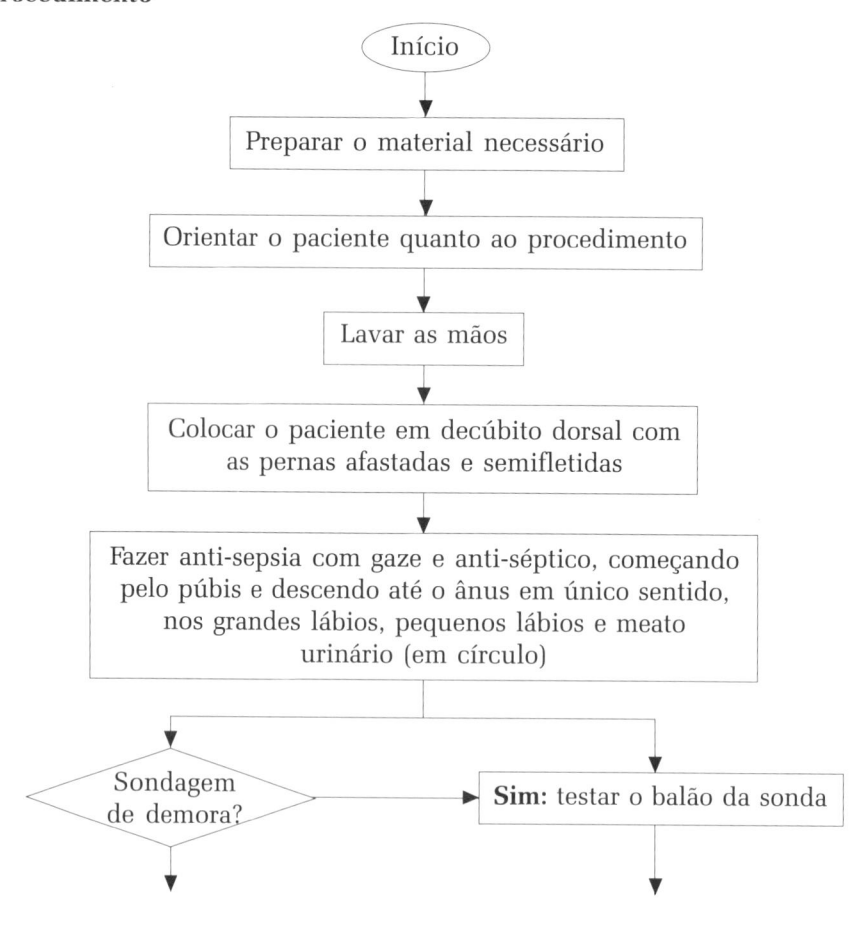

Procedimento

```
               ( Início )
                   ↓
    ┌──────────────────────────────┐
    │ Preparar o material necessário │
    └──────────────────────────────┘
                   ↓
    ┌────────────────────────────────────────┐
    │ Orientar o paciente quanto ao procedimento │
    └────────────────────────────────────────┘
                   ↓
         ┌─────────────────┐
         │  Lavar as mãos  │
         └─────────────────┘
                   ↓
    ┌────────────────────────────────────────┐
    │ Colocar o paciente em decúbito dorsal com │
    │    as pernas afastadas e semifletidas     │
    └────────────────────────────────────────┘
                   ↓
    ┌────────────────────────────────────────────┐
    │ Fazer anti-sepsia com gaze e anti-séptico, │
    │ começando pelo púbis e descendo até o ânus │
    │ em único sentido, nos grandes lábios,      │
    │ pequenos lábios e meato urinário           │
    │ (em círculo)                               │
    └────────────────────────────────────────────┘
            ↓                        ↓
       ╱ Sondagem ╲ ────────→ ┌────────────────────────────┐
       ╲ de demora? ╱          │ **Sim:** testar o balão da sonda │
                               └────────────────────────────┘
            ↓                        ↓
```

```
                                    │
                                    ▼
┌─────────────────────────────────────────────────────────────┐
│ **Não:** com a mão esquerda expor o meato uretral e com a mão direita │
│ introduzir a sonda previamente lubrificada com anestésico gel │
│ na uretra, ±10cm, observando o refluxo da urina             │
└─────────────────────────────────────────────────────────────┘
                                    │
                                    ▼
                              ◇ Sondagem ◇
                              ◇ de demora? ◇
```

- **Não:** deixar drenar a urina na cuba rim
  - Retirar a sonda lentamente
  - Medir o volume drenado e desprezar

- **Sim:** insuflar o balão com o volume de água recomendado
  - Tracionar levemente a sonda, até encontrar resistência
  - Fixar a sonda com fita adesiva na lateral da coxa
  - Conectar o coletor de sistema fechado, fixando-o à lateral da cama

Deixar a unidade em ordem

Lavar as mãos

Anotar no prontuário: o procedimento, volume e aspecto da urina drenada

Fim

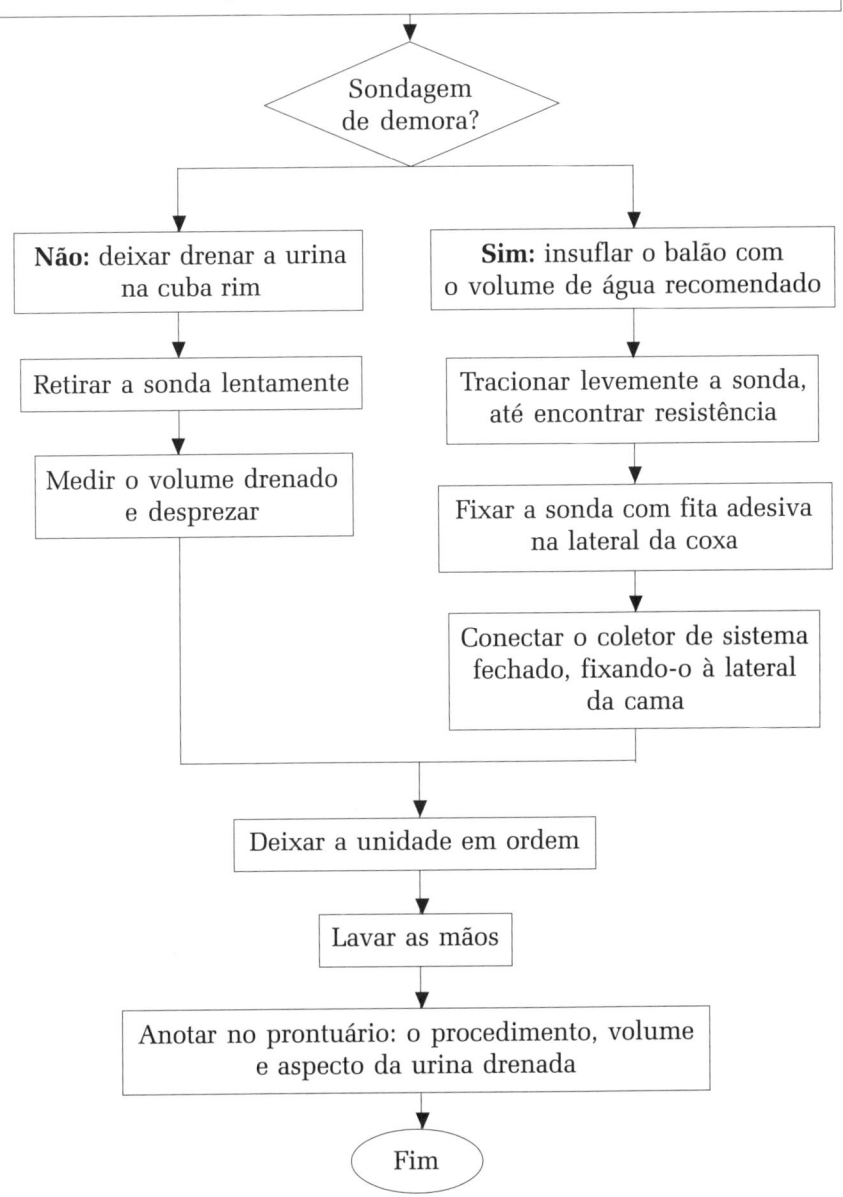

IRRIGAÇÃO CONTÍNUA

Definição

Lavagem da bexiga para evitar formação de coágulos em pacientes com hematúria importante ou no pós-operatório.

Material

- Um equipo de irrigação
- Frascos de soro fisiológico de 1.000ml

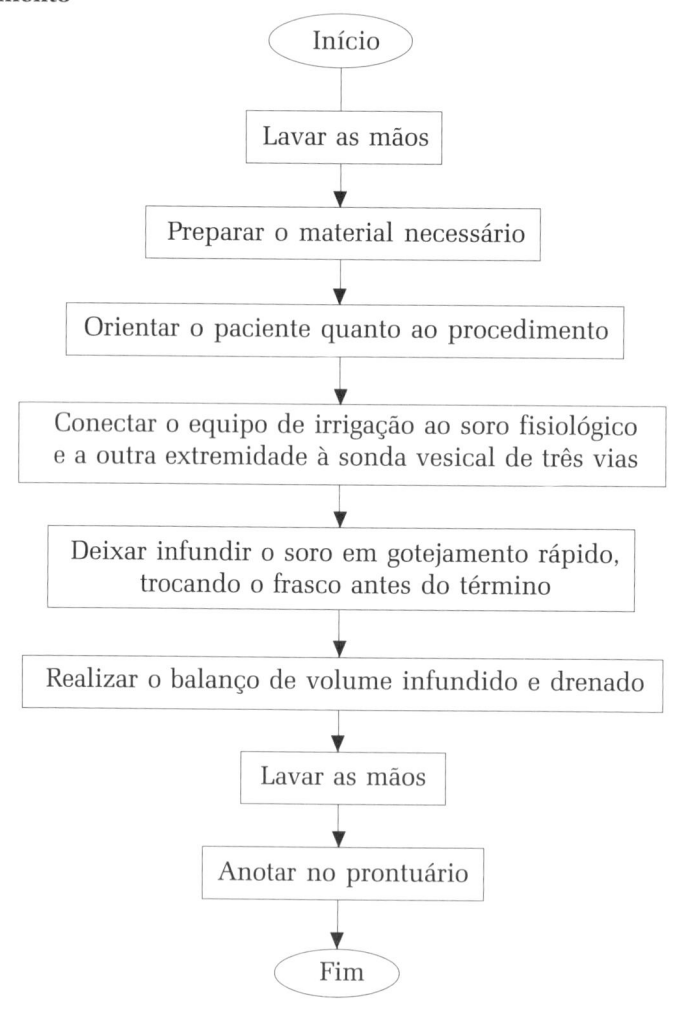

Procedimento

```
Início
  ↓
Lavar as mãos
  ↓
Preparar o material necessário
  ↓
Orientar o paciente quanto ao procedimento
  ↓
Conectar o equipo de irrigação ao soro fisiológico
e a outra extremidade à sonda vesical de três vias
  ↓
Deixar infundir o soro em gotejamento rápido,
trocando o frasco antes do término
  ↓
Realizar o balanço de volume infundido e drenado
  ↓
Lavar as mãos
  ↓
Anotar no prontuário
  ↓
Fim
```

CAPÍTULO 10

CURATIVOS E RETIRADA DE PONTOS

CURATIVOS

Definição

Curativo é o cuidado dispensado diretamente sobre a ferida localizada em uma determinada área do corpo. Tem como finalidade prevenir a contaminação ou infecção, impedir a propagação da infecção (se infectada), promover a cicatrização.

Os curativos podem ser abertos, oclusivos ou compressivos.

Material

- Um pacote de curativo (pinças: Kelly, Kocher, anatômica e dente de rato)
- Pacote de tesoura, se necessário
- Pacotes de gaze
- Fitas adesivas
- Anti-sépticos
- Éter ou benzina
- Soro fisiológico
- Luvas estéreis

- Etapas ou fases do curativo:
  — 1.ª fase: remoção do curativo anterior com as pinças Kocher e dente de rato
  — 2.ª fase: limpeza da ferida com as pinças anatômica e Kelly
  — 3.ª fase: tratamento da ferida com as pinças anatômica e Kelly
  — 4.ª fase: proteção da ferida com as pinças anatômica e Kelly

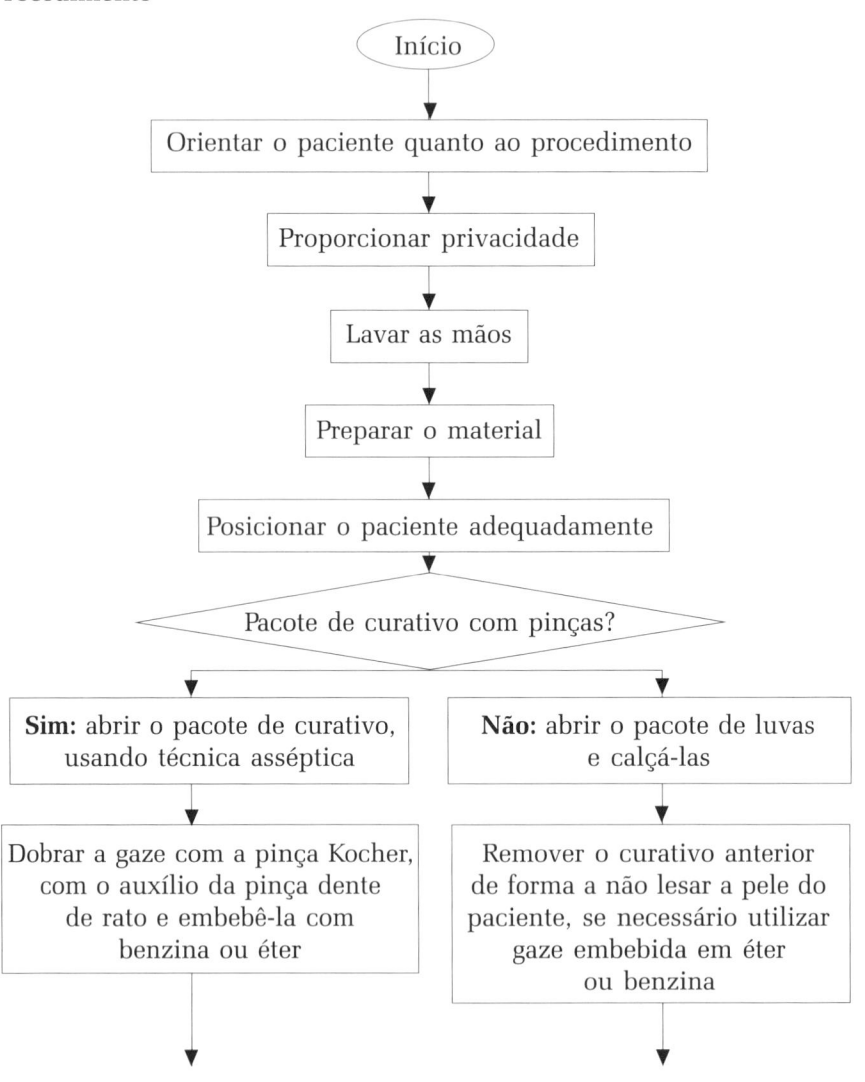

Procedimento

```
                    ( Início )
                        │
                        ▼
        ┌───────────────────────────────────┐
        │ Orientar o paciente quanto ao procedimento │
        └───────────────────────────────────┘
                        │
                        ▼
            ┌───────────────────────┐
            │ Proporcionar privacidade │
            └───────────────────────┘
                        │
                        ▼
                ┌───────────────┐
                │ Lavar as mãos │
                └───────────────┘
                        │
                        ▼
              ┌───────────────────┐
              │ Preparar o material │
              └───────────────────┘
                        │
                        ▼
        ┌───────────────────────────────────┐
        │ Posicionar o paciente adequadamente │
        └───────────────────────────────────┘
                        │
                        ▼
            < Pacote de curativo com pinças? >
             │                              │
             ▼                              ▼
┌──────────────────────────┐    ┌──────────────────────────┐
│ **Sim:** abrir o pacote  │    │ **Não:** abrir o pacote  │
│ de curativo, usando      │    │ de luvas e calçá-las     │
│ técnica asséptica        │    │                          │
└──────────────────────────┘    └──────────────────────────┘
             │                              │
             ▼                              ▼
┌──────────────────────────┐    ┌──────────────────────────┐
│ Dobrar a gaze com a      │    │ Remover o curativo       │
│ pinça Kocher, com o      │    │ anterior de forma a não  │
│ auxílio da pinça dente   │    │ lesar a pele do paciente,│
│ de rato e embebê-la com  │    │ se necessário utilizar   │
│ benzina ou éter          │    │ gaze embebida em éter    │
│                          │    │ ou benzina               │
└──────────────────────────┘    └──────────────────────────┘
             │                              │
             ▼                              ▼
```

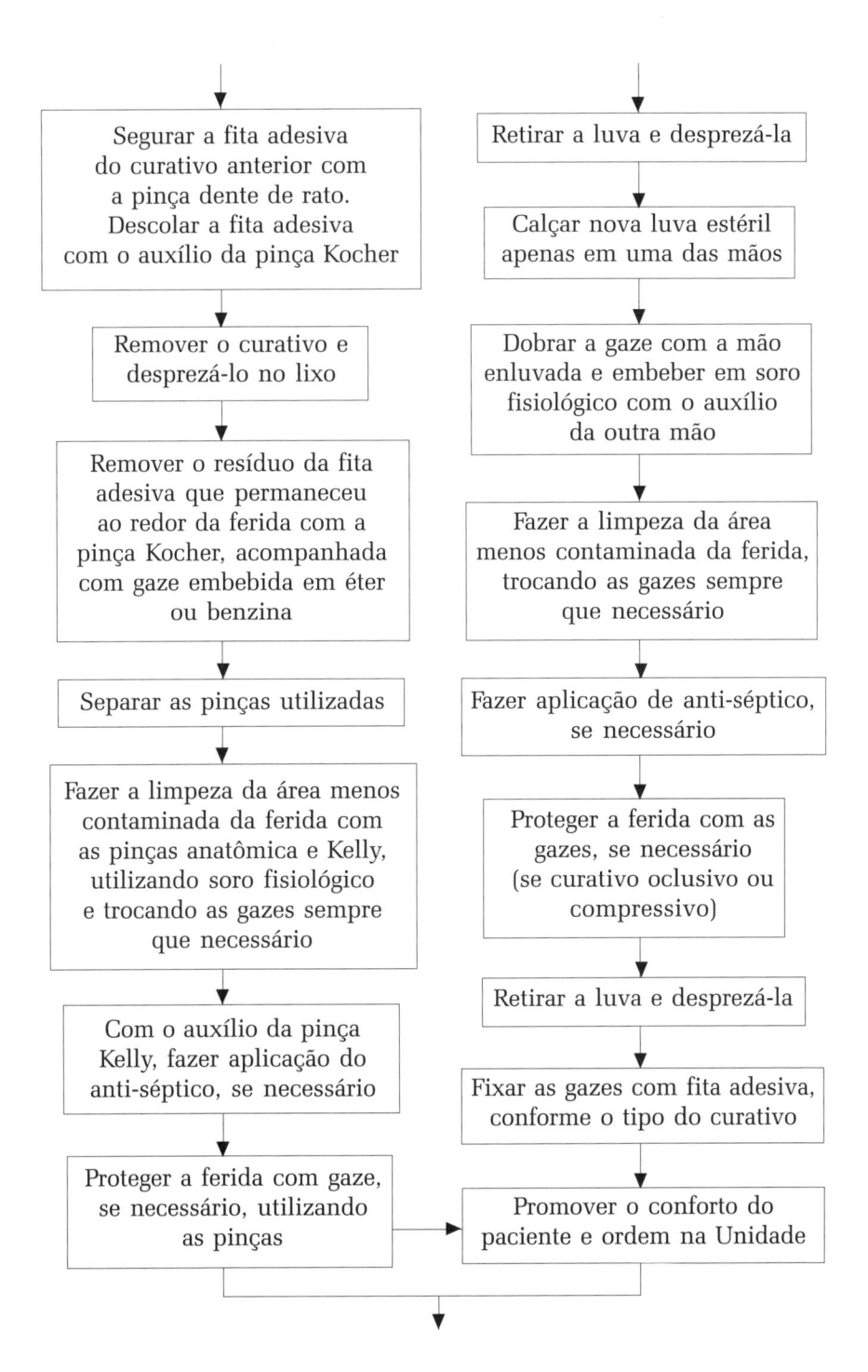

```
┌─────────────────────────┐                    ┌─────────────────────────┐
│  Segurar a fita adesiva │                    │ Retirar a luva e desprezá-la │
│  do curativo anterior com│                   └─────────────────────────┘
│  a pinça dente de rato. │                                 │
│  Descolar a fita adesiva│                                 ▼
│  com o auxílio da pinça Kocher│             ┌─────────────────────────┐
└─────────────────────────┘                    │ Calçar nova luva estéril │
              │                                │ apenas em uma das mãos  │
              ▼                                └─────────────────────────┘
┌─────────────────────────┐                                 │
│  Remover o curativo e   │                                 ▼
│  desprezá-lo no lixo    │                    ┌─────────────────────────┐
└─────────────────────────┘                    │ Dobrar a gaze com a mão │
              │                                │ enluvada e embeber em soro│
              ▼                                │ fisiológico com o auxílio│
┌─────────────────────────┐                    │      da outra mão       │
│ Remover o resíduo da fita│                   └─────────────────────────┘
│ adesiva que permaneceu  │                                 │
│ ao redor da ferida com a│                                 ▼
│ pinça Kocher, acompanhada│                   ┌─────────────────────────┐
│ com gaze embebida em éter│                   │ Fazer a limpeza da área │
│      ou benzina         │                    │ menos contaminada da ferida,│
└─────────────────────────┘                    │  trocando as gazes sempre│
              │                                │      que necessário     │
              ▼                                └─────────────────────────┘
┌─────────────────────────┐                                 │
│ Separar as pinças utilizadas │                            ▼
└─────────────────────────┘                    ┌─────────────────────────┐
              │                                │ Fazer aplicação de anti-séptico,│
              ▼                                │      se necessário      │
┌─────────────────────────┐                    └─────────────────────────┘
│ Fazer a limpeza da área menos│                            │
│ contaminada da ferida com│                                ▼
│ as pinças anatômica e Kelly,│                ┌─────────────────────────┐
│ utilizando soro fisiológico│                 │ Proteger a ferida com as│
│ e trocando as gazes sempre│                  │ gazes, se necessário    │
│      que necessário     │                    │ (se curativo oclusivo ou│
└─────────────────────────┘                    │       compressivo)      │
              │                                └─────────────────────────┘
              ▼                                             │
┌─────────────────────────┐                                 ▼
│ Com o auxílio da pinça  │                    ┌─────────────────────────┐
│ Kelly, fazer aplicação do│                   │ Retirar a luva e desprezá-la │
│ anti-séptico, se necessário│                 └─────────────────────────┘
└─────────────────────────┘                                 │
              │                                             ▼
              ▼                                ┌─────────────────────────┐
┌─────────────────────────┐                    │ Fixar as gazes com fita adesiva,│
│ Proteger a ferida com gaze,│                 │  conforme o tipo do curativo │
│ se necessário, utilizando│                   └─────────────────────────┘
│      as pinças          │──────►             ┌─────────────────────────┐
└─────────────────────────┘                    │ Promover o conforto do  │
                                               │ paciente e ordem na Unidade│
                                               └─────────────────────────┘
                                                             │
                                                             ▼
```

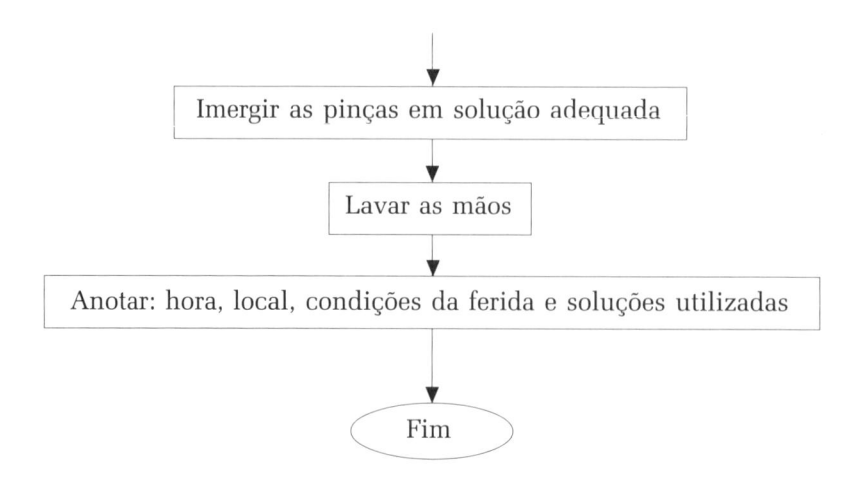

```
          ↓
  ┌─────────────────────────────────────────┐
  │  Imergir as pinças em solução adequada  │
  └─────────────────────────────────────────┘
                      ↓
            ┌──────────────────┐
            │  Lavar as mãos   │
            └──────────────────┘
                      ↓
┌──────────────────────────────────────────────────────────┐
│ Anotar: hora, local, condições da ferida e soluções utilizadas │
└──────────────────────────────────────────────────────────┘
                      ↓
                  (  Fim  )
```

Assistência de Enfermagem

- Atentar para a data da esterilização dos materiais utilizados, principalmente o pacote de curativo.
- Abrir o material no momento do uso.
- Desprezar a porção inicial do anti-séptico quando utilizado pela 1.ª vez.
- Dispor o material de modo a evitar o cruzamento do campo estéril.
- Não falar ou tossir sobre a ferida e ao manipular o material estéril.
- Considerar contaminado qualquer material que toque em locais não-esterilizados.
- Caso as gazes estejam aderidas à ferida, umedecê-las com soro fisiológico antes de sua retirada.
- Caso haja mais de uma ferida, iniciar a limpeza pela ferida menos contaminada. A limpeza da ferida deverá sempre iniciar da área menos contaminada para a mais contaminada; nas feridas não-infectadas, a pele ao redor da lesão é considerada mais contaminada que a ferida; nas feridas infectadas, a ferida é área considerada mais contaminada.
- A gaze utilizada deve ser movimentada em um único sentido e não em movimentos de vaivém.
- Nunca desprezar material sujo do curativo no lixo existente no quarto do paciente.
- Orientar o paciente para não tocar a ferida com as mãos, durante o curativo.
- As pinças utilizadas devem estar voltadas para baixo, para que as soluções não escorram para o cabo das mesmas, evitando o risco de contaminação.
- Observar aspecto e evolução da ferida para posteriores anotações.

RETIRADA DE PONTOS

Definição

Consiste na remoção de pontos de uma incisão, geralmente no 7º pós-operatório ou nos posteriores, seguindo sempre uma orientação médica.

Material

- Um pacote de curativos
- Uma lâmina cortante estéril
- Soro fisiológico a 0,9%
- Gaze
- Fita adesiva estreita, se necessário

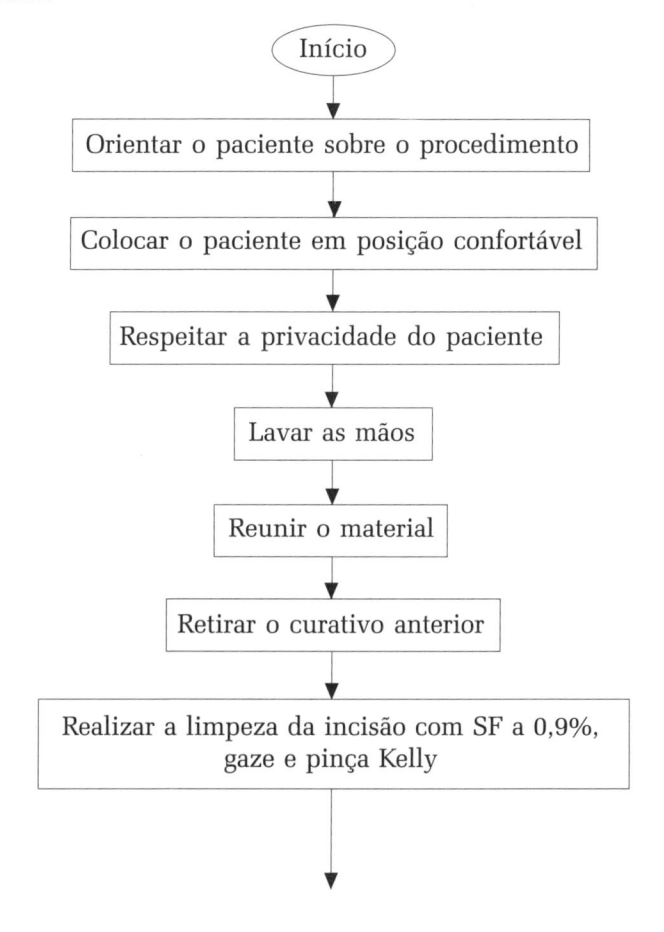

Procedimento

```
                    ( Início )
                        │
                        ▼
        ┌──────────────────────────────────────┐
        │ Orientar o paciente sobre o procedimento │
        └──────────────────────────────────────┘
                        │
                        ▼
        ┌──────────────────────────────────────┐
        │ Colocar o paciente em posição confortável │
        └──────────────────────────────────────┘
                        │
                        ▼
        ┌──────────────────────────────────┐
        │ Respeitar a privacidade do paciente │
        └──────────────────────────────────┘
                        │
                        ▼
              ┌──────────────────┐
              │   Lavar as mãos  │
              └──────────────────┘
                        │
                        ▼
              ┌──────────────────┐
              │ Reunir o material │
              └──────────────────┘
                        │
                        ▼
          ┌──────────────────────────┐
          │ Retirar o curativo anterior │
          └──────────────────────────┘
                        │
                        ▼
     ┌────────────────────────────────────────┐
     │ Realizar a limpeza da incisão com SF a 0,9%, │
     │            gaze e pinça Kelly           │
     └────────────────────────────────────────┘
                        │
                        ▼
```

```
        ↓
┌─────────────────────────────────────────────────────────────┐
│  Com a pinça dente de rato, tracionar o ponto pelo nó,      │
│  mobilizando-o e cortando-o com a lâmina (que deve estar    │
│  presa a uma pinça Kelly ou Kocher) em um dos lados junto à pele │
└─────────────────────────────────────────────────────────────┘
                             ↓
        ┌──────────────────────────────────────────┐
        │  Remover os pontos e colocá-los sobre uma gaze, │
        │              observando a cicatrização   │
        └──────────────────────────────────────────┘
                             ↓
   ┌──────────────────────────────────────────────────────┐
   │  Realizar limpeza da incisão com SF a 0,9%, gaze e pinça Kelly │
   └──────────────────────────────────────────────────────┘
                             ↓
     ┌───────────────────────────────────────────────┐
     │  Fazer um trançado com a fita adesiva sobre a incisão │
     └───────────────────────────────────────────────┘
                             ↓
       ┌─────────────────────────────────────────┐
       │  Deixar o paciente confortável e a unidade em ordem │
       └─────────────────────────────────────────┘
                             ↓
                  ┌──────────────────┐
                  │   Lavar as mãos  │
                  └──────────────────┘
                             ↓
         ┌──────────────────────────────────────────┐
         │  Fazer as anotações no prontuário do paciente │
         └──────────────────────────────────────────┘
                             ↓
                        (  Fim  )
```

CAPÍTULO 11

PREPARO E ADMINISTRAÇÃO DE MEDICAMENTOS

A administração de medicamentos deve ser realizada com toda precisão pela equipe de enfermagem, a fim de não colocar em risco a saúde do paciente. Antes de administrar um medicamento deve-se verificar restrições dietéticas, jejuns, controle hídrico, condições especiais do doente.

Todo profissional de enfermagem para administrar um medicamento deve conhecer seu princípio ativo, dose usual, via de administração, ações principais, efeitos colaterais, contra-indicações e possíveis cuidados de enfermagem que a utilização do mesmo pode exigir.

Verificar a regra dos "cinco" certos:
- Paciente certo
- Medicamento certo
- Dose certa
- Via de administração certa
- Horário certo

ADMINISTRAÇÃO DE MEDICAMENTOS

Via Oral

Definição

É a introdução de medicamentos no tubo digestivo pela deglutição.

Material

- Copinhos descartáveis
- Dependendo do medicamento: colher, espátula, canudos
- Bastão de vidro e gral (para amassar o comprimido)
- Bandeja (para transportar)

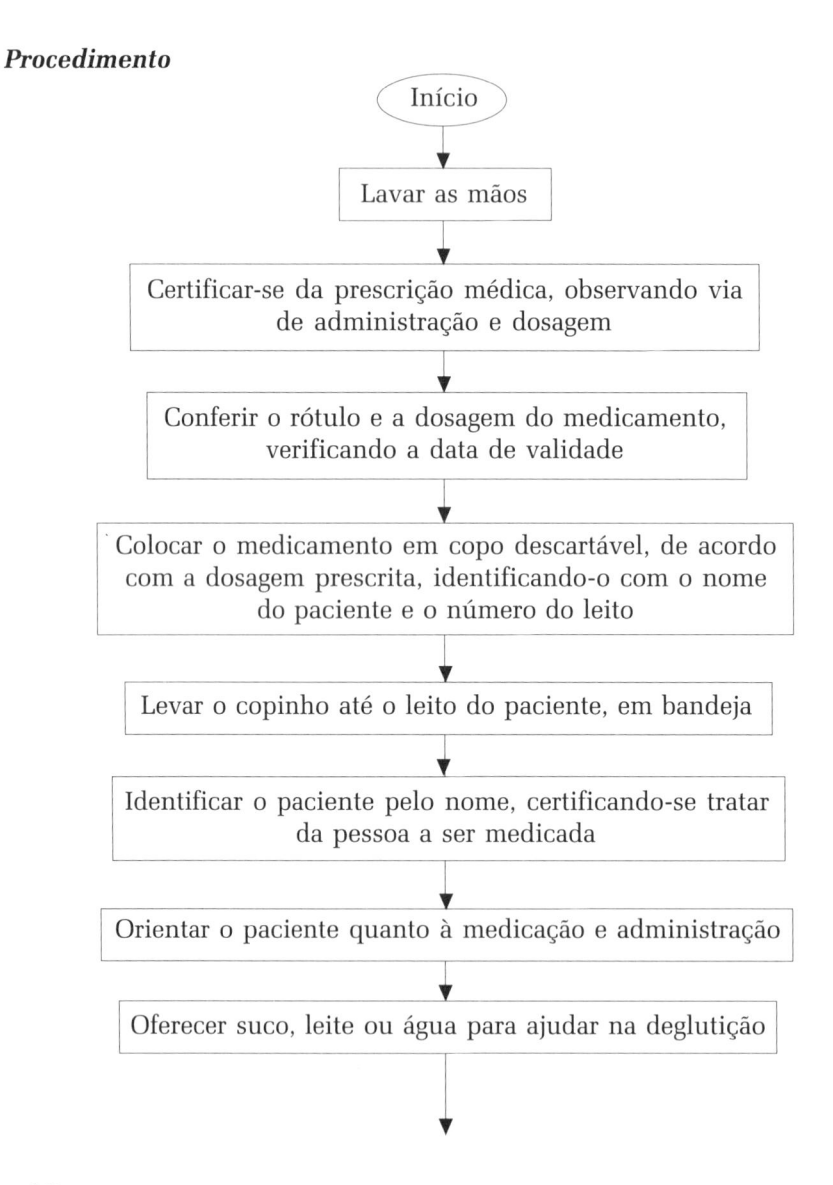

Procedimento

```
                    ( Início )
                         ↓
                  [ Lavar as mãos ]
                         ↓
   [ Certificar-se da prescrição médica, observando via
              de administração e dosagem ]
                         ↓
     [ Conferir o rótulo e a dosagem do medicamento,
              verificando a data de validade ]
                         ↓
  [ Colocar o medicamento em copo descartável, de acordo
     com a dosagem prescrita, identificando-o com o nome
              do paciente e o número do leito ]
                         ↓
    [ Levar o copinho até o leito do paciente, em bandeja ]
                         ↓
   [ Identificar o paciente pelo nome, certificando-se tratar
              da pessoa a ser medicada ]
                         ↓
    [ Orientar o paciente quanto à medicação e administração ]
                         ↓
   [ Oferecer suco, leite ou água para ajudar na deglutição ]
                         ↓
```

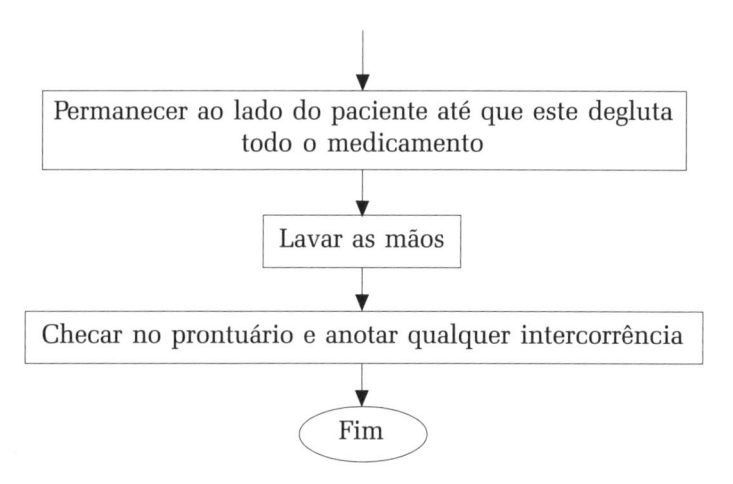

```
        ↓
┌─────────────────────────────────────────────────┐
│ Permanecer ao lado do paciente até que este degluta │
│              todo o medicamento                 │
└─────────────────────────────────────────────────┘
                    ↓
           ┌─────────────────┐
           │  Lavar as mãos  │
           └─────────────────┘
                    ↓
┌─────────────────────────────────────────────────┐
│ Checar no prontuário e anotar qualquer intercorrência │
└─────────────────────────────────────────────────┘
                    ↓
                ( Fim )
```

Assistência de Enfermagem

- Se necessário, diluir o medicamento para facilitar a deglutição.
- Caso o medicamento apresente sabor desagradável, misture-o, se for possível, a sucos ou leite.
- Eleve a cabeceira do leito evitando riscos de engasgo ou tosse.

Via Sublingual

Definição

Consiste em colocar o medicamento sob a língua e deixar que seja absorvido pela mucosa.

Vantagens

Evitar a ação destrutiva pelo suco gástrico de certos medicamentos.

Material

- Copinhos descartáveis
- Bandeja para transportar

Procedimento

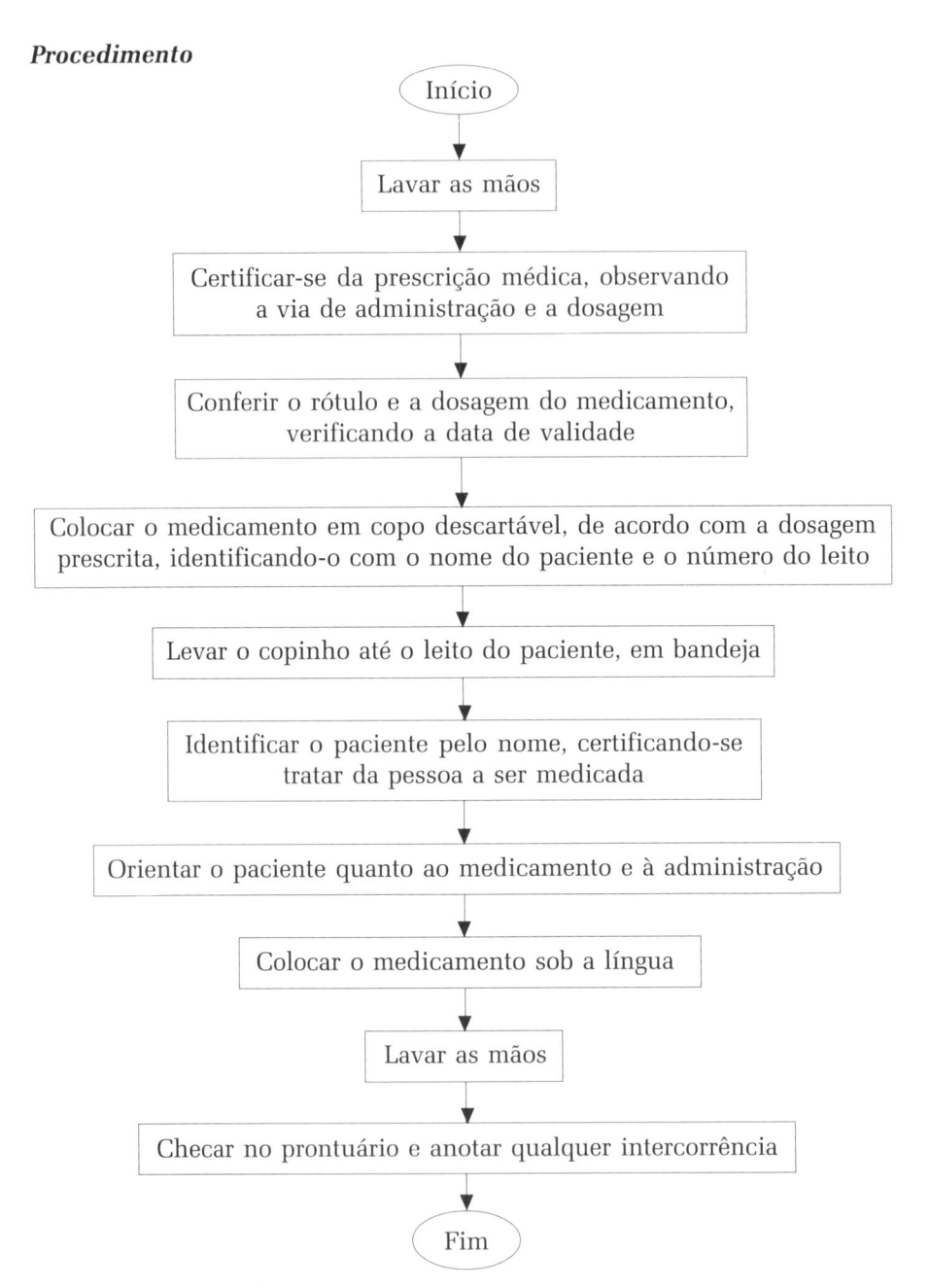

```
Início
  ↓
Lavar as mãos
  ↓
Certificar-se da prescrição médica, observando
a via de administração e a dosagem
  ↓
Conferir o rótulo e a dosagem do medicamento,
verificando a data de validade
  ↓
Colocar o medicamento em copo descartável, de acordo com a dosagem
prescrita, identificando-o com o nome do paciente e o número do leito
  ↓
Levar o copinho até o leito do paciente, em bandeja
  ↓
Identificar o paciente pelo nome, certificando-se
tratar da pessoa a ser medicada
  ↓
Orientar o paciente quanto ao medicamento e à administração
  ↓
Colocar o medicamento sob a língua
  ↓
Lavar as mãos
  ↓
Checar no prontuário e anotar qualquer intercorrência
  ↓
Fim
```

Assistência de Enfermagem

- Observar se o medicamento permanece sob a língua.

Via Retal

Definição

Consiste na introdução de medicamentos (supositórios, clister, ou outros medicamentos) no reto.

Material

- Um par de luvas de procedimento
- Vaselina
- Um pacote de gaze estéril
- Uma bandeja para transporte do medicamento

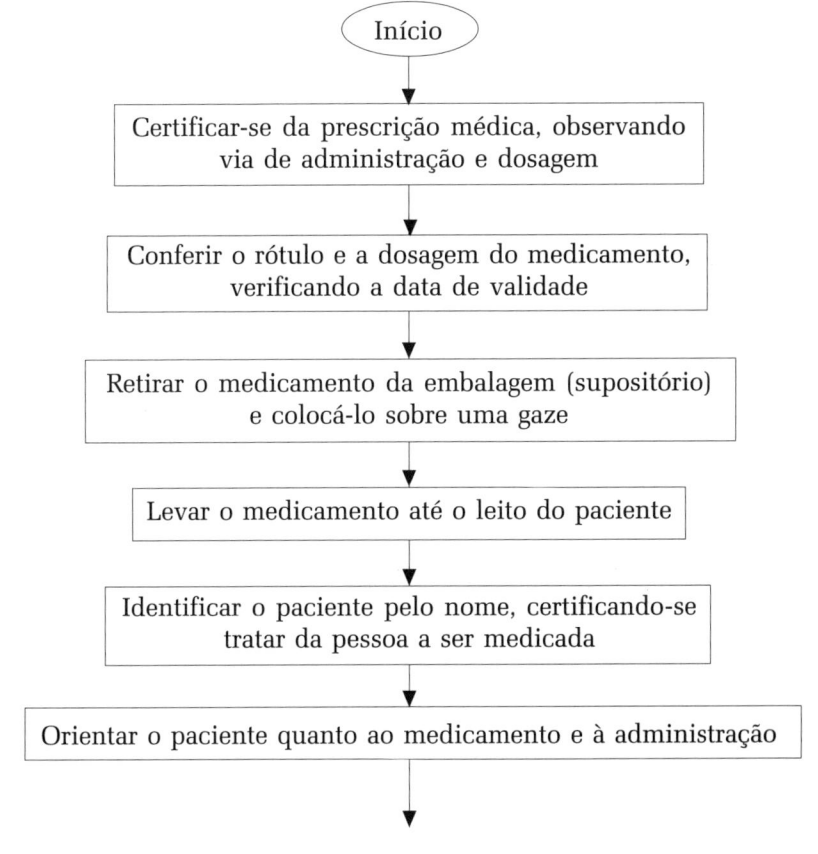

Procedimento

```
                    ( Início )
                        │
                        ▼
   ┌─────────────────────────────────────────────┐
   │ Certificar-se da prescrição médica, observando │
   │       via de administração e dosagem         │
   └─────────────────────────────────────────────┘
                        │
                        ▼
   ┌─────────────────────────────────────────────┐
   │ Conferir o rótulo e a dosagem do medicamento, │
   │       verificando a data de validade         │
   └─────────────────────────────────────────────┘
                        │
                        ▼
   ┌─────────────────────────────────────────────┐
   │ Retirar o medicamento da embalagem (supositório) │
   │          e colocá-lo sobre uma gaze          │
   └─────────────────────────────────────────────┘
                        │
                        ▼
   ┌─────────────────────────────────────────────┐
   │   Levar o medicamento até o leito do paciente │
   └─────────────────────────────────────────────┘
                        │
                        ▼
   ┌─────────────────────────────────────────────┐
   │ Identificar o paciente pelo nome, certificando-se │
   │      tratar da pessoa a ser medicada         │
   └─────────────────────────────────────────────┘
                        │
                        ▼
   ┌─────────────────────────────────────────────┐
   │ Orientar o paciente quanto ao medicamento e à administração │
   └─────────────────────────────────────────────┘
                        │
                        ▼
```

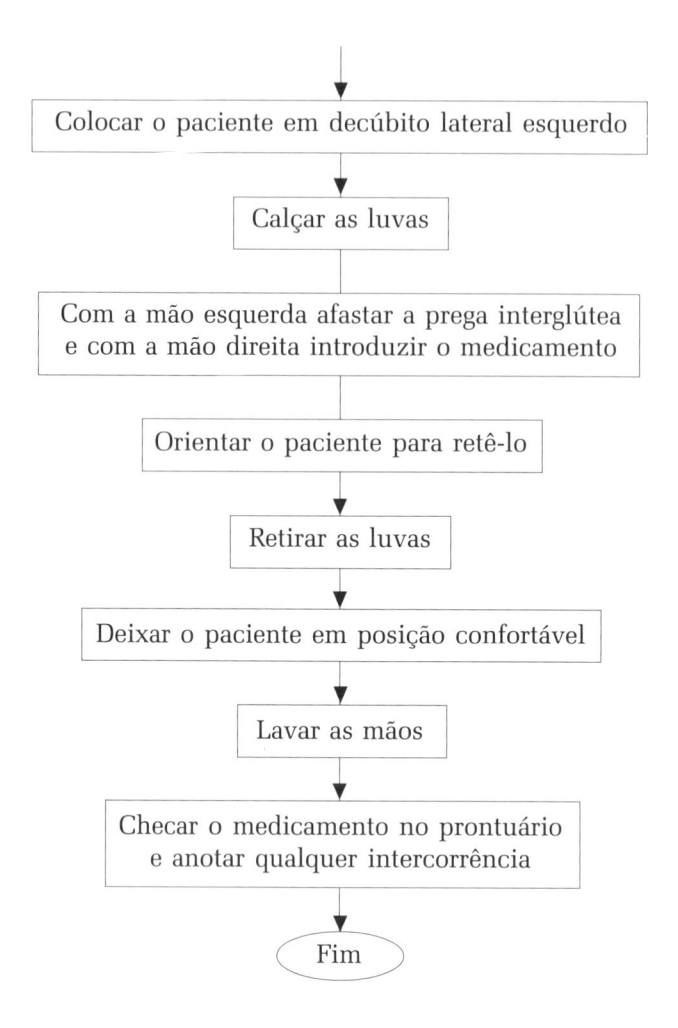

```
         │
         ▼
┌─────────────────────────────────────────────┐
│ Colocar o paciente em decúbito lateral esquerdo │
└─────────────────────────────────────────────┘
                      │
                      ▼
              ┌───────────────┐
              │ Calçar as luvas │
              └───────────────┘
                      │
                      ▼
┌─────────────────────────────────────────────┐
│ Com a mão esquerda afastar a prega interglútea │
│ e com a mão direita introduzir o medicamento   │
└─────────────────────────────────────────────┘
                      │
                      ▼
        ┌─────────────────────────────┐
        │ Orientar o paciente para retê-lo │
        └─────────────────────────────┘
                      │
                      ▼
              ┌────────────────┐
              │ Retirar as luvas │
              └────────────────┘
                      │
                      ▼
      ┌───────────────────────────────────┐
      │ Deixar o paciente em posição confortável │
      └───────────────────────────────────┘
                      │
                      ▼
               ┌──────────────┐
               │ Lavar as mãos │
               └──────────────┘
                      │
                      ▼
     ┌──────────────────────────────────────┐
     │ Checar o medicamento no prontuário    │
     │ e anotar qualquer intercorrência      │
     └──────────────────────────────────────┘
                      │
                      ▼
                   ( Fim )
```

Assistência de Enfermagem

- Observar a presença de sangramento.
- Comunicar se houve resistência ao introduzir sondas ou clister.
- Fazer higienização se necessário.

Via Vaginal

Definição

Introdução de medicamentos (pomadas e óvulos) via vaginal.

Material

- Pomadas e cremes vaginais
  — Com o aplicador
  — Um par de luvas de procedimento
- Óvulos
  — Um pacote de gaze
  — Um par de luvas de procedimento

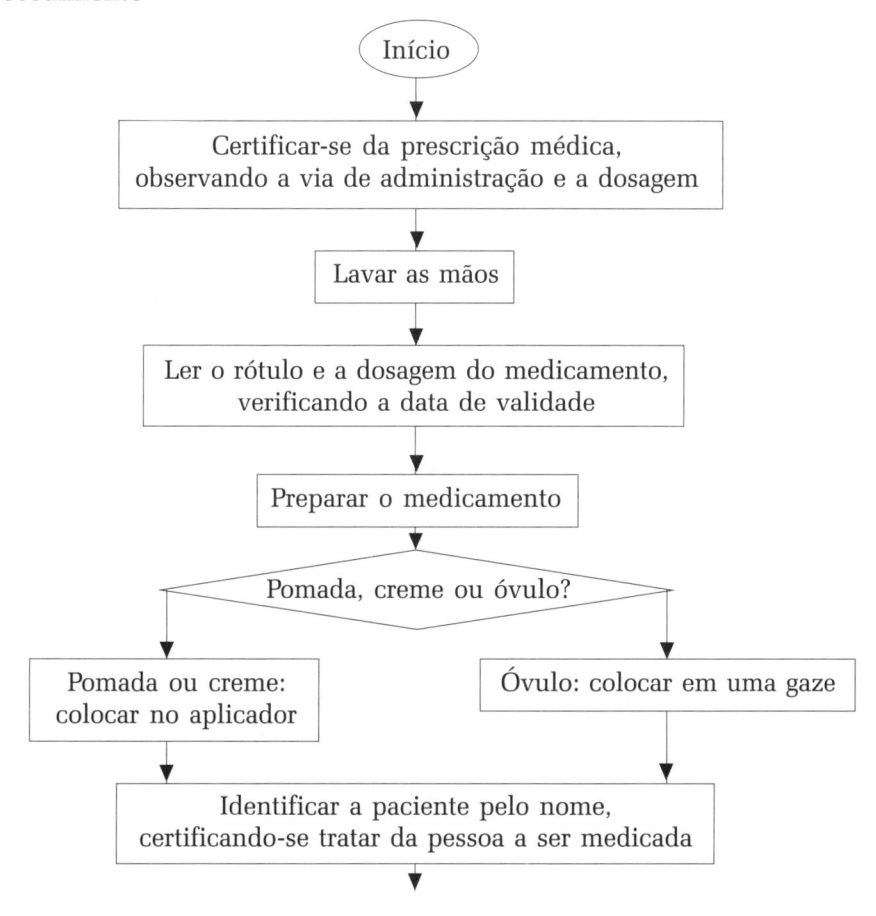

Procedimento

```
                    ( Início )
                        ↓
    ┌─────────────────────────────────────────┐
    │ Certificar-se da prescrição médica,     │
    │ observando a via de administração e a dosagem │
    └─────────────────────────────────────────┘
                        ↓
              ┌──────────────────┐
              │  Lavar as mãos   │
              └──────────────────┘
                        ↓
    ┌─────────────────────────────────────────┐
    │ Ler o rótulo e a dosagem do medicamento,│
    │ verificando a data de validade          │
    └─────────────────────────────────────────┘
                        ↓
           ┌───────────────────────┐
           │ Preparar o medicamento│
           └───────────────────────┘
                        ↓
              ◇ Pomada, creme ou óvulo? ◇
              ↙                         ↘
   ┌─────────────────────┐      ┌─────────────────────────┐
   │ Pomada ou creme:    │      │ Óvulo: colocar em uma gaze │
   │ colocar no aplicador│      └─────────────────────────┘
   └─────────────────────┘                ↓
              ↘                         ↙
    ┌─────────────────────────────────────────┐
    │ Identificar a paciente pelo nome,       │
    │ certificando-se tratar da pessoa a ser medicada │
    └─────────────────────────────────────────┘
                        ↓
```

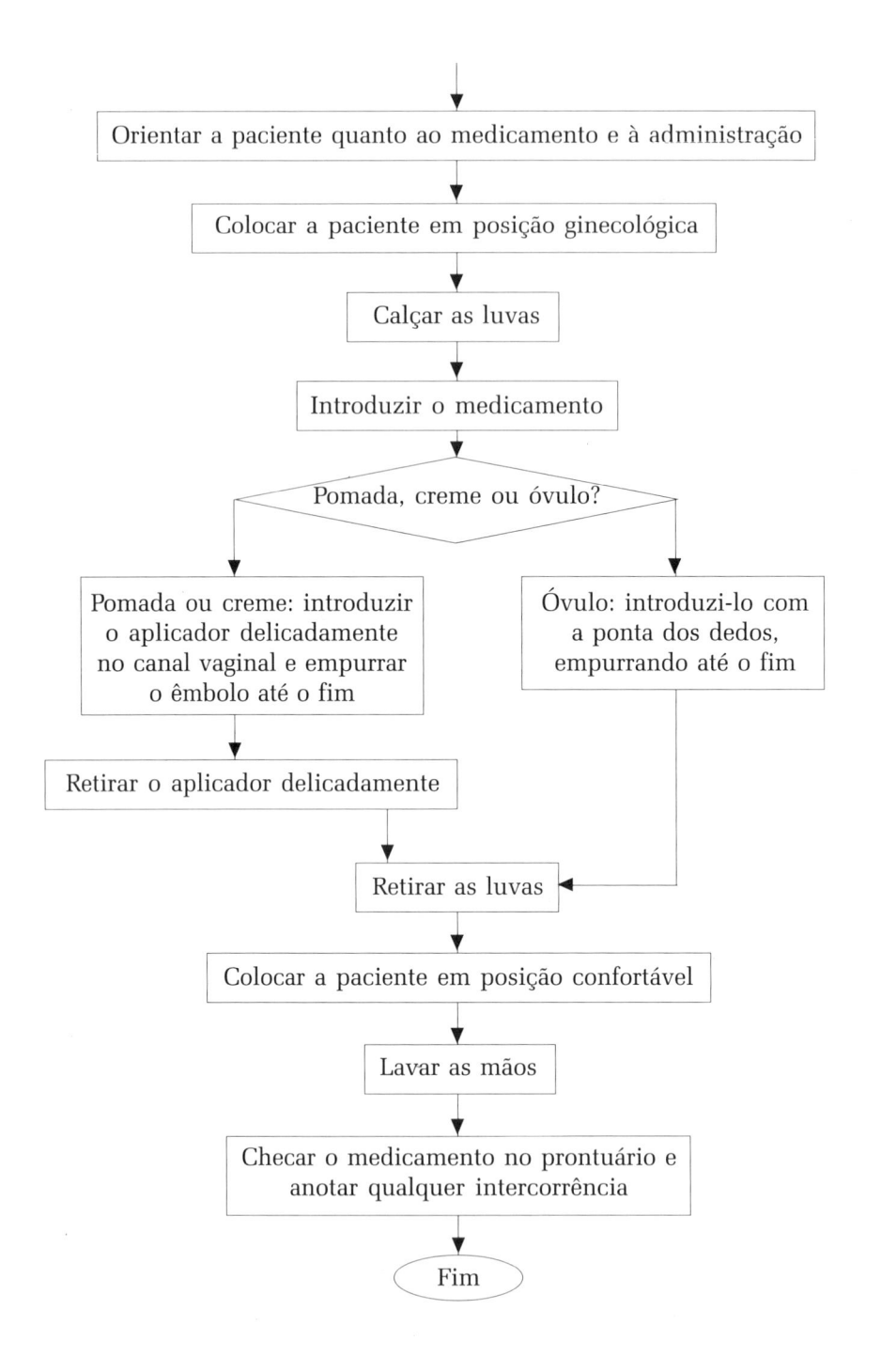

```
                  ↓
┌─────────────────────────────────────────────────────┐
│ Orientar a paciente quanto ao medicamento e à administração │
└─────────────────────────────────────────────────────┘
                  ↓
    ┌─────────────────────────────────────────┐
    │ Colocar a paciente em posição ginecológica │
    └─────────────────────────────────────────┘
                  ↓
          ┌──────────────────┐
          │  Calçar as luvas │
          └──────────────────┘
                  ↓
        ┌──────────────────────┐
        │ Introduzir o medicamento │
        └──────────────────────┘
                  ↓
           ◇ Pomada, creme ou óvulo? ◇
          ↙                           ↘
```

- **Pomada ou creme:** introduzir o aplicador delicadamente no canal vaginal e empurrar o êmbolo até o fim
- **Óvulo:** introduzi-lo com a ponta dos dedos, empurrando até o fim

↓

Retirar o aplicador delicadamente

↓

Retirar as luvas

↓

Colocar a paciente em posição confortável

↓

Lavar as mãos

↓

Checar o medicamento no prontuário e anotar qualquer intercorrência

↓

(Fim)

Via Tópica

Definição

As denominações uso tópico ou aplicação tópica referem-se a medicamentos que devem ser usados em um determinado *local* do corpo humano: auricular, ocular, dermatológica.

Via Auricular

Definição

Consiste na instilação, ou seja, aplicação de medicamentos no ouvido por meio de conta-gotas ou seringa.

Material

- Medicamento prescrito
- Um pacote de gaze estéril (quando necessário, para enxugar, caso o medicamento extravase)

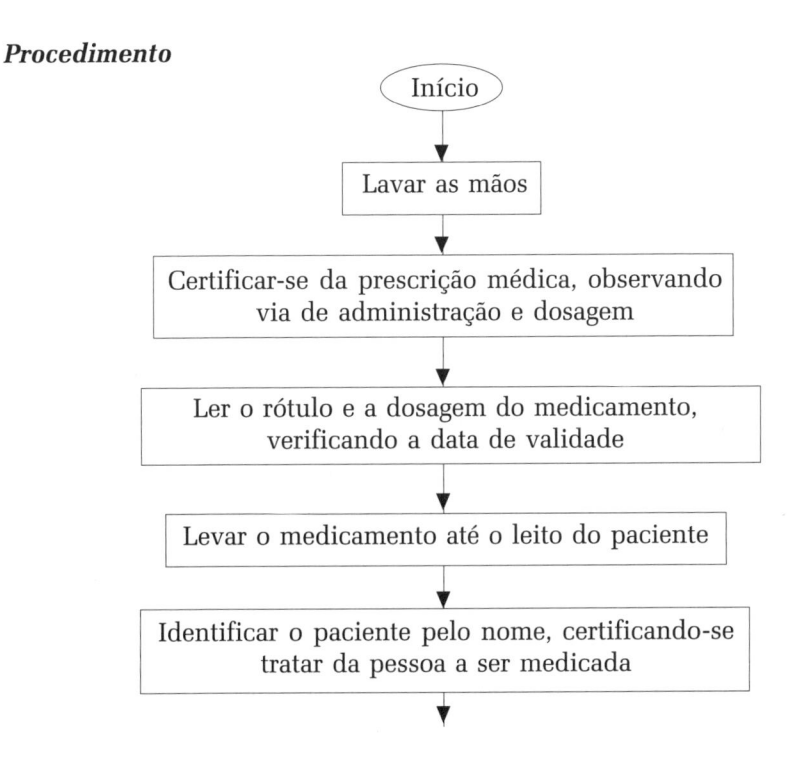

Procedimento

```
                    ( Início )
                        ↓
                 ┌─────────────┐
                 │ Lavar as mãos│
                 └─────────────┘
                        ↓
    ┌──────────────────────────────────────────┐
    │ Certificar-se da prescrição médica,       │
    │ observando via de administração e dosagem │
    └──────────────────────────────────────────┘
                        ↓
       ┌────────────────────────────────────┐
       │ Ler o rótulo e a dosagem do        │
       │ medicamento, verificando a         │
       │ data de validade                   │
       └────────────────────────────────────┘
                        ↓
       ┌────────────────────────────────────┐
       │ Levar o medicamento até o leito    │
       │ do paciente                        │
       └────────────────────────────────────┘
                        ↓
       ┌────────────────────────────────────┐
       │ Identificar o paciente pelo nome,  │
       │ certificando-se tratar da pessoa   │
       │ a ser medicada                     │
       └────────────────────────────────────┘
                        ↓
```

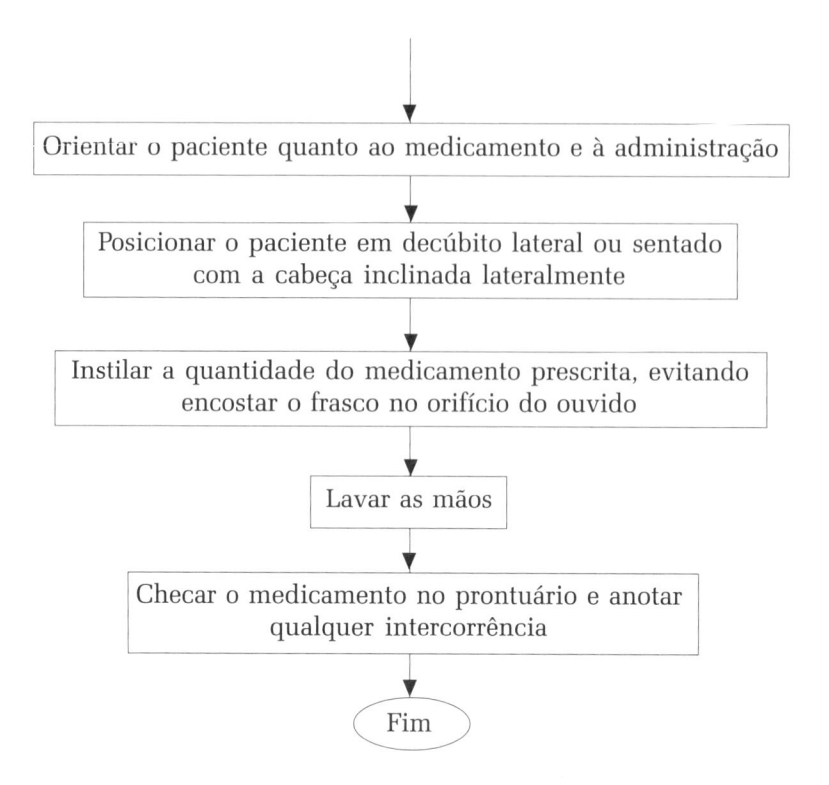

```
            │
            ▼
┌─────────────────────────────────────────────────────────┐
│ Orientar o paciente quanto ao medicamento e à administração │
└─────────────────────────────────────────────────────────┘
            │
            ▼
┌─────────────────────────────────────────────────────────┐
│   Posicionar o paciente em decúbito lateral ou sentado  │
│           com a cabeça inclinada lateralmente            │
└─────────────────────────────────────────────────────────┘
            │
            ▼
┌─────────────────────────────────────────────────────────┐
│  Instilar a quantidade do medicamento prescrita, evitando │
│        encostar o frasco no orifício do ouvido           │
└─────────────────────────────────────────────────────────┘
            │
            ▼
      ┌──────────────┐
      │ Lavar as mãos │
      └──────────────┘
            │
            ▼
┌─────────────────────────────────────────────────────────┐
│   Checar o medicamento no prontuário e anotar            │
│             qualquer intercorrência                      │
└─────────────────────────────────────────────────────────┘
            │
            ▼
         ( Fim )
```

Assistência de Enfermagem

- Se necessário aquecer o medicamento.
- Verificar a temperatura antes de administrar.

Via Ocular

Definição

Consiste na instilação, ou seja, aplicação de medicamentos nos olhos por meio de conta-gotas. Ocorre também a aplicação de pomadas. As drogas depositadas na conjuntiva atuam tanto no local da aplicação como também penetram no interior do globo ocular.

Material

- Medicamento prescrito
- Um pacote de gaze estéril (quando necessário, para enxugar, caso o medicamento extravase)

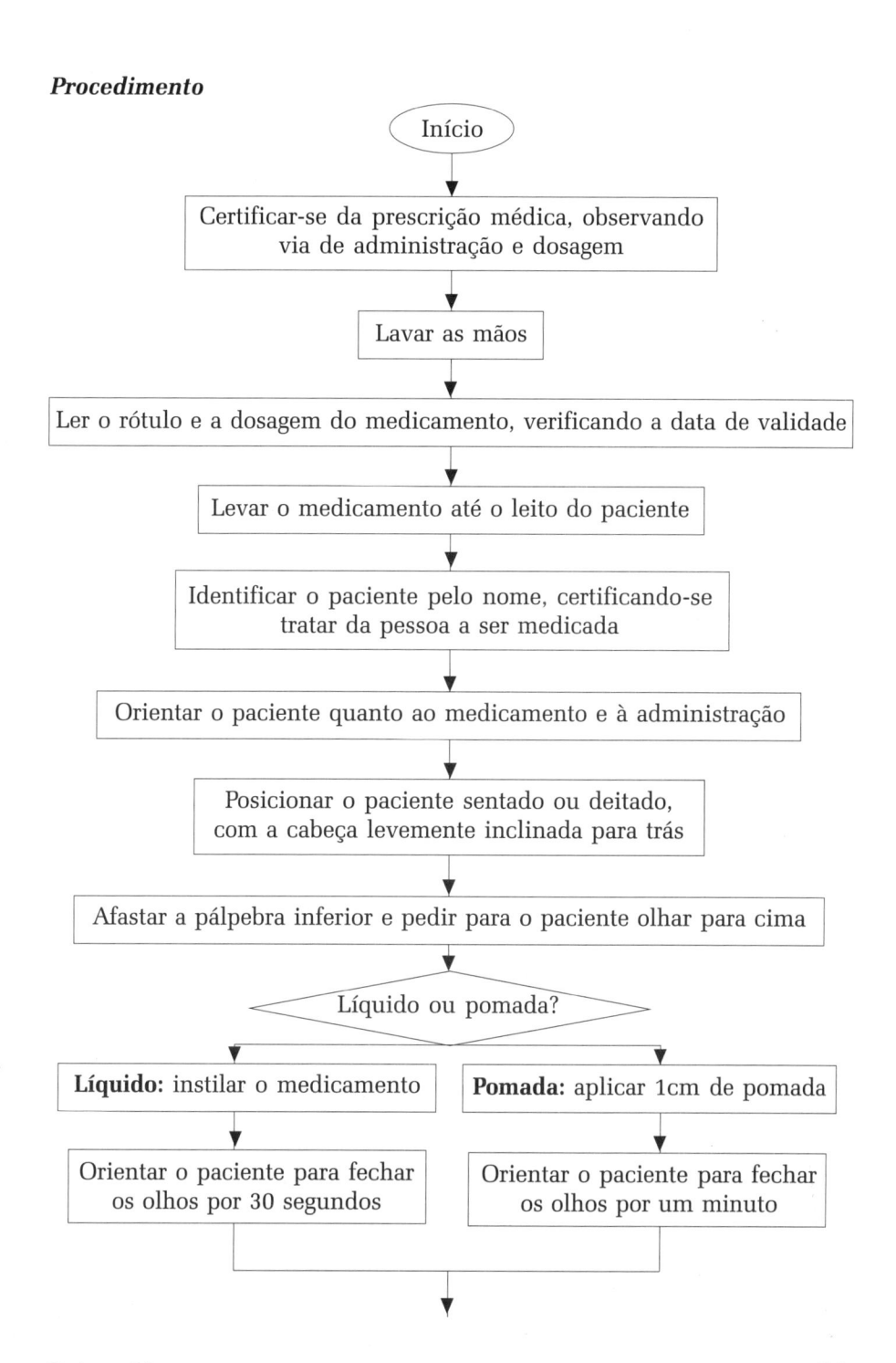

Procedimento

```
                              ( Início )
                                  │
                                  ▼
        ┌─────────────────────────────────────────────────┐
        │ Certificar-se da prescrição médica, observando  │
        │           via de administração e dosagem        │
        └─────────────────────────────────────────────────┘
                                  │
                                  ▼
                      ┌───────────────────────┐
                      │     Lavar as mãos     │
                      └───────────────────────┘
                                  │
                                  ▼
┌─────────────────────────────────────────────────────────────────────┐
│ Ler o rótulo e a dosagem do medicamento, verificando a data de validade │
└─────────────────────────────────────────────────────────────────────┘
                                  │
                                  ▼
              ┌───────────────────────────────────────┐
              │ Levar o medicamento até o leito do paciente │
              └───────────────────────────────────────┘
                                  │
                                  ▼
            ┌─────────────────────────────────────────┐
            │ Identificar o paciente pelo nome, certificando-se │
            │         tratar da pessoa a ser medicada          │
            └─────────────────────────────────────────┘
                                  │
                                  ▼
      ┌─────────────────────────────────────────────────────┐
      │ Orientar o paciente quanto ao medicamento e à administração │
      └─────────────────────────────────────────────────────┘
                                  │
                                  ▼
              ┌───────────────────────────────────────┐
              │   Posicionar o paciente sentado ou deitado,   │
              │   com a cabeça levemente inclinada para trás  │
              └───────────────────────────────────────┘
                                  │
                                  ▼
   ┌──────────────────────────────────────────────────────────────┐
   │ Afastar a pálpebra inferior e pedir para o paciente olhar para cima │
   └──────────────────────────────────────────────────────────────┘
                                  │
                                  ▼
                          < Líquido ou pomada? >
                          ┌──────┴──────┐
                          ▼             ▼
        ┌──────────────────────────┐  ┌──────────────────────────┐
        │ **Líquido:** instilar o medicamento │  │ **Pomada:** aplicar 1cm de pomada │
        └──────────────────────────┘  └──────────────────────────┘
                    │                           │
                    ▼                           ▼
        ┌──────────────────────────┐  ┌──────────────────────────┐
        │ Orientar o paciente para fechar │  │ Orientar o paciente para fechar │
        │     os olhos por 30 segundos    │  │    os olhos por um minuto      │
        └──────────────────────────┘  └──────────────────────────┘
                    │                           │
                    └─────────────┬─────────────┘
                                  ▼
```

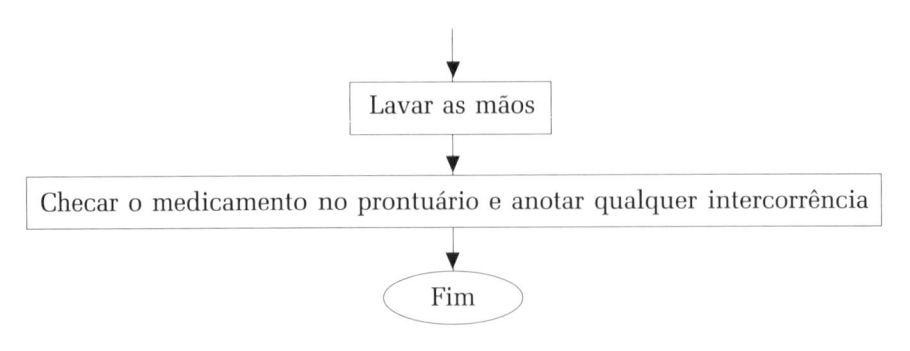

```
        ↓
  Lavar as mãos
        ↓
Checar o medicamento no prontuário e anotar qualquer intercorrência
        ↓
       Fim
```

Via Dermatológica

Definição

Aplicação de medicamentos na pele, em forma de creme, gel, pomadas, adesivos e líquidos.

Material

- Medicamento prescrito
- Espátula estéril
- Gaze estéril
- Cuba rim e/ou bacia estéril

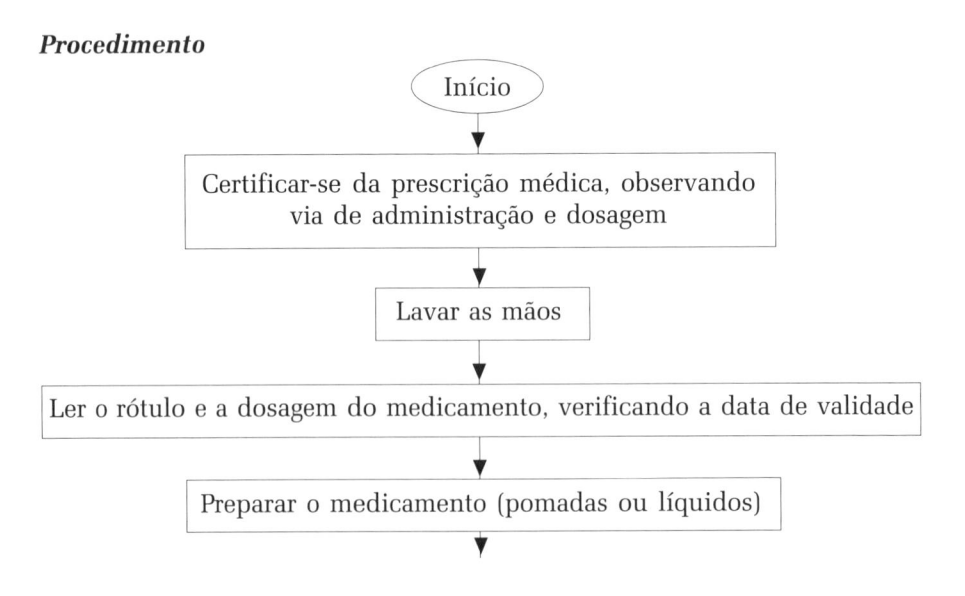

Procedimento

```
       Início
         ↓
Certificar-se da prescrição médica, observando
        via de administração e dosagem
         ↓
    Lavar as mãos
         ↓
Ler o rótulo e a dosagem do medicamento, verificando a data de validade
         ↓
  Preparar o medicamento (pomadas ou líquidos)
         ↓
```

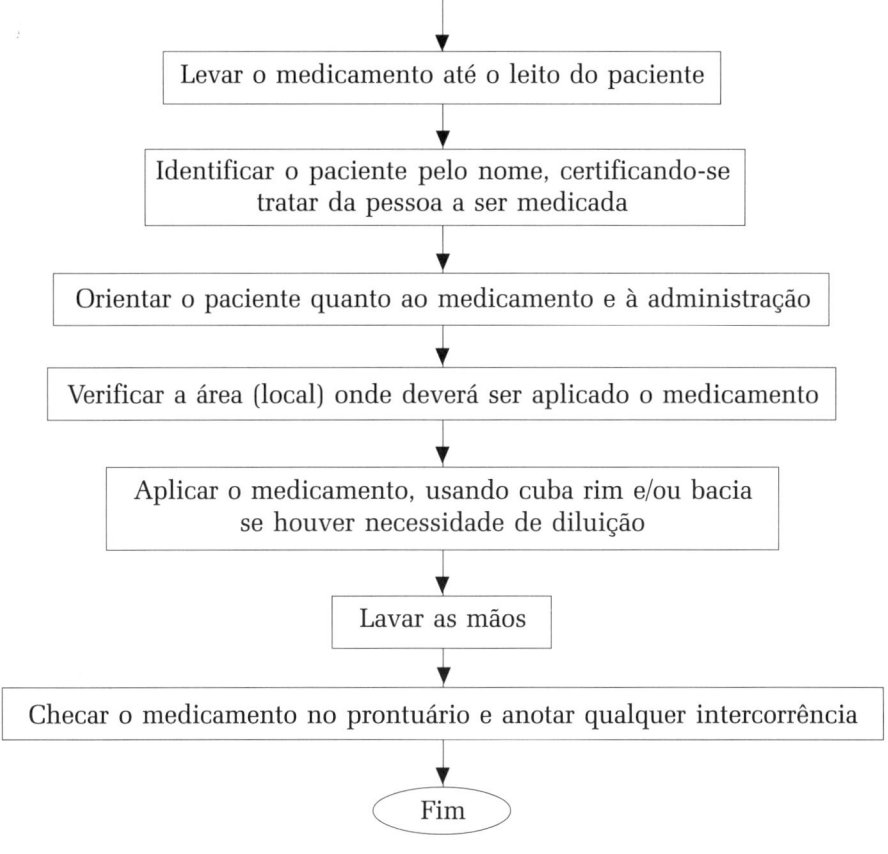

```
      ↓
┌─────────────────────────────────────────────┐
│ Levar o medicamento até o leito do paciente │
└─────────────────────────────────────────────┘
      ↓
┌─────────────────────────────────────────────┐
│ Identificar o paciente pelo nome, certificando-se │
│       tratar da pessoa a ser medicada       │
└─────────────────────────────────────────────┘
      ↓
┌─────────────────────────────────────────────────────┐
│ Orientar o paciente quanto ao medicamento e à administração │
└─────────────────────────────────────────────────────┘
      ↓
┌──────────────────────────────────────────────────────┐
│ Verificar a área (local) onde deverá ser aplicado o medicamento │
└──────────────────────────────────────────────────────┘
      ↓
┌─────────────────────────────────────────────┐
│ Aplicar o medicamento, usando cuba rim e/ou bacia │
│        se houver necessidade de diluição    │
└─────────────────────────────────────────────┘
      ↓
┌──────────────────┐
│  Lavar as mãos   │
└──────────────────┘
      ↓
┌───────────────────────────────────────────────────────────────┐
│ Checar o medicamento no prontuário e anotar qualquer intercorrência │
└───────────────────────────────────────────────────────────────┘
      ↓
   ( Fim )
```

Assistência de Enfermagem

- Poderá ser utilizada uma espátula para espalhar pomadas, cremes ou gel.
- Adesivos cutâneos devem ser aplicados em áreas secas, sem pêlos ou lesões.

Medicamentos Injetáveis

Preparo de Medicamentos Injetáveis

Material

- Agulhas descartáveis 30 x 8mm ou 30 x 10mm (para aspirar)
- Bolas de algodão com álcool
- Seringa descartável (de acordo com a quantidade do medicamento prescrita)

Procedimento

```
                    ( Início )
                        │
                        ▼
    ┌─────────────────────────────────────────┐
    │ Certificar-se da prescrição médica,     │
    │ observando a via de administração e a dosagem │
    └─────────────────────────────────────────┘
                        │
                        ▼
              ┌──────────────────┐
              │  Lavar as mãos   │
              └──────────────────┘
                        │
                        ▼
              ┌──────────────────┐
              │ Preparar o material │
              └──────────────────┘
                        │
                        ▼
    ┌─────────────────────────────────────────────┐
    │ Montar a agulha na seringa, tomando cuidado para não contaminar │
    └─────────────────────────────────────────────┘
                        │
                        ▼
                 < Frasco ou ampola? >
                  ╱              ╲
                 ▼                ▼
    ┌────────────────────┐   ┌────────────────────────┐
    │ Frasco: fazer      │   │ Ampola: proteger o gargalo │
    │ anti-sepsia na     │   │ da ampola com algodão    │
    │ tampa de borracha  │   │ umedecido em álcool      │
    │                    │   │ ao quebrá-lo             │
    └────────────────────┘   └────────────────────────┘
              │                         │
              ▼                         ▼
    ┌────────────────────┐   ┌────────────────────────┐
    │ Perfurar a tampa   │   │ Segurar a ampola entre │
    │ com a agulha e     │   │ os dedos médio e       │
    │ injetar ar na mesma│   │ indicador da mão       │
    │ quantidade de      │   │ esquerda               │
    │ líquido a ser      │   │                        │
    │ aspirado           │   │                        │
    └────────────────────┘   └────────────────────────┘
              │                         │
              ▼                         ▼
    ┌────────────────────┐   ┌────────────────────────┐
    │ Aspirar o líquido  │   │ Introduzir a agulha e  │
    │ do frasco          │   │ aspirar o líquido com  │
    │                    │   │ a mão direita          │
    └────────────────────┘   └────────────────────────┘
              │                         │
              └────────────┬────────────┘
                           ▼
    ┌─────────────────────────────────────────────┐
    │ Retirar todo o ar da seringa, sem desprezar o medicamento │
    └─────────────────────────────────────────────┘
                           │
                           ▼
    ┌─────────────────────────────────────────────┐
    │ Adaptar agulha de calibre adequado à seringa, │
    │ de acordo com a via de administração         │
    └─────────────────────────────────────────────┘
                           │
                           ▼
```

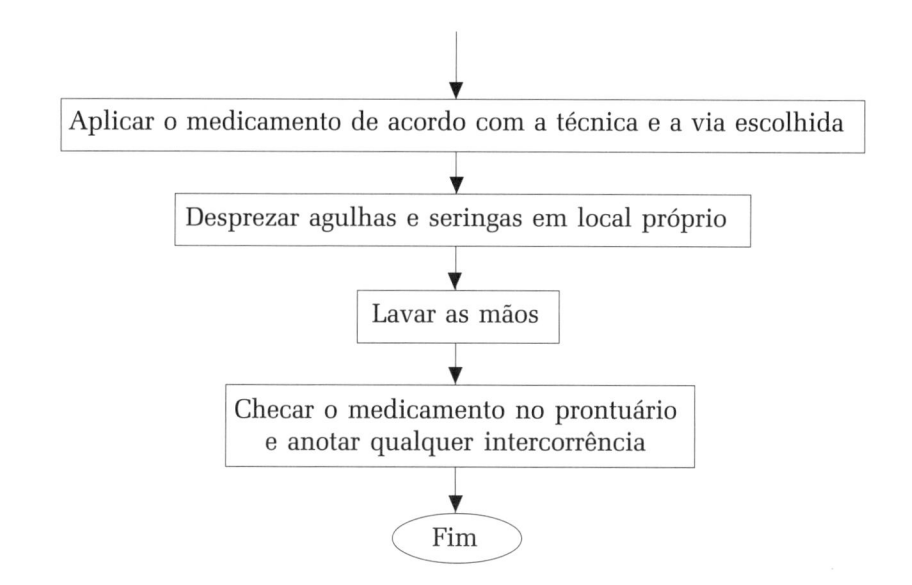

```
   ↓
┌─────────────────────────────────────────────────────────────┐
│ Aplicar o medicamento de acordo com a técnica e a via escolhida │
└─────────────────────────────────────────────────────────────┘
   ↓
┌─────────────────────────────────────────────┐
│ Desprezar agulhas e seringas em local próprio │
└─────────────────────────────────────────────┘
   ↓
┌──────────────────┐
│   Lavar as mãos  │
└──────────────────┘
   ↓
┌─────────────────────────────────────┐
│  Checar o medicamento no prontuário │
│    e anotar qualquer intercorrência │
└─────────────────────────────────────┘
   ↓
     ( Fim )
```

Via Intramuscular

Definição

É a introdução de medicamentos entre as camadas musculares. Máximo de volume de líquido em cada aplicação: 5ml.

Material

- Uma seringa de 5ml ou 3ml com o medicamento prescrito
- Uma agulha 30 x 7mm
- Duas bolas de algodão com álcool
- Bandeja

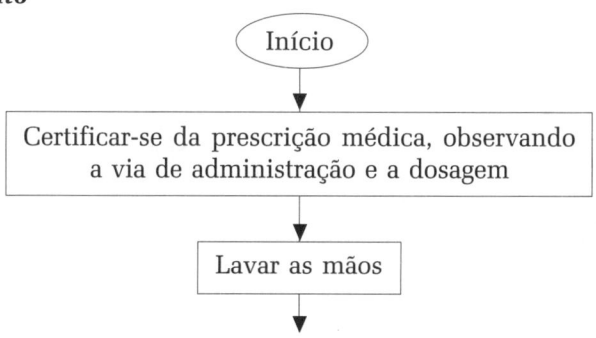

Procedimento

```
        ( Início )
            ↓
┌─────────────────────────────────────────────┐
│ Certificar-se da prescrição médica, observando │
│      a via de administração e a dosagem      │
└─────────────────────────────────────────────┘
            ↓
      ┌──────────────┐
      │ Lavar as mãos │
      └──────────────┘
            ↓
```

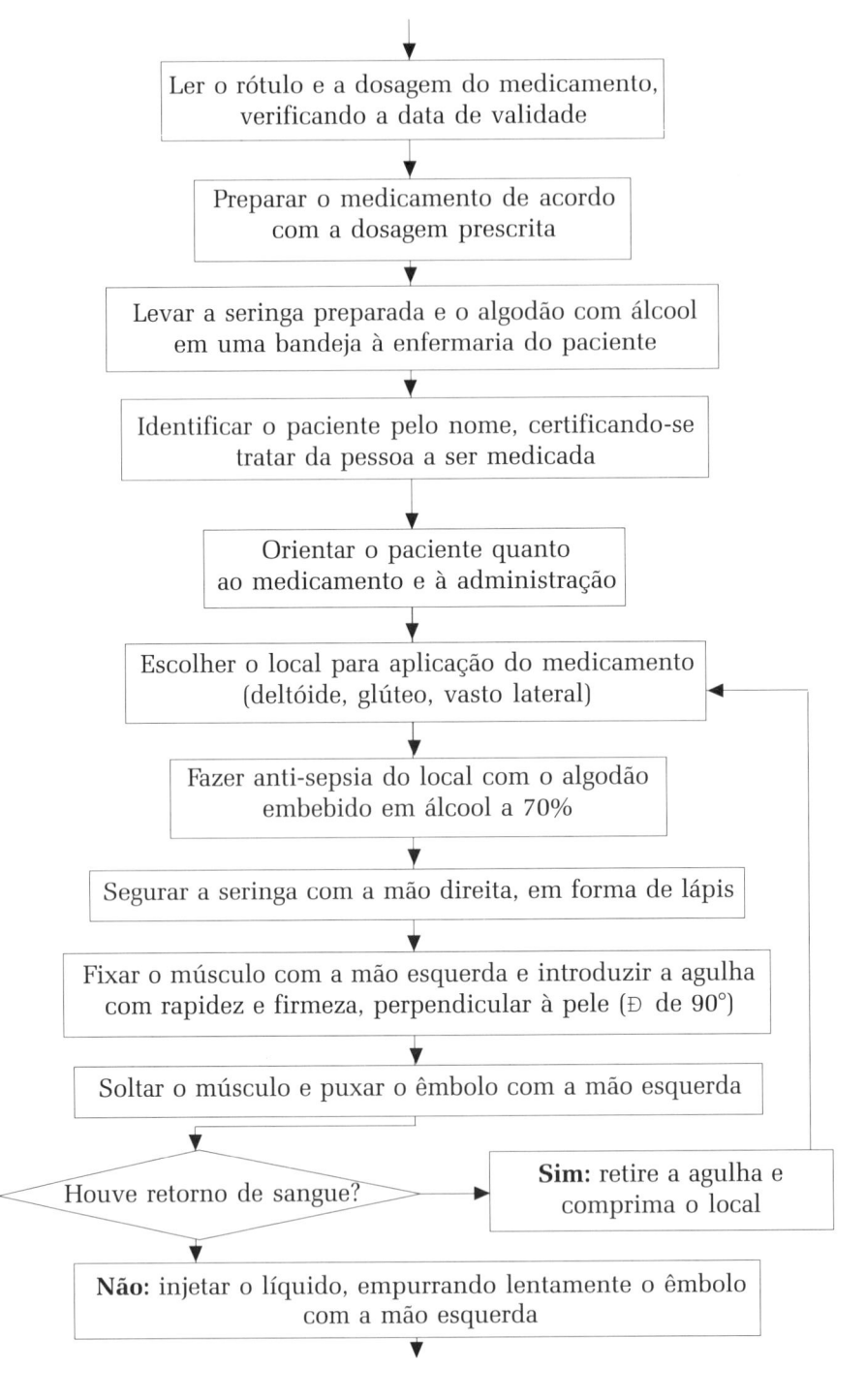

```
                    ↓
    ┌─────────────────────────────────────┐
    │ Ler o rótulo e a dosagem do medicamento, │
    │      verificando a data de validade      │
    └─────────────────────────────────────┘
                    ↓
    ┌─────────────────────────────────────┐
    │    Preparar o medicamento de acordo    │
    │        com a dosagem prescrita         │
    └─────────────────────────────────────┘
                    ↓
    ┌─────────────────────────────────────────┐
    │ Levar a seringa preparada e o algodão com álcool │
    │   em uma bandeja à enfermaria do paciente   │
    └─────────────────────────────────────────┘
                    ↓
    ┌─────────────────────────────────────┐
    │ Identificar o paciente pelo nome, certificando-se │
    │      tratar da pessoa a ser medicada      │
    └─────────────────────────────────────┘
                    ↓
    ┌─────────────────────────────────────┐
    │        Orientar o paciente quanto       │
    │     ao medicamento e à administração    │
    └─────────────────────────────────────┘
                    ↓
    ┌─────────────────────────────────────┐
    │  Escolher o local para aplicação do medicamento │ ←──┐
    │      (deltóide, glúteo, vasto lateral)     │    │
    └─────────────────────────────────────┘        │
                    ↓                               │
    ┌─────────────────────────────────────┐        │
    │  Fazer anti-sepsia do local com o algodão   │    │
    │         embebido em álcool a 70%            │    │
    └─────────────────────────────────────┘        │
                    ↓                               │
    ┌─────────────────────────────────────┐        │
    │ Segurar a seringa com a mão direita, em forma de lápis │    │
    └─────────────────────────────────────┘        │
                    ↓                               │
    ┌─────────────────────────────────────────┐    │
    │ Fixar o músculo com a mão esquerda e introduzir a agulha │    │
    │ com rapidez e firmeza, perpendicular à pele (Ð de 90°)   │    │
    └─────────────────────────────────────────┘    │
                    ↓                               │
    ┌─────────────────────────────────────┐        │
    │ Soltar o músculo e puxar o êmbolo com a mão esquerda │    │
    └─────────────────────────────────────┘        │
                    ↓                               │
           ╱╲                          ┌──────────────────────────┐
          ╱  ╲                         │ **Sim:** retire a agulha e │
    ╱Houve retorno╲ ──────────────────→│     comprima o local      │
    ╲ de sangue? ╱                     └──────────────────────────┘
          ╲  ╱                                     │
           ╲╱                                      │
            ↓                                      │
    ┌─────────────────────────────────────┐        │
    │ **Não:** injetar o líquido, empurrando lentamente o êmbolo │    │
    │              com a mão esquerda              │    │
    └─────────────────────────────────────┘        │
                    ↓
```

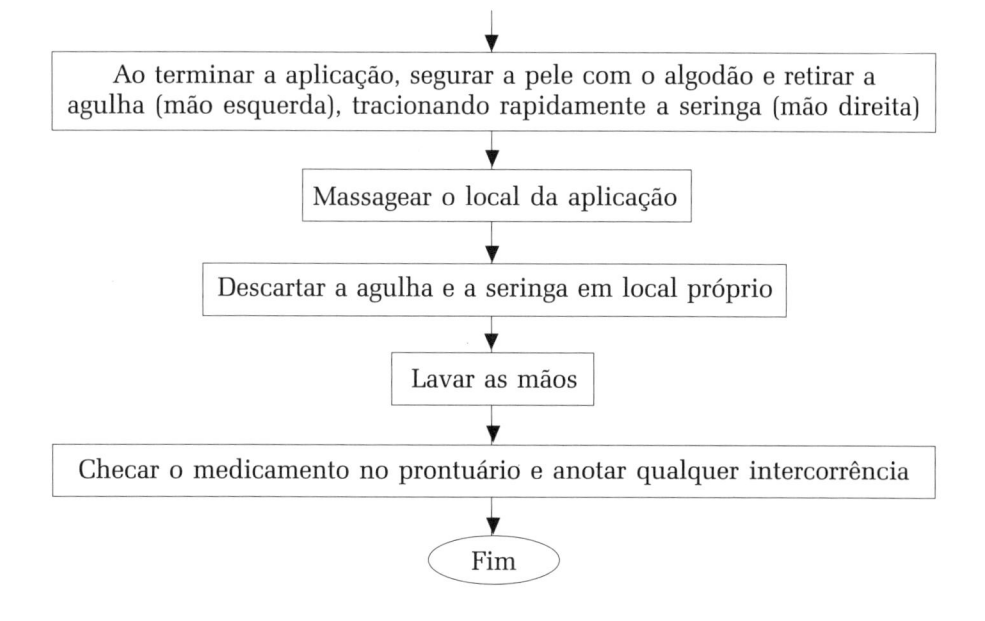

```
          ┌─────────────────────────────────────────────────────────────┐
          │ Ao terminar a aplicação, segurar a pele com o algodão e retirar a │
          │ agulha (mão esquerda), tracionando rapidamente a seringa (mão direita) │
          └─────────────────────────────────────────────────────────────┘
                                    ▼
                      ┌─────────────────────────────┐
                      │ Massagear o local da aplicação │
                      └─────────────────────────────┘
                                    ▼
                  ┌──────────────────────────────────────┐
                  │ Descartar a agulha e a seringa em local próprio │
                  └──────────────────────────────────────┘
                                    ▼
                            ┌──────────────┐
                            │ Lavar as mãos │
                            └──────────────┘
                                    ▼
    ┌────────────────────────────────────────────────────────────────┐
    │ Checar o medicamento no prontuário e anotar qualquer intercorrência │
    └────────────────────────────────────────────────────────────────┘
                                    ▼
                              (   Fim   )
```

Via Endovenosa (EV)

Definição

É a introdução de medicamentos diretamente na veia.

Finalidade

Administração de grande quantidade de líquidos, administração de drogas contra-indicadas por outras vias e quando se deseja obter efeito imediato da droga.

Material

- Seringa com medicamento prescrito
- Agulha 30x8mm ou dispositivo para punção venosa
- Duas bolas de algodão
- Um par de luvas de procedimento
- Um garrote (caso de não existir um acesso venoso)

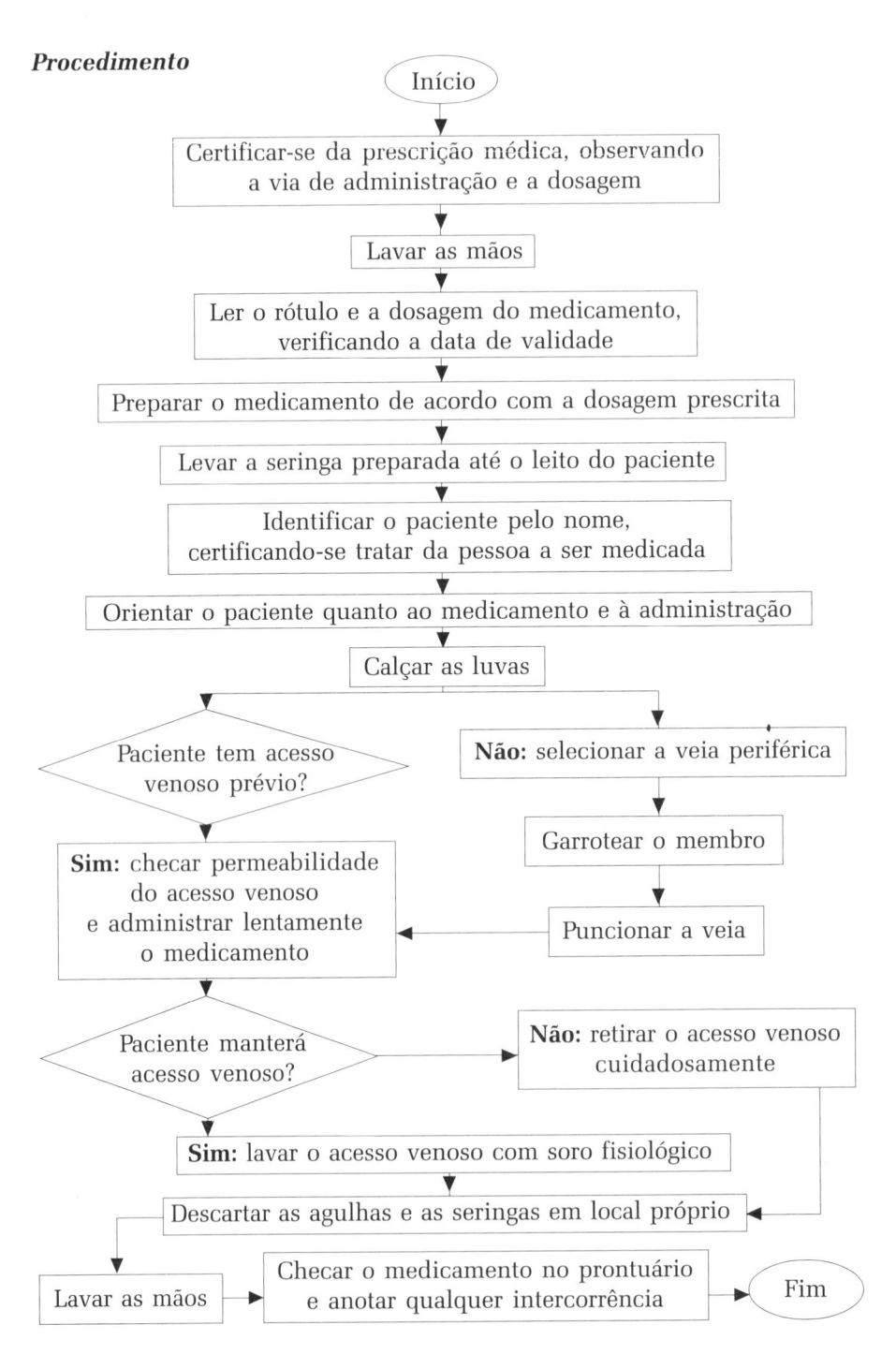

Procedimento

```
                         ( Início )
                             │
                             ▼
   ┌─────────────────────────────────────────────────┐
   │ Certificar-se da prescrição médica, observando  │
   │        a via de administração e a dosagem       │
   └─────────────────────────────────────────────────┘
                             │
                             ▼
                   ┌──────────────────┐
                   │  Lavar as mãos   │
                   └──────────────────┘
                             │
                             ▼
   ┌─────────────────────────────────────────────────┐
   │   Ler o rótulo e a dosagem do medicamento,      │
   │         verificando a data de validade          │
   └─────────────────────────────────────────────────┘
                             │
                             ▼
   ┌─────────────────────────────────────────────────┐
   │ Preparar o medicamento de acordo com a dosagem prescrita │
   └─────────────────────────────────────────────────┘
                             │
                             ▼
   ┌─────────────────────────────────────────────────┐
   │  Levar a seringa preparada até o leito do paciente │
   └─────────────────────────────────────────────────┘
                             │
                             ▼
   ┌─────────────────────────────────────────────────┐
   │          Identificar o paciente pelo nome,      │
   │   certificando-se tratar da pessoa a ser medicada │
   └─────────────────────────────────────────────────┘
                             │
                             ▼
   ┌─────────────────────────────────────────────────┐
   │ Orientar o paciente quanto ao medicamento e à administração │
   └─────────────────────────────────────────────────┘
                             │
                             ▼
                   ┌──────────────────┐
                   │  Calçar as luvas │
                   └──────────────────┘
                    │                │
                    ▼                ▼
           ◇ Paciente tem        ┌────────────────────────────┐
             acesso venoso  ───► │ Não: selecionar a veia periférica │
             prévio? ◇           └────────────────────────────┘
                    │                       │
                    │                       ▼
                    │             ┌────────────────────┐
                    │             │ Garrotear o membro │
                    │             └────────────────────┘
                    │                       │
                    ▼                       ▼
   ┌──────────────────────────┐   ┌────────────────────┐
   │ Sim: checar permeabilidade│◄──│ Puncionar a veia   │
   │ do acesso venoso          │   └────────────────────┘
   │ e administrar lentamente  │
   │ o medicamento             │
   └──────────────────────────┘
                    │
                    ▼
           ◇ Paciente manterá ──► ┌──────────────────────────────┐
             acesso venoso? ◇     │ Não: retirar o acesso venoso │
                    │             │       cuidadosamente         │
                    │             └──────────────────────────────┘
                    ▼                       │
   ┌─────────────────────────────────────┐  │
   │ Sim: lavar o acesso venoso com soro │  │
   │           fisiológico               │  │
   └─────────────────────────────────────┘  │
                    │                       │
                    ▼                       ▼
   ┌─────────────────────────────────────────────────┐
   │ Descartar as agulhas e as seringas em local próprio │
   └─────────────────────────────────────────────────┘
        │                        │
        ▼                        ▼
   ┌──────────────┐   ┌──────────────────────────────┐        ┌─────┐
   │ Lavar as mãos│──►│ Checar o medicamento no prontuário │──►│ Fim │
   └──────────────┘   │   e anotar qualquer intercorrência │   └─────┘
                      └──────────────────────────────┘
```

Via Subcutânea

Definição

Aplicação de medicamentos no tecido subcutâneo.

Indicação

Insulina, soro imunizante, outros medicamentos indicados por essa via.

Material

- Uma seringa de 3ml ou de 1ml com o medicamento prescrito
- Uma agulha 15x5/mm
- Duas bolas de algodão com álcool

Procedimento

(Início)
↓
Certificar-se da prescrição médica, observando a via de administração e a dosagem
↓
Lavar as mãos
↓
Ler o rótulo e a dosagem do medicamento, verificando a data de validade
↓
Preparar o medicamento de acordo com a dosagem prescrita
↓
Levar a seringa preparada até o leito do paciente
↓
Identificar o paciente pelo nome, certificando-se tratar da pessoa a ser medicada
↓

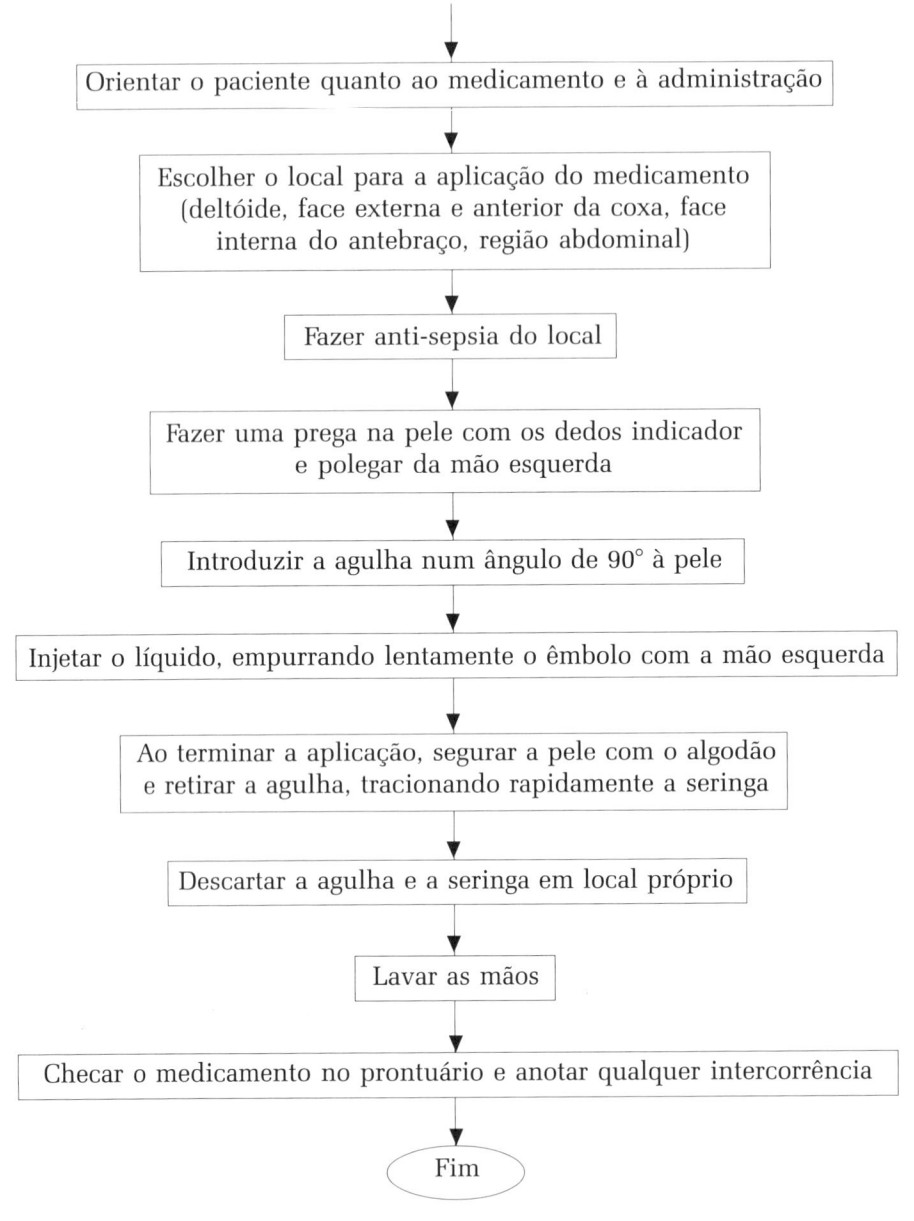

```
┌─────────────────────────────────────────────────────────────┐
│ Orientar o paciente quanto ao medicamento e à administração │
└─────────────────────────────────────────────────────────────┘
                              ▼
┌─────────────────────────────────────────────────────────────┐
│       Escolher o local para a aplicação do medicamento      │
│         (deltóide, face externa e anterior da coxa, face    │
│           interna do antebraço, região abdominal)           │
└─────────────────────────────────────────────────────────────┘
                              ▼
              ┌──────────────────────────────┐
              │  Fazer anti-sepsia do local  │
              └──────────────────────────────┘
                              ▼
┌─────────────────────────────────────────────────────────────┐
│     Fazer uma prega na pele com os dedos indicador          │
│                 e polegar da mão esquerda                   │
└─────────────────────────────────────────────────────────────┘
                              ▼
       ┌─────────────────────────────────────────────┐
       │  Introduzir a agulha num ângulo de 90° à pele │
       └─────────────────────────────────────────────┘
                              ▼
┌─────────────────────────────────────────────────────────────┐
│ Injetar o líquido, empurrando lentamente o êmbolo com a mão esquerda │
└─────────────────────────────────────────────────────────────┘
                              ▼
┌─────────────────────────────────────────────────────────────┐
│     Ao terminar a aplicação, segurar a pele com o algodão   │
│     e retirar a agulha, tracionando rapidamente a seringa   │
└─────────────────────────────────────────────────────────────┘
                              ▼
         ┌──────────────────────────────────────────┐
         │ Descartar a agulha e a seringa em local próprio │
         └──────────────────────────────────────────┘
                              ▼
                    ┌──────────────────┐
                    │   Lavar as mãos  │
                    └──────────────────┘
                              ▼
┌─────────────────────────────────────────────────────────────┐
│ Checar o medicamento no prontuário e anotar qualquer intercorrência │
└─────────────────────────────────────────────────────────────┘
                              ▼
                          ( Fim )
```

Assistência de Enfermagem

- Não massagear o local após a aplicação.
- Não aplicar mais de 1ml de solução.
- Se a agulha for maior, introduzir num ângulo de 45°.

Via Intradérmica

Definição

Consiste na aplicação de medicamentos entre a derme e a epiderme. Usa-se em testes de sensibilidade, vacinas e reações de hipersensibilidade.

Material

- Uma seringa de 1ml com o medicamento prescrito
- Uma agulha 15 x 5mm
- Duas bolas de algodão com álcool

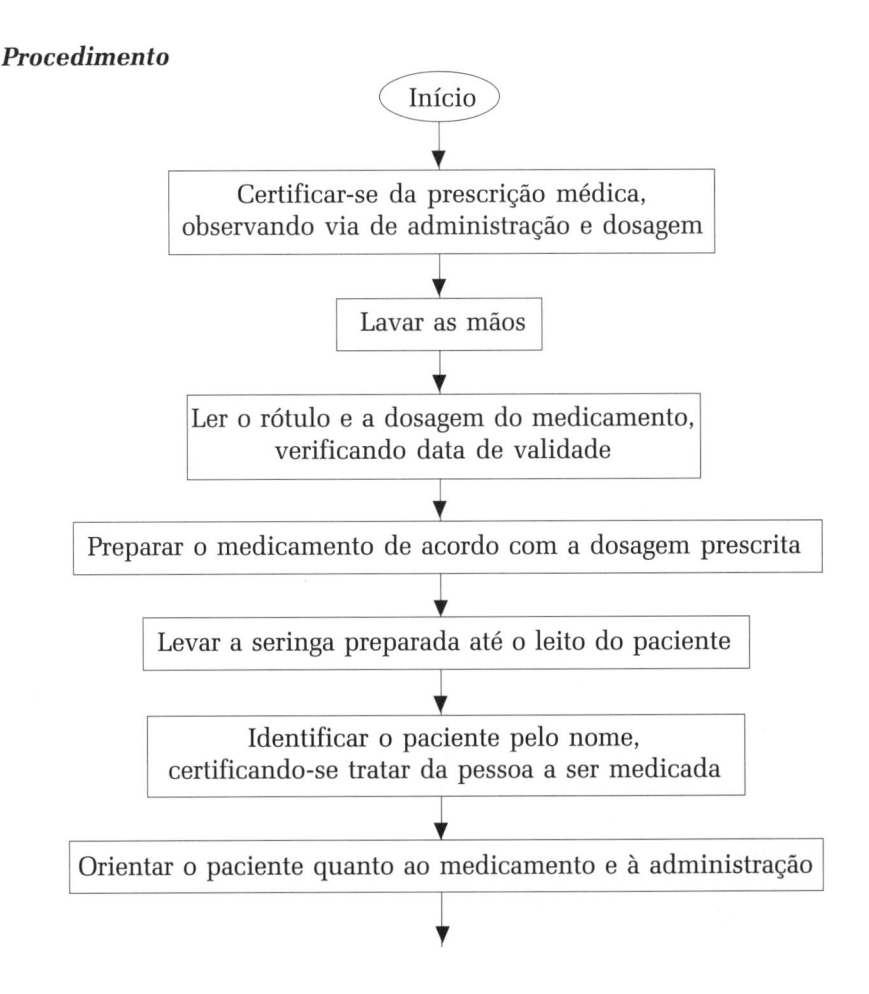

Procedimento

```
                    ( Início )
                        │
                        ▼
   ┌──────────────────────────────────────────┐
   │ Certificar-se da prescrição médica,      │
   │ observando via de administração e dosagem│
   └──────────────────────────────────────────┘
                        │
                        ▼
              ┌──────────────────┐
              │  Lavar as mãos   │
              └──────────────────┘
                        │
                        ▼
   ┌──────────────────────────────────────────┐
   │ Ler o rótulo e a dosagem do medicamento, │
   │       verificando data de validade       │
   └──────────────────────────────────────────┘
                        │
                        ▼
   ┌──────────────────────────────────────────────┐
   │ Preparar o medicamento de acordo com a dosagem prescrita │
   └──────────────────────────────────────────────┘
                        │
                        ▼
   ┌──────────────────────────────────────────────┐
   │ Levar a seringa preparada até o leito do paciente │
   └──────────────────────────────────────────────┘
                        │
                        ▼
   ┌──────────────────────────────────────────────┐
   │      Identificar o paciente pelo nome,        │
   │ certificando-se tratar da pessoa a ser medicada │
   └──────────────────────────────────────────────┘
                        │
                        ▼
   ┌──────────────────────────────────────────────────┐
   │ Orientar o paciente quanto ao medicamento e à administração │
   └──────────────────────────────────────────────────┘
                        │
                        ▼
```

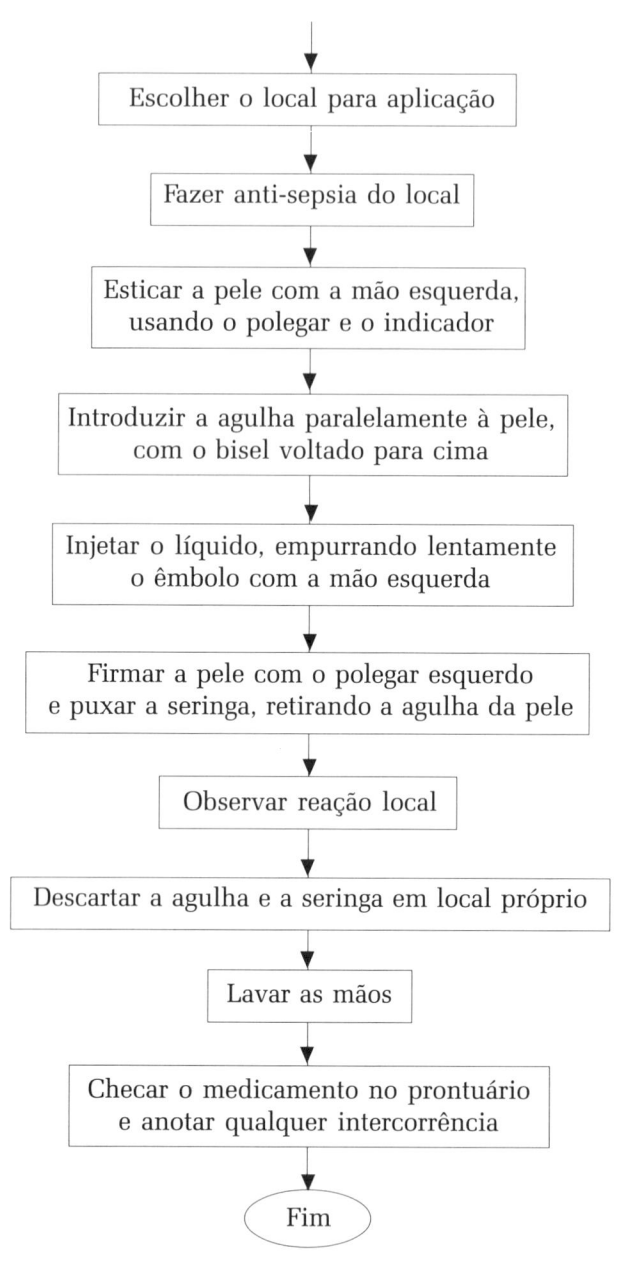

```
        ↓
┌─────────────────────────────┐
│ Escolher o local para aplicação │
└─────────────────────────────┘
        ↓
┌─────────────────────────┐
│ Fazer anti-sepsia do local │
└─────────────────────────┘
        ↓
┌──────────────────────────────────┐
│ Esticar a pele com a mão esquerda, │
│    usando o polegar e o indicador   │
└──────────────────────────────────┘
        ↓
┌────────────────────────────────────┐
│ Introduzir a agulha paralelamente à pele, │
│     com o bisel voltado para cima      │
└────────────────────────────────────┘
        ↓
┌────────────────────────────────────────┐
│ Injetar o líquido, empurrando lentamente │
│      o êmbolo com a mão esquerda        │
└────────────────────────────────────────┘
        ↓
┌──────────────────────────────────────────────┐
│      Firmar a pele com o polegar esquerdo      │
│ e puxar a seringa, retirando a agulha da pele │
└──────────────────────────────────────────────┘
        ↓
┌──────────────────────┐
│ Observar reação local │
└──────────────────────┘
        ↓
┌────────────────────────────────────────────┐
│ Descartar a agulha e a seringa em local próprio │
└────────────────────────────────────────────┘
        ↓
┌──────────────┐
│ Lavar as mãos │
└──────────────┘
        ↓
┌────────────────────────────────────────┐
│   Checar o medicamento no prontuário    │
│    e anotar qualquer intercorrência     │
└────────────────────────────────────────┘
        ↓
      ( Fim )
```

Assistência de Enfermagem

- Não massagear o local após a aplicação.
- Não aplicar mais de 0,5ml de solução.

CAPÍTULO 12

COLETA DE EXAMES

URINA DE 24 HORAS

Definição

Coleta de urina de 24 horas para fins diagnósticos.

Material

- Frasco adequado para o exame solicitado
- Um par de luvas de procedimento
- Papagaio ou comadre

Procedimento

```
                    ( Início )
                        │
                        ▼
┌─────────────────────────────────────────────────────────────┐
│ Identificar adequadamente o frasco com nome, data e início da coleta │
└─────────────────────────────────────────────────────────────┘
                        │
                        ▼
┌──────────────────────────┐      ◇ Paciente em ◇
│ **Não:** guardar toda a diurese │ ◀── autocuidado?
│ em frasco próprio,       │
│ desprezando a 1ª micção  │
│ e guardando a última     │
└──────────────────────────┘
                                       │
                                       ▼
        ┌────────────────────────────────────────────────┐
        │ **Sim:** orientar o paciente a:                │
        │ • esvaziar completamente a bexiga no início do │
        │   controle, desprezando a 1ª micção            │
        │ • guardar toda a diurese ou avisar a enfermagem│
        │   quando urinar                                │
        │ • esvaziar a bexiga na hora de fechar o controle, │
        │   colocando no frasco a última micção          │
        └────────────────────────────────────────────────┘
                                       │
                                       ▼
                            ┌───────────────────┐
                            │  Lavar as mãos    │
                            └───────────────────┘
                                       │
                                       ▼
                            ┌───────────────────┐
                            │  Calçar as luvas  │
                            └───────────────────┘
                                       │
                                       ▼
                    ┌───────────────────────────────────┐
                    │ Coletar a amostra, se necessário  │
                    └───────────────────────────────────┘
                                       │
                                       ▼
                    ┌───────────────────────────────────┐
                    │ Conservar na geladeira a amostra  │
                    │ até levar ao Laboratório Central  │
                    └───────────────────────────────────┘
                                       │
                                       ▼
        ┌────────────────────────────────────────────────────┐
        │ Encaminhar ao Laboratório Central: amostra         │
        │ + volume total ou o frasco, conforme o exame solicitado │
        └────────────────────────────────────────────────────┘
                                       │
                                       ▼
```

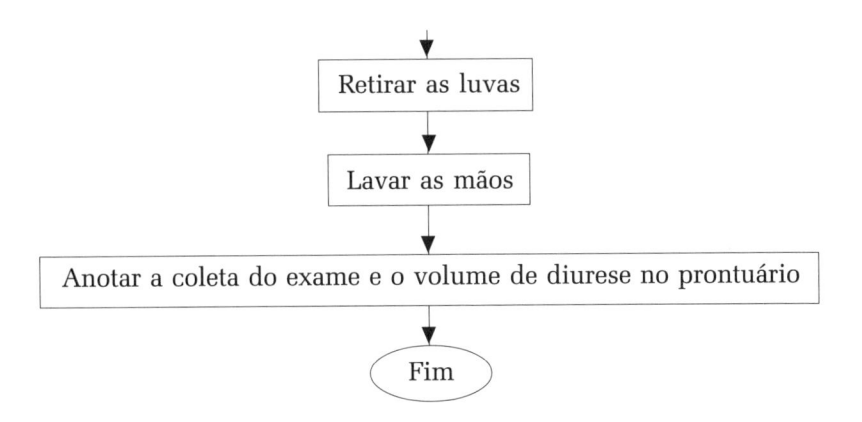

```
         ▼
  ┌─────────────────┐
  │ Retirar as luvas │
  └─────────────────┘
         ▼
  ┌─────────────────┐
  │  Lavar as mãos  │
  └─────────────────┘
         ▼
┌──────────────────────────────────────────────────────────┐
│ Anotar a coleta do exame e o volume de diurese no prontuário │
└──────────────────────────────────────────────────────────┘
         ▼
       ( Fim )
```

COLETA DE ESCARRO

Definição

Coleta de material para fins diagnósticos.

Material

- Coletor universal

Procedimento

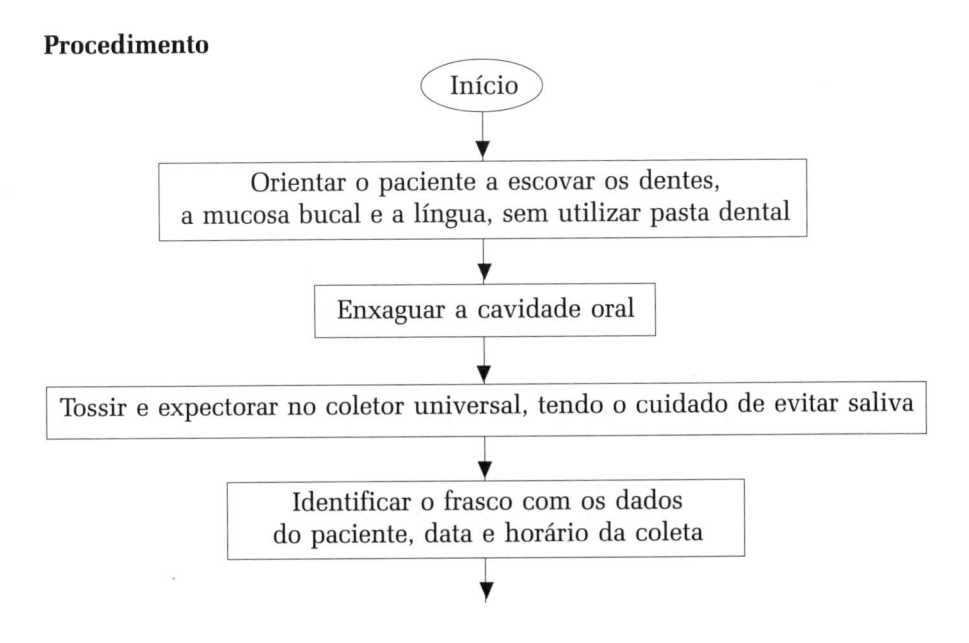

```
                    ( Início )
                        ▼
  ┌──────────────────────────────────────────────────┐
  │      Orientar o paciente a escovar os dentes,    │
  │ a mucosa bucal e a língua, sem utilizar pasta dental │
  └──────────────────────────────────────────────────┘
                        ▼
         ┌─────────────────────────────┐
         │   Enxaguar a cavidade oral   │
         └─────────────────────────────┘
                        ▼
┌────────────────────────────────────────────────────────────────┐
│ Tossir e expectorar no coletor universal, tendo o cuidado de evitar saliva │
└────────────────────────────────────────────────────────────────┘
                        ▼
         ┌─────────────────────────────────┐
         │  Identificar o frasco com os dados │
         │  do paciente, data e horário da coleta │
         └─────────────────────────────────┘
                        ▼
```

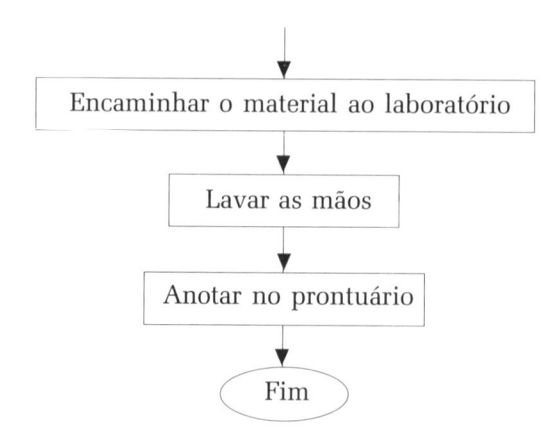

```
      ▼
┌─────────────────────────────────────┐
│ Encaminhar o material ao laboratório │
└─────────────────────────────────────┘
              ▼
       ┌──────────────┐
       │ Lavar as mãos │
       └──────────────┘
              ▼
     ┌────────────────────┐
     │ Anotar no prontuário │
     └────────────────────┘
              ▼
           ( Fim )
```

COLETA DE UROCULTURA

Definição

É a coleta de urina para exame laboratorial, com finalidade diagnóstica.

Material

- Uma cuba rim estéril
- Um pacote de gaze estéril
- Sabão neutro
- Uma seringa de 10ml
- Lâmina de cultivo ou tubo estéril

Procedimento

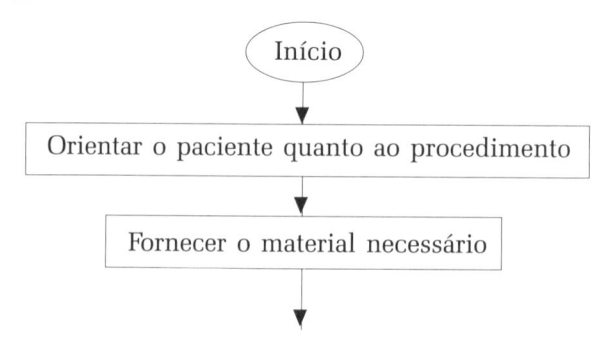

```
           ( Início )
              ▼
┌────────────────────────────────────────┐
│ Orientar o paciente quanto ao procedimento │
└────────────────────────────────────────┘
              ▼
     ┌──────────────────────────┐
     │ Fornecer o material necessário │
     └──────────────────────────┘
              ▼
```

```
                    │
                    ▼
         ◇ Sexo masculino ou feminino? ◇
         │                              │
         ▼                              ▼
┌─────────────────────────┐   ┌─────────────────────────┐
│ Sexo masculino: fazer   │   │ Sexo feminino: fazer    │
│ higiene no pênis com    │   │ higiene na região       │
│ gaze, água e sabão      │   │ perineal, nos grandes   │
│ neutro                  │   │ lábios e no meato       │
│                         │   │ uretral                 │
└─────────────────────────┘   └─────────────────────────┘
            │                             │
            ▼                             ▼
┌─────────────────────────┐   ┌─────────────────────────┐
│ Retrair o prepúcio e    │   │ Usar uma gaze por vez,  │
│ iniciar a limpeza da    │   │ com água e sabão neutro │
│ glande e do meato       │   └─────────────────────────┘
│ uretral, repetindo o    │             │
│ procedimento três vezes │             ▼
└─────────────────────────┘   ┌─────────────────────────┐
            │                 │ Limpar o meato uretral, │
            ▼                 │ afastando os pequenos   │
┌─────────────────────────┐   │ lábios com o polegar e  │
│ Retirar o excesso de    │   │ o indicador da mão      │
│ sabão com gaze e água   │   │ esquerda, mantendo-os   │
│ e secar                 │   │ afastados               │
└─────────────────────────┘   └─────────────────────────┘
                    │
                    ▼
┌───────────────────────────────────────────────┐
│ Urinar na cuba rim estéril, desprezando o 1º  │
│ jato, sem interromper o fluxo                 │
└───────────────────────────────────────────────┘
                    │
                    ▼
┌───────────────────────────────────────────────┐
│ Coletar ± 5ml com seringa e colocar em tubo   │
│ estéril ou lâmina de cultivo, colocando então │
│ uma etiqueta com o nome do paciente, data e   │
│ hora da coleta                                │
└───────────────────────────────────────────────┘
                    │
                    ▼
          ┌──────────────────┐
          │ Lavar as mãos    │
          └──────────────────┘
                    │
                    ▼
          ┌──────────────────────┐
          │ Anotar no prontuário │
          └──────────────────────┘
                    │
                    ▼
                ( Fim )
```

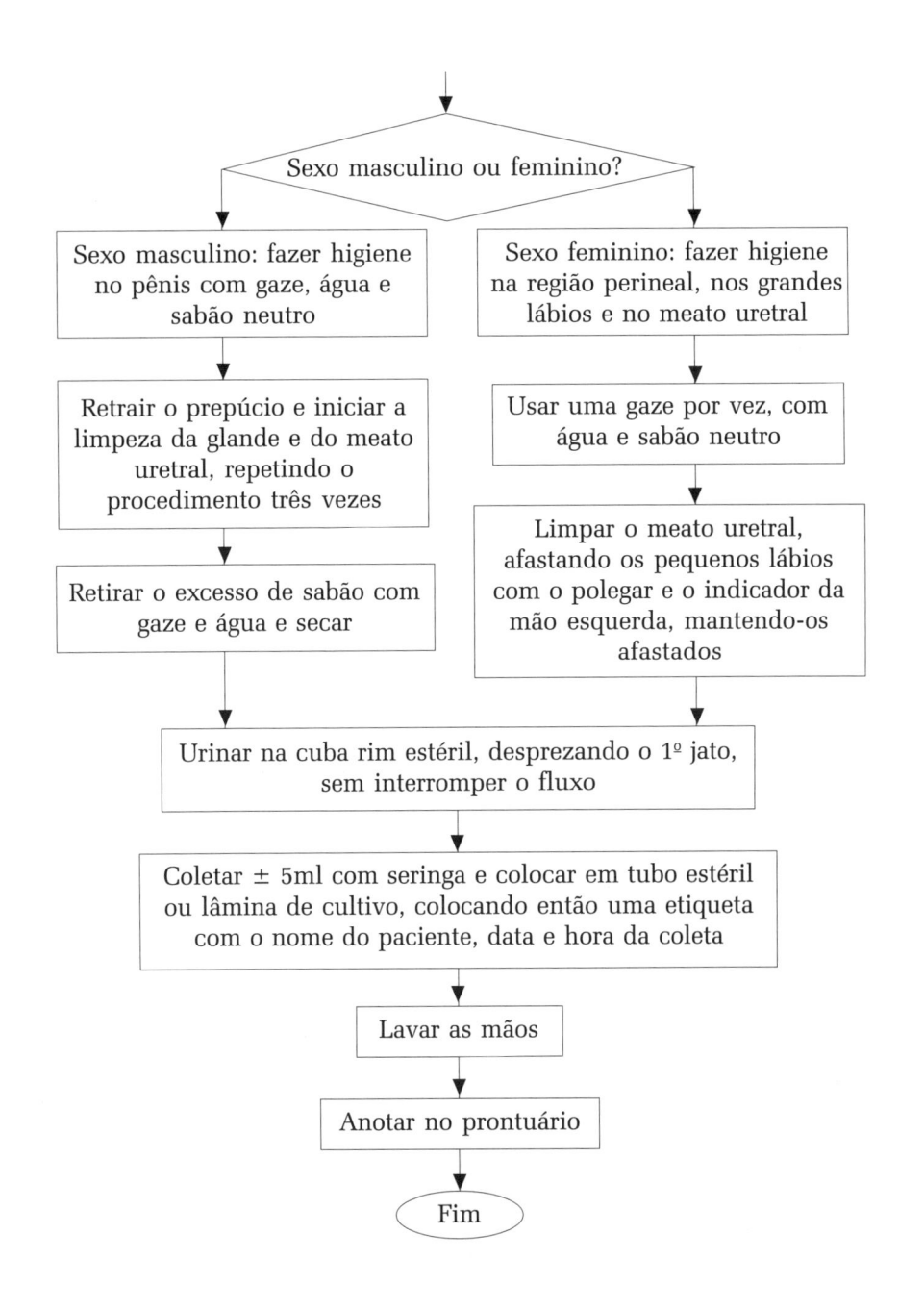

COLETA DE URINA DE SONDA VESICAL DE DEMORA

Definição

É a coleta de urina para fins diagnósticos.

Material

- Duas bolas de algodão com álcool a 70%
- Uma seringa de 10ml
- Uma agulha 30 x 8mm
- Um par de luvas de procedimento
- Lâmina de cultivo ou tubo estéril ou coletor universal

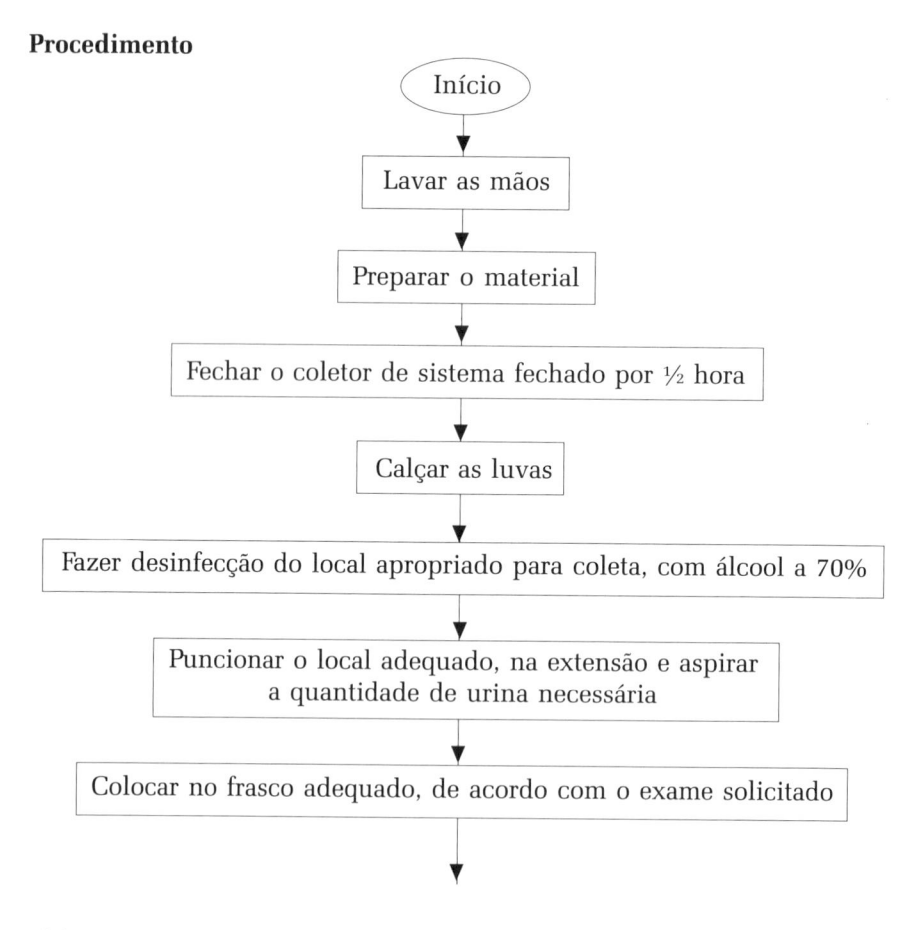

Procedimento

Início
↓
Lavar as mãos
↓
Preparar o material
↓
Fechar o coletor de sistema fechado por ½ hora
↓
Calçar as luvas
↓
Fazer desinfecção do local apropriado para coleta, com álcool a 70%
↓
Puncionar o local adequado, na extensão e aspirar a quantidade de urina necessária
↓
Colocar no frasco adequado, de acordo com o exame solicitado
↓

```
        ▼
┌─────────────────────────────────────────┐
│ Identificar o frasco com os dados do paciente │
└─────────────────────────────────────────┘
                    ▼
          ┌──────────────────┐
          │ Retirar as luvas │
          └──────────────────┘
                    ▼
          ┌──────────────────┐
          │  Lavar as mãos   │
          └──────────────────┘
                    ▼
        ┌──────────────────────┐
        │ Anotar no prontuário │
        └──────────────────────┘
                    ▼
               ( Fim )
```

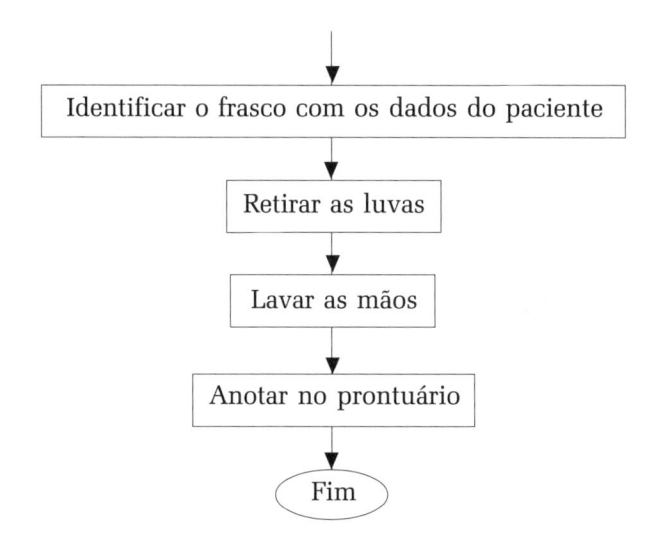

COLETA DE PONTA DE CATETER

Definição

É a coleta da extremidade proximal de cateteres venosos e arteriais no momento da retirada dos mesmos, para exame laboratorial (cultura), e constatação de presença ou não de infecção.

Material

- Um tubo seco estéril
- Dois cortantes ou lâmina de bisturi estéril
- 5ml de solução anti-séptica
- Um pacote de gaze estéril
- Um par de luvas estéril

Procedimento

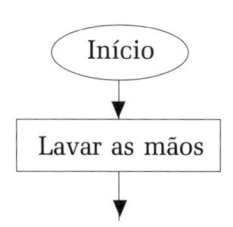

```
             ( Início )
                 ▼
         ┌───────────────┐
         │ Lavar as mãos │
         └───────────────┘
                 ▼
```

```
        ↓
┌─────────────────────────┐
│   Preparar o material   │
└─────────────────────────┘
            ↓
┌────────────────────────────────────────┐
│ Orientar o paciente quanto ao procedimento │
└────────────────────────────────────────┘
            ↓
┌─────────────────────────┐
│   Calçar luvas estéreis │
└─────────────────────────┘
            ↓
┌──────────────────────────────────────────────────────┐
│ Fazer anti-sepsia do local da inserção do cateter, com gaze │
│ embebida em solução anti-séptica e esperar secar     │
└──────────────────────────────────────────────────────┘
            ↓
┌────────────────────────────────────────────────┐
│ Cortar o ponto que prende o cateter à pele do paciente │
└────────────────────────────────────────────────┘
            ↓
┌─────────────────────────────┐
│ Tracionar o cateter lentamente │
└─────────────────────────────┘
            ↓
┌──────────────────────────────────────────────┐
│ Colocar a ponta proximal do cateter em tubo estéril │
└──────────────────────────────────────────────┘
            ↓
┌─────────────────────────────┐
│   Cortar com a lâmina estéril │
└─────────────────────────────┘
            ↓
┌─────────────────────────┐
│     Fechar o frasco     │
└─────────────────────────┘
            ↓
┌───────────────────────────────────────────┐
│ Identificar o frasco com os dados do paciente │
└───────────────────────────────────────────┘
            ↓
┌─────────────────────────────┐
│  Encaminhar ao laboratório  │
└─────────────────────────────┘
            ↓
┌─────────────────────────┐
│      Lavar as mãos      │
└─────────────────────────┘
            ↓
┌─────────────────────────┐
│   Anotar no prontuário  │
└─────────────────────────┘
            ↓
         (  Fim  )
```

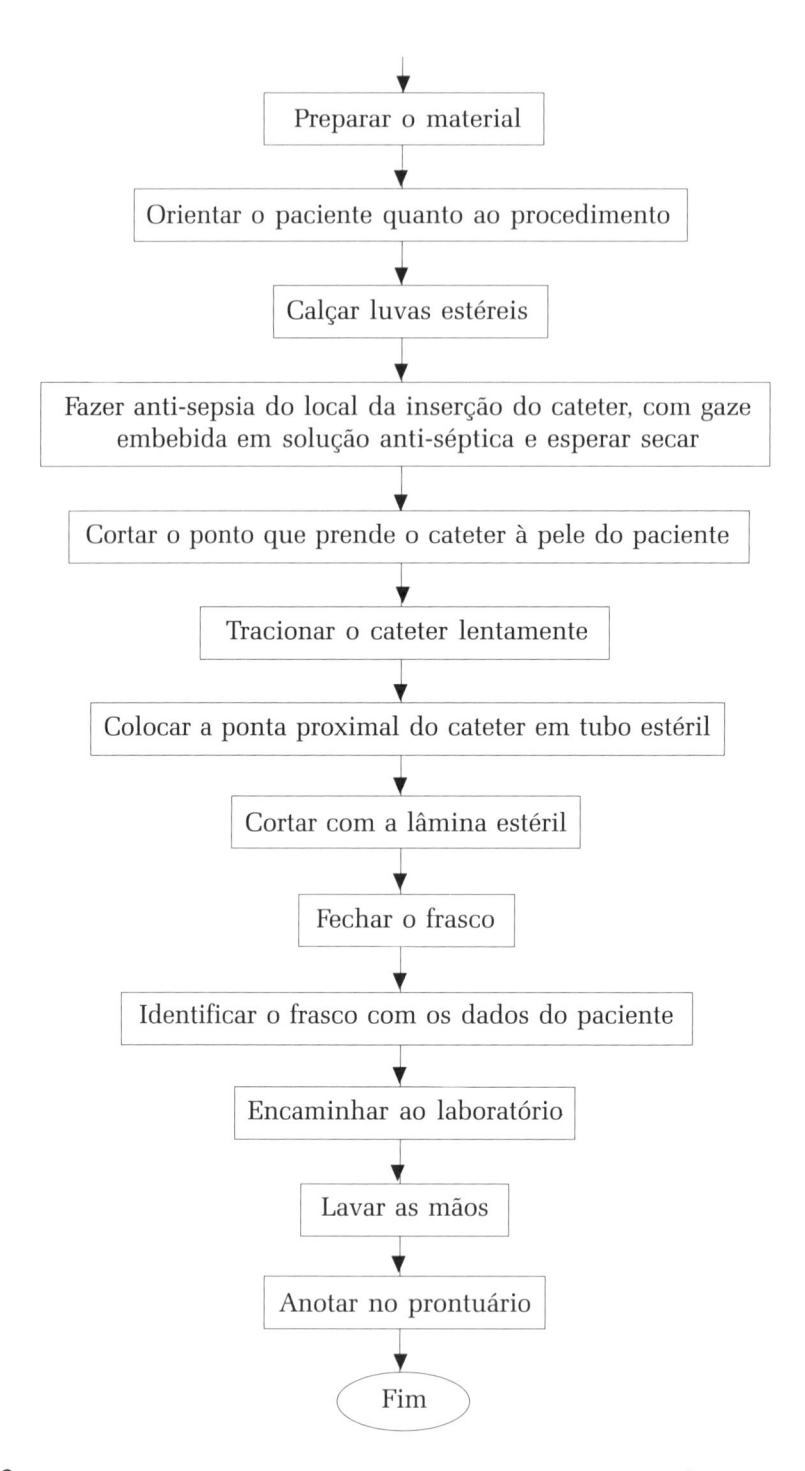

COLETA DE SECREÇÃO TRAQUEAL

Definição

É a coleta de secreção, feita por meio de aspiração traqueal para exames laboratoriais com finalidade diagnóstica.

Material

- Um coletor de mucosidade
- Uma sonda de aspiração adequada
- Um par de luvas estéril
- Um aspirador elétrico ou a vácuo

Procedimento

```
( Início )
    ↓
Lavar as mãos
    ↓
Preparar o material necessário
    ↓
Orientar o paciente, se consciente
    ↓
Montar o sistema de aspiração e conectar o coletor de mucosidade
entre a extensão do aspirador e a sonda de aspiração
    ↓
Realizar a aspiração conforme procedimento
    ↓
Desconectar o coletor de mucosidade e vedá-lo,
conforme orientação do fabricante
    ↓
Identificar o coletor com os dados do paciente
    ↓
```

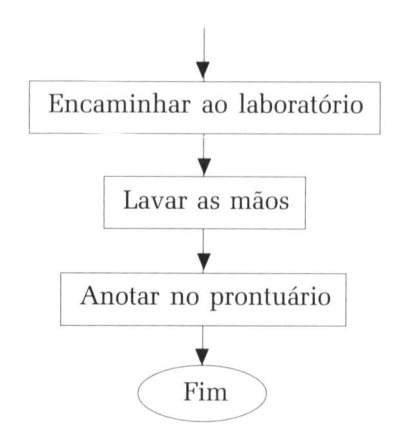

```
        ↓
┌─────────────────────────┐
│ Encaminhar ao laboratório│
└─────────────────────────┘
        ↓
┌─────────────────┐
│  Lavar as mãos  │
└─────────────────┘
        ↓
┌─────────────────────┐
│ Anotar no prontuário│
└─────────────────────┘
        ↓
       (Fim)
```

COLETA DE SANGUE PARA HEMOCULTURA

Definição

Amostra de sangue para fins diagnósticos.

Material

- Duas agulhas 30 x 8mm
- Seringa de 20ml
- Álcool a 70%
- Solução anti-séptica
- Duas bolas de algodão
- Um par de luvas de procedimento
- Frascos para hemocultura
  — aeróbico
  — anaeróbico

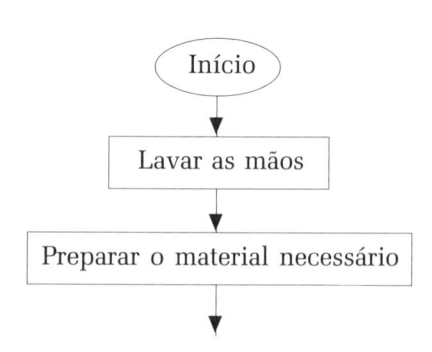

Procedimento

```
       (Início)
          ↓
┌─────────────────┐
│  Lavar as mãos  │
└─────────────────┘
          ↓
┌─────────────────────────────┐
│ Preparar o material necessário│
└─────────────────────────────┘
          ↓
```

```
                    │
                    ▼
    ┌─────────────────────────────────────┐
    │ Orientar o paciente quanto ao procedimento │
    └─────────────────────────────────────┘
                    │
                    ▼
           ┌──────────────────┐
           │  Calçar as luvas │
           └──────────────────┘
                    │
                    ▼
┌─────────────────────────────────────────────────┐
│  Fazer a anti-sepsia no local a ser puncionado, │
│  com álcool a 70% e deixar secar, em seguida fazer │
│  nova anti-sepsia com solução anti-séptica e deixar secar │
└─────────────────────────────────────────────────┘
                    │
                    ▼
    ┌─────────────────────────────────────┐
    │ Puncionar a veia e coletar o volume necessário │
    │        (cerca de 20ml) de sangue    │
    └─────────────────────────────────────┘
                    │
                    ▼
┌─────────────────────────────────────────────┐
│ Retirar o lacre dos frascos e injetar o volume necessário │
│             de sangue em cada um           │
└─────────────────────────────────────────────┘
                    │
                    ▼
┌─────────────────────────────────────────────┐
│  Identificar os frascos com os dados do paciente, │
│  colocando hora, data e quantidade de sangue injetado │
└─────────────────────────────────────────────┘
                    │
                    ▼
           ┌──────────────────┐
           │  Lavar as mãos   │
           └──────────────────┘
                    │
                    ▼
         ┌────────────────────┐
         │ Anotar no prontuário │
         └────────────────────┘
                    │
                    ▼
                ( Fim )
```

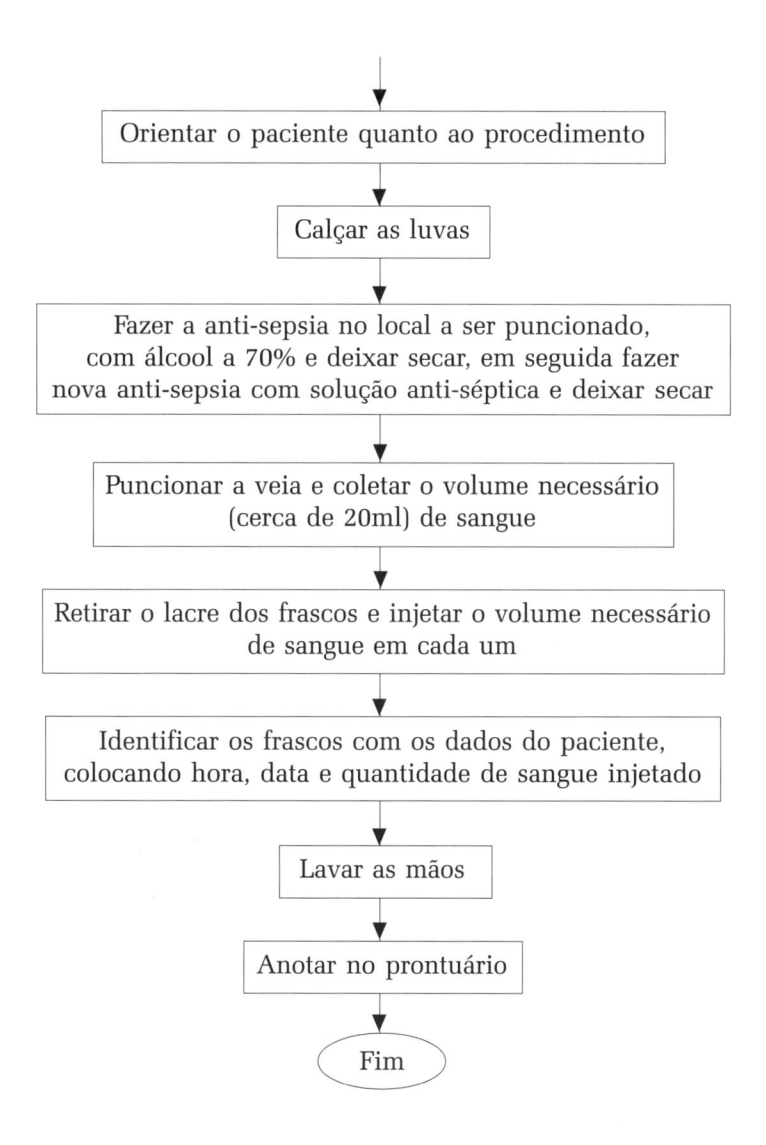

COLETA DE FEZES

Definição

- *PPF* — É o exame laboratorial que tem por finalidade a pesquisa de helmintos e protozoários nas fezes.
- *Coprocultura* — É o exame laboratorial que permite pesquisar, identificar e quantificar a presença de colônias de bactérias nas fezes.

Material

- Uma comadre estéril (se coprocultura)
- Uma espátula
- Um frasco coletor adequado
- Um par de luvas de procedimento

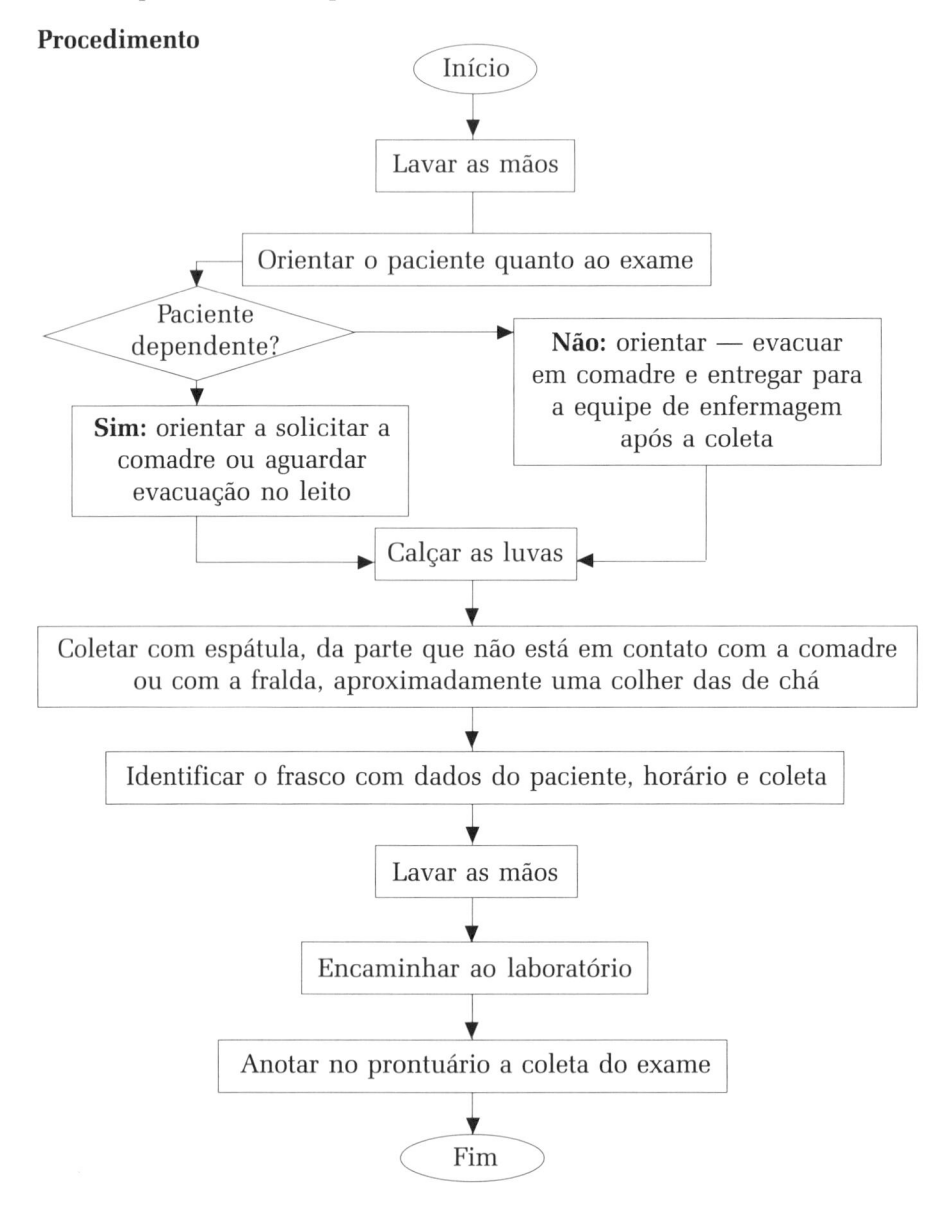

Procedimento

```
                    Início
                      │
                      ▼
               Lavar as mãos
                      │
                      ▼
        Orientar o paciente quanto ao exame
                      │
                      ▼
              Paciente dependente?
              /              \
           Sim                Não
            │                  │
  Sim: orientar a      Não: orientar — evacuar
  solicitar a comadre  em comadre e entregar para
  ou aguardar          a equipe de enfermagem
  evacuação no leito   após a coleta
            \                  /
              ▼              ▼
                Calçar as luvas
                      │
                      ▼
  Coletar com espátula, da parte que não está em contato com a comadre
  ou com a fralda, aproximadamente uma colher das de chá
                      │
                      ▼
  Identificar o frasco com dados do paciente, horário e coleta
                      │
                      ▼
               Lavar as mãos
                      │
                      ▼
           Encaminhar ao laboratório
                      │
                      ▼
        Anotar no prontuário a coleta do exame
                      │
                      ▼
                     Fim
```

Assistência de Enfermagem

- Se PPF, conservar em geladeira caso o período de espera seja superior a 12 horas.
- Se coprocultura, encaminhar no máximo em 12 horas após a coleta e deixar em temperatura ambiente.

GLICOSÚRIA

Definição

É a verificação da dosagem aproximada da presença de glicose na urina.

Material

- Um par de luvas de procedimento
- Tiras reagentes
- Comadre ou papagaio ou cuba rim (limpas)
- Uma seringa de 5ml
- Uma agulha descartável

Procedimento

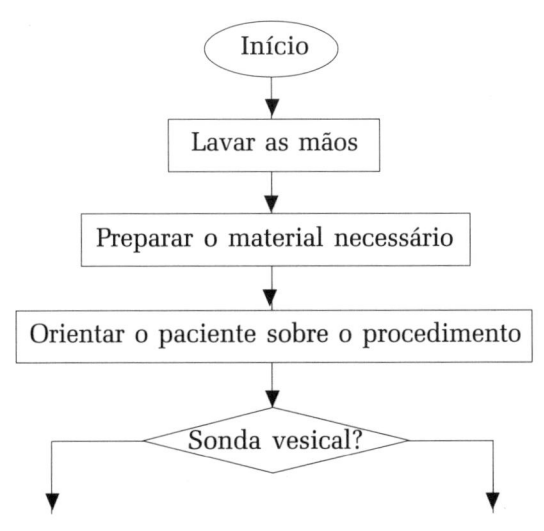

```
        Início
          │
          ▼
    Lavar as mãos
          │
          ▼
 Preparar o material necessário
          │
          ▼
Orientar o paciente sobre o procedimento
          │
          ▼
       ◇ Sonda vesical? ◇
      ↙                  ↘
```

```
┌─────────────────────────┐                    ┌─────────────────────────┐
│ Não: oferecer o recipiente │                 │ Sim: calçar as luvas    │
│ para o paciente urinar  │                    │ e com agulha e seringa, │
│ (comadre, papagaio      │                    │ aspirar ±5ml de urina   │
│ ou cuba rim)            │                    │ do circuito do sistema  │
└─────────────────────────┘                    │ previamente fechado,    │
            │                                  │ por 30 minutos          │
            ▼                                  └─────────────────────────┘
    ┌───────────────┐                                      │
    │ Calçar as luvas│                                     ▼
    └───────────────┘                         ┌─────────────────────────────┐
            │                                 │ Retirar a agulha e derramar │
            ▼                                 │ a urina sobre a tira reagente│
  ┌──────────────────────┐                    └─────────────────────────────┘
  │ Pegar uma tira reagente│                              │
  │ e molhar a parte reagente│                            │
  │ na urina              │                               │
  └──────────────────────┘                                │
            │                                             │
            ▼                                             │
  ┌──────────────────────────┐                            │
  │ Escorrer o excesso de urina│                          │
  │ na borda do recipiente   │                            │
  └──────────────────────────┘                            │
            │                                             │
            ▼                                             ▼
┌──────────────────────────────────────────────────────────────┐
│ Comparar a parte reagente com a escala cromática fornecida   │
│ pelo fabricante das tiras reagentes                          │
└──────────────────────────────────────────────────────────────┘
                              │
                              ▼
        ┌──────────────────────────────────────────────┐
        │ Retirar as luvas após desprezar o restante da urina │
        └──────────────────────────────────────────────┘
                              │
                              ▼
                    ┌──────────────────┐
                    │ Lavar as mãos    │
                    └──────────────────┘
                              │
                              ▼
   ┌──────────────────────────────────────────────────────┐
   │ Anotar o procedimento e o resultado no prontuário,   │
   │ observando orientação da prescrição médica           │
   └──────────────────────────────────────────────────────┘
                              │
                              ▼
                         (   Fim   )
```

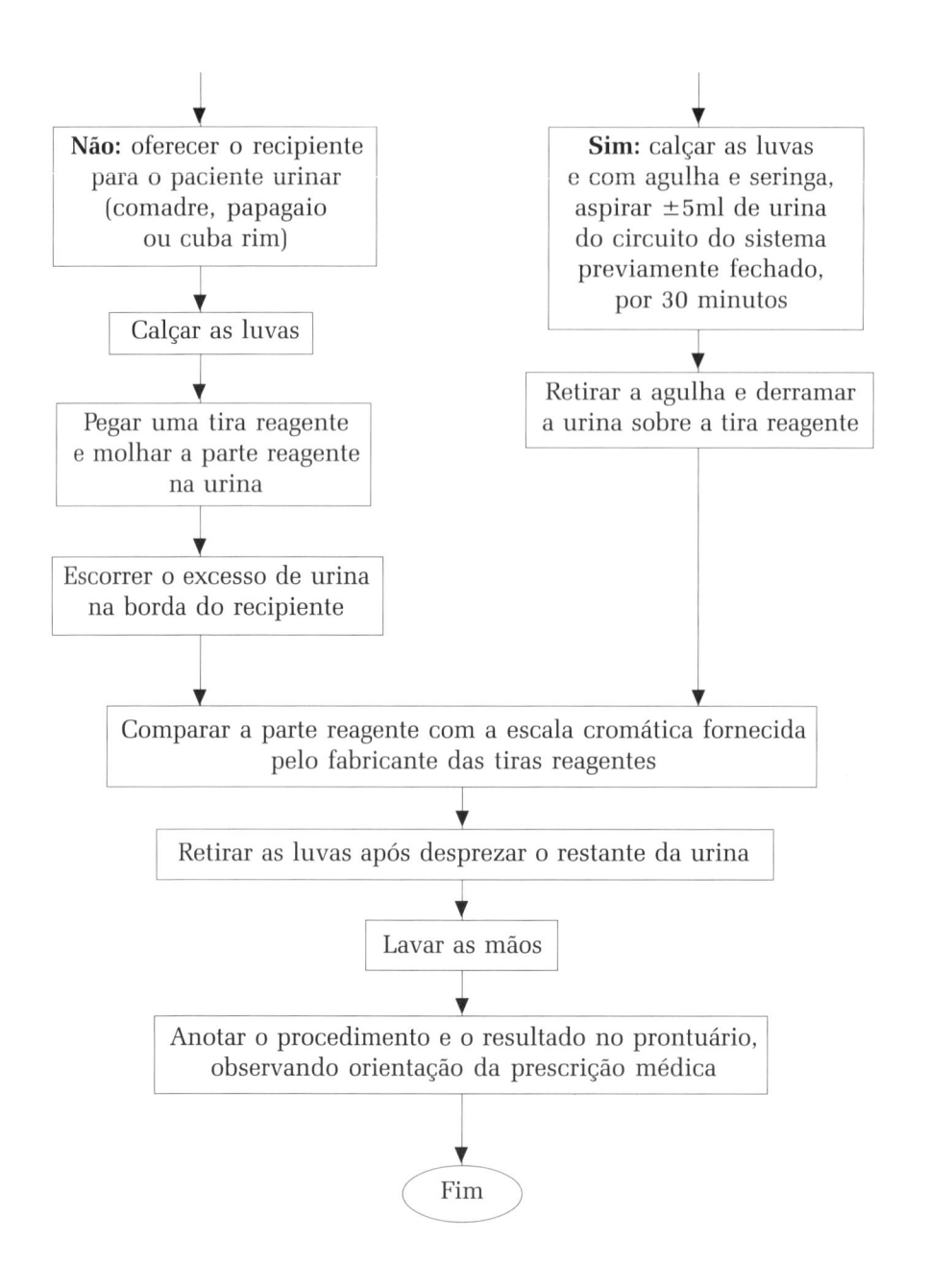

GLICEMIA CAPILAR

Definição

É a verificação da dosagem de glicose no sangue por meio do glucosímetro.

Material

- Uma bandeja
- Um par de luvas de procedimento
- Duas bolas de algodão embebido em álcool a 70%
- Uma agulha fina (25 x 6mm ou 25 x 7mm)
- Tiras reagentes
- Glucosímetro

Procedimentos

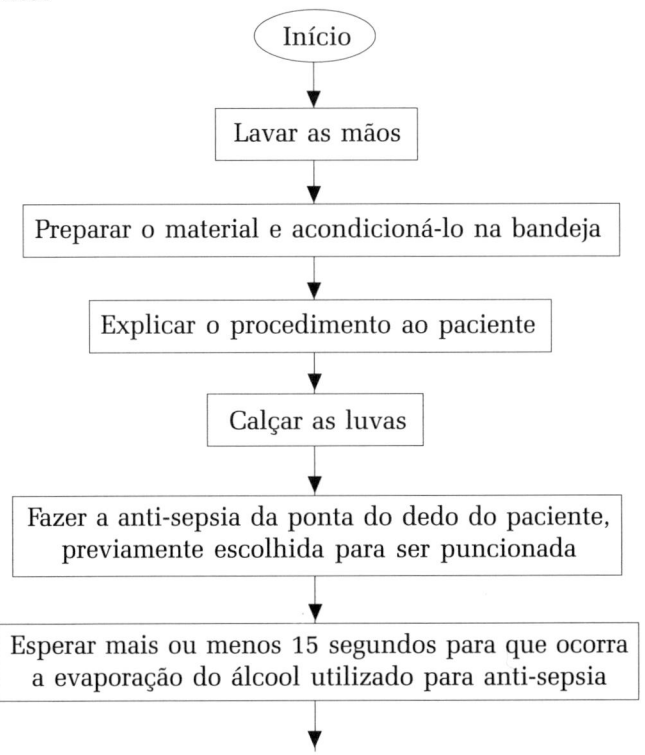

```
                    ( Início )
                        ↓
                 Lavar as mãos
                        ↓
    Preparar o material e acondicioná-lo na bandeja
                        ↓
           Explicar o procedimento ao paciente
                        ↓
                  Calçar as luvas
                        ↓
    Fazer a anti-sepsia da ponta do dedo do paciente,
         previamente escolhida para ser puncionada
                        ↓
    Esperar mais ou menos 15 segundos para que ocorra
       a evaporação do álcool utilizado para anti-sepsia
                        ↓
```

Capítulo 12

```
   ↓
┌─────────────────────────────────────────────────────┐
│ Puncionar a ponta do dedo, fazendo pressão acima    │
│ do local da punção, até que se obtenha uma gota de sangue │
└─────────────────────────────────────────────────────┘
   ↓
┌─────────────────────────────────────────────┐
│ Molhar a tira reagente nesta gota de sangue │
└─────────────────────────────────────────────┘
   ↓
┌─────────────────────────────────────────────┐
│ Pressionar a área puncionada com o algodão  │
│ embebido em álcool a 70%                    │
└─────────────────────────────────────────────┘
   ↓
┌───────────────────────────────────────────────────────┐
│ Proceder à leitura da dosagem de glicose de acordo    │
│ com as orientações do fabricante do glucosímetro      │
└───────────────────────────────────────────────────────┘
   ↓
┌──────────────────┐
│ Retirar as luvas │
└──────────────────┘
   ↓
┌───────────────┐
│ Lavar as mãos │
└───────────────┘
   ↓
┌─────────────────────────────────────────────────────┐
│ Anotar o horário e o resultado do procedimento      │
│ no prontuário do paciente                           │
└─────────────────────────────────────────────────────┘
   ↓
┌──────────────────────────────────────────────────────┐
│ Observar a prescrição médica quanto às orientações   │
│ sobre a necessidade de medicamentos.                 │
└──────────────────────────────────────────────────────┘
   ↓
 ( Fim )
```

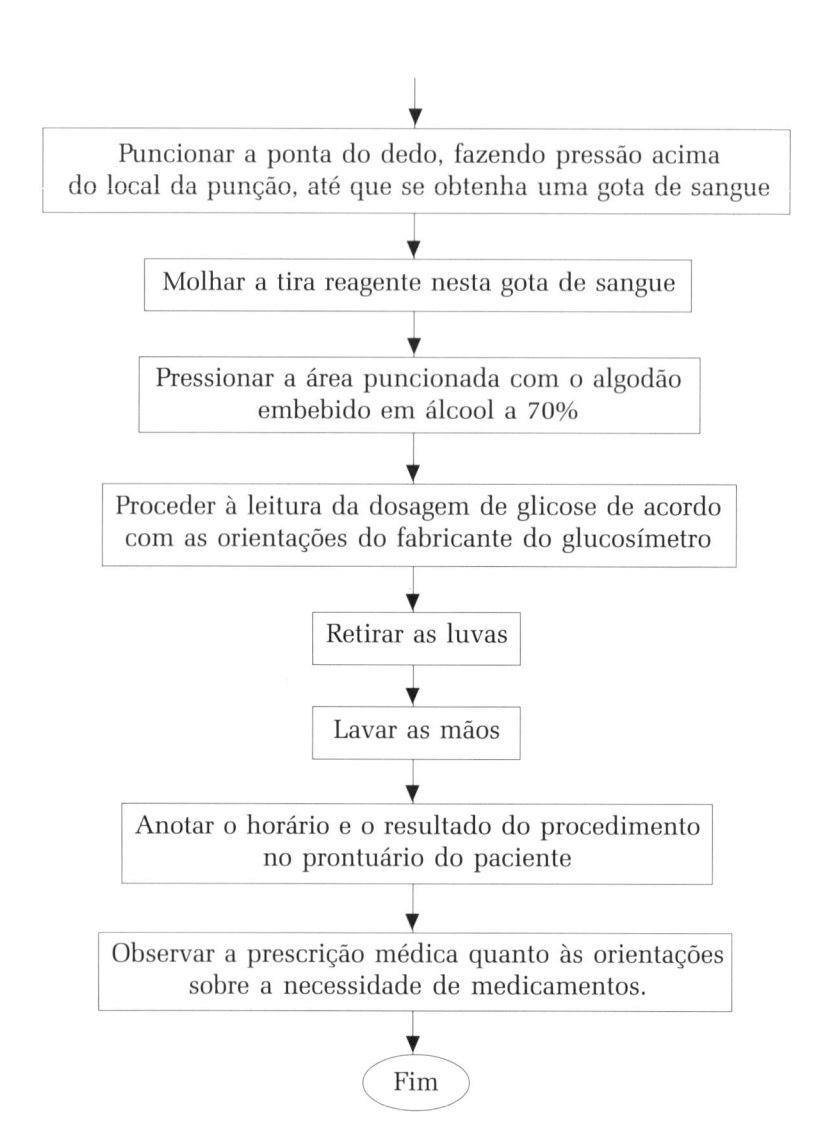

CAPÍTULO 13

PUNÇÃO VENOSA

DEFINIÇÃO

É a introdução de uma agulha ou cateter em uma veia periférica com o objetivo de coletar sangue ou administrar medicamento.

MATERIAL

- Uma bandeja
- Um dispositivo venoso (*scalp*, *a-cath* ou agulha)
- Um garrote
- Duas bolas de algodão embebidas em álcool a 70%
- Um par de luvas de procedimento
- Fita adesiva (esparadrapo, *dermicel* ou micropore)
- Material para coleta de sangue ou
- Solução para infusão venosa

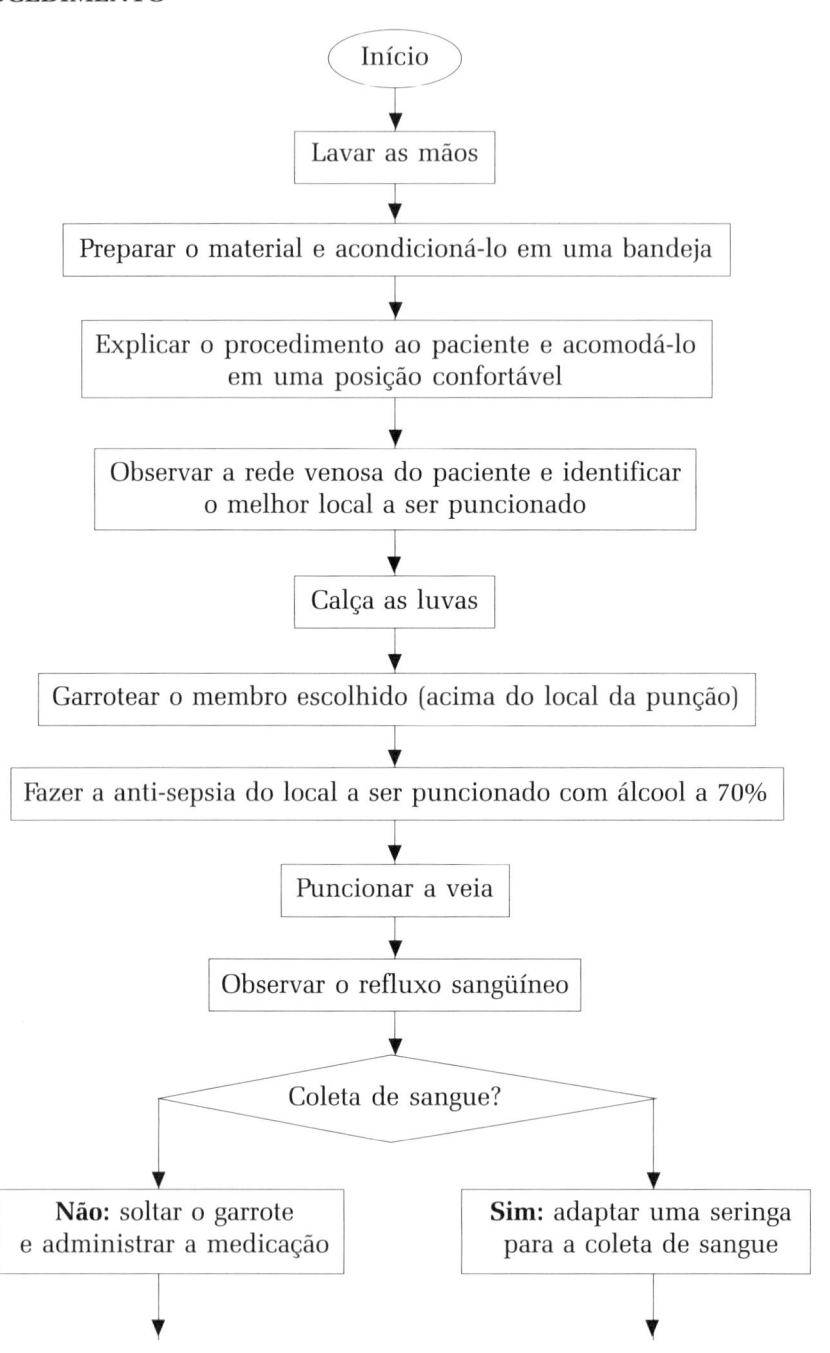

PROCEDIMENTO

```
                            ( Início )
                                │
                                ▼
                      ┌──────────────────┐
                      │  Lavar as mãos   │
                      └──────────────────┘
                                │
                                ▼
        ┌──────────────────────────────────────────────┐
        │ Preparar o material e acondicioná-lo em uma bandeja │
        └──────────────────────────────────────────────┘
                                │
                                ▼
        ┌──────────────────────────────────────────────┐
        │   Explicar o procedimento ao paciente e acomodá-lo  │
        │           em uma posição confortável          │
        └──────────────────────────────────────────────┘
                                │
                                ▼
        ┌──────────────────────────────────────────────┐
        │   Observar a rede venosa do paciente e identificar  │
        │           o melhor local a ser puncionado     │
        └──────────────────────────────────────────────┘
                                │
                                ▼
                      ┌──────────────────┐
                      │  Calça as luvas  │
                      └──────────────────┘
                                │
                                ▼
        ┌──────────────────────────────────────────────┐
        │ Garrotear o membro escolhido (acima do local da punção) │
        └──────────────────────────────────────────────┘
                                │
                                ▼
        ┌──────────────────────────────────────────────┐
        │ Fazer a anti-sepsia do local a ser puncionado com álcool a 70% │
        └──────────────────────────────────────────────┘
                                │
                                ▼
                      ┌──────────────────┐
                      │  Puncionar a veia │
                      └──────────────────┘
                                │
                                ▼
                      ┌──────────────────────────┐
                      │ Observar o refluxo sangüíneo │
                      └──────────────────────────┘
                                │
                                ▼
                         ◇ Coleta de sangue? ◇
                         ┌──────┴──────┐
                         ▼             ▼
        ┌─────────────────────┐   ┌─────────────────────┐
        │ Não: soltar o garrote│   │ Sim: adaptar uma seringa │
        │ e administrar a medicação │ │ para a coleta de sangue │
        └─────────────────────┘   └─────────────────────┘
                    │                       │
                    ▼                       ▼
```

```
┌─────────────────────────────┐              ┌─────────────────────────────┐
│ Fixar o dispositivo com fita│              │ Soltar o garrote após obter │
│  adesiva, se for necessário │              │    a quantidade desejada    │
│ manter via de acesso venoso │              └──────────────┬──────────────┘
└─────────────┬───────────────┘                             ▼
              │                              ┌─────────────────────────────┐
              │                              │ Retirar o dispositivo utilizado│
              │                              │       para a punção         │
              │                              └──────────────┬──────────────┘
              │                                             ▼
              │                              ┌─────────────────────────────┐
              │                              │ Pressionar o local puncionado│
              │                              │    até parar o sangramento  │
              │                              └──────────────┬──────────────┘
              │                                             │
              └──────────────►  Lavar as mãos  ◄────────────┘
                                      │
                                      ▼
                    Anotar o procedimento no prontuário do paciente
                                      │
                                      ▼
                                    ( Fim )
```

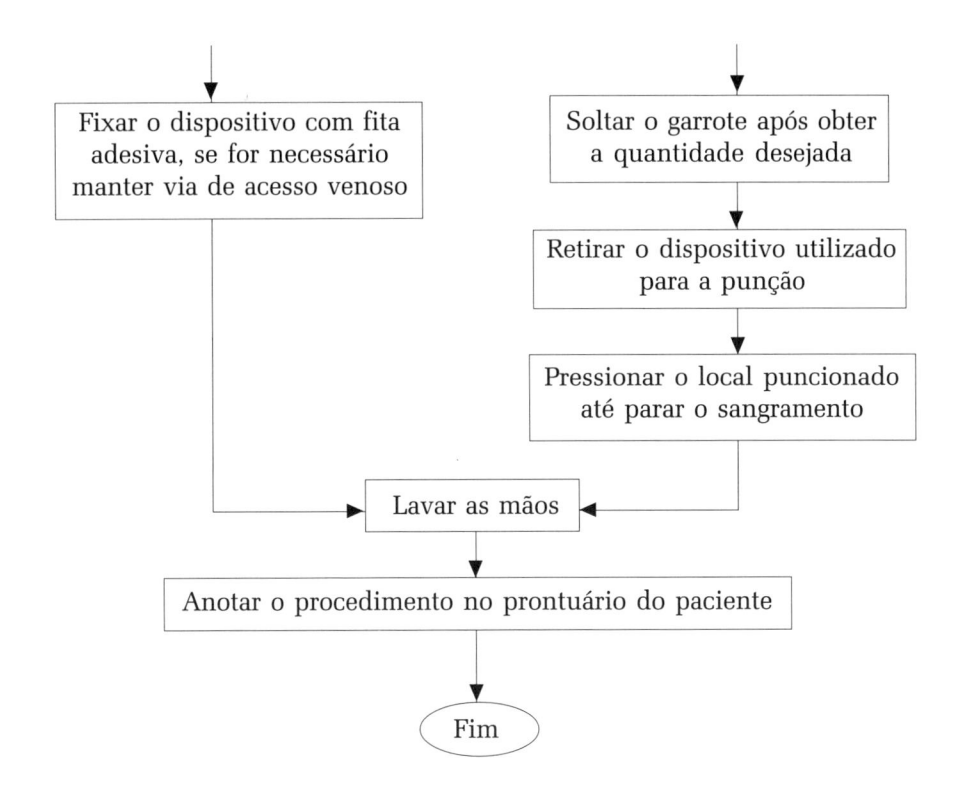

CAPÍTULO 14

ADMINISTRAÇÃO DE HEMOCOMPONENTES

DEFINIÇÃO

É a administração de sangue, hemácias, plasma, plaquetas e outros por via endovenosa.

MATERIAL

- Um equipo de sangue ou filtro
- Um par de luvas de procedimento
- Um pacote de gaze
- Bolas de algodão embebidas em álcool a 70%

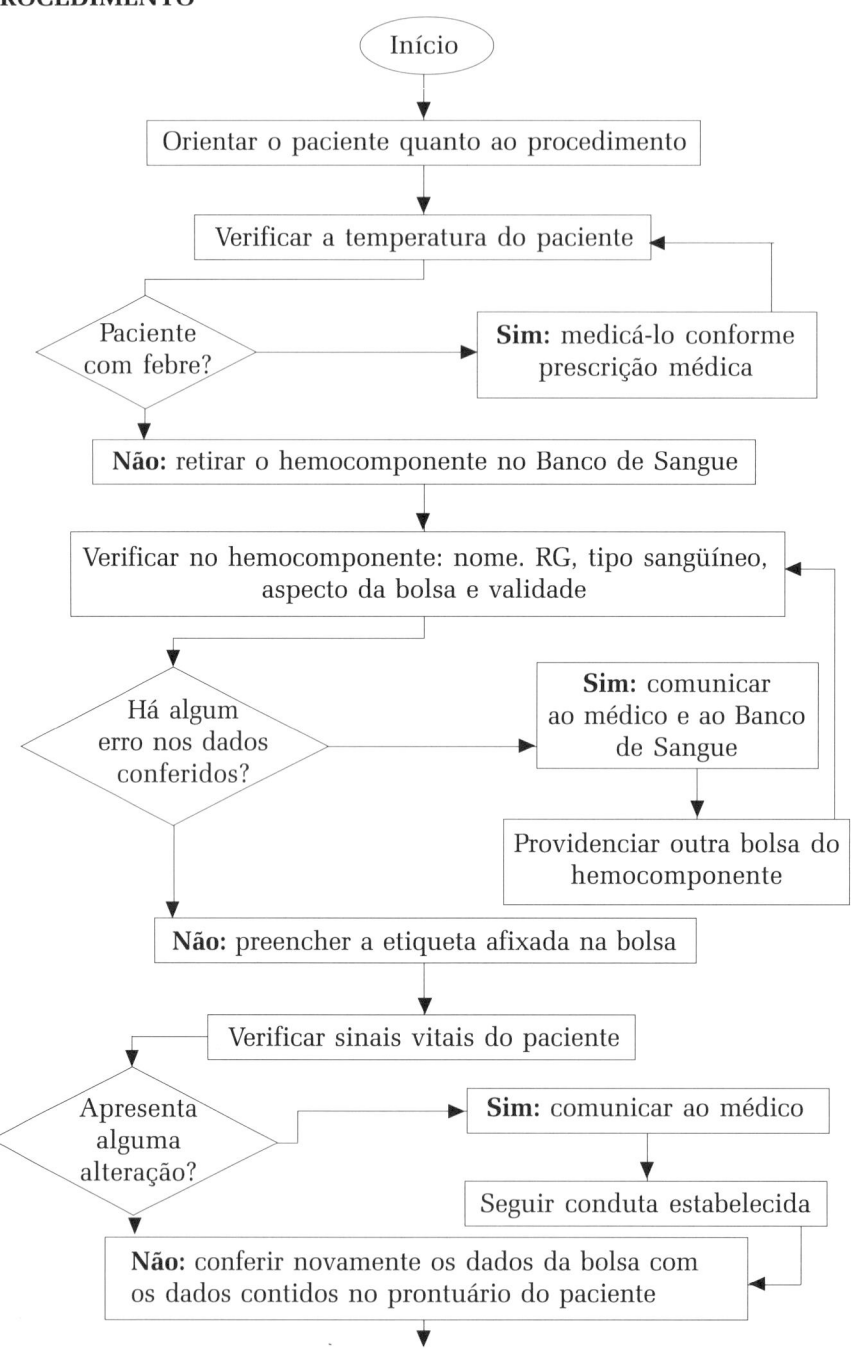

PROCEDIMENTO

```
                              Início
                                │
                                ▼
          ┌─────────────────────────────────────────┐
          │ Orientar o paciente quanto ao procedimento │
          └─────────────────────────────────────────┘
                                │
                                ▼
          ┌─────────────────────────────────────────┐
     ┌───▶│ Verificar a temperatura do paciente        │
     │    └─────────────────────────────────────────┘
     │                          │
     │                          ▼
     │                   ╱ Paciente ╲       ┌────────────────────────┐
     │                  ╱  com febre? ╲────▶│ Sim: medicá-lo conforme │
     │                  ╲             ╱      │     prescrição médica   │
     │                   ╲           ╱       └────────────────────────┘
     │                          │
     │                          ▼
     │    ┌─────────────────────────────────────────────────┐
     │    │ Não: retirar o hemocomponente no Banco de Sangue │
     │    └─────────────────────────────────────────────────┘
     │                          │
     │                          ▼
     │    ┌──────────────────────────────────────────────────────┐
     └───▶│ Verificar no hemocomponente: nome. RG, tipo sangüíneo,│◀──┐
          │             aspecto da bolsa e validade                │   │
          └──────────────────────────────────────────────────────┘   │
                                │                                    │
                                ▼                                    │
                       ╱ Há algum  ╲         ┌──────────────────┐   │
                      ╱  erro nos    ╲──────▶│ Sim: comunicar    │   │
                      ╲  dados      ╱        │ ao médico e ao Banco│  │
                       ╲ conferidos?╱        │     de Sangue     │   │
                                │             └──────────────────┘   │
                                │                      │              │
                                │                      ▼              │
                                │        ┌─────────────────────────┐ │
                                │        │ Providenciar outra bolsa do│
                                │        │      hemocomponente       │─┘
                                │        └─────────────────────────┘
                                ▼
          ┌──────────────────────────────────────────┐
          │ Não: preencher a etiqueta afixada na bolsa │
          └──────────────────────────────────────────┘
                                │
                                ▼
     ┌──▶ ┌──────────────────────────────────┐
     │    │ Verificar sinais vitais do paciente │
     │    └──────────────────────────────────┘
     │                          │
     │                          ▼
     │                 ╱ Apresenta ╲          ┌─────────────────────┐
     │                ╱   alguma    ╲────────▶│ Sim: comunicar ao médico│
     │                ╲  alteração? ╱          └─────────────────────┘
     │                 ╲           ╱                      │
     │                          │                          ▼
     │                          │            ┌────────────────────────┐
     │                          │            │ Seguir conduta estabelecida│
     │                          │            └────────────────────────┘
     │                          ▼                          │
     │    ┌────────────────────────────────────────────────┐
     │    │ Não: conferir novamente os dados da bolsa com   │◀─┘
     │    │ os dados contidos no prontuário do paciente     │
     │    └────────────────────────────────────────────────┘
                                │
                                ▼
```

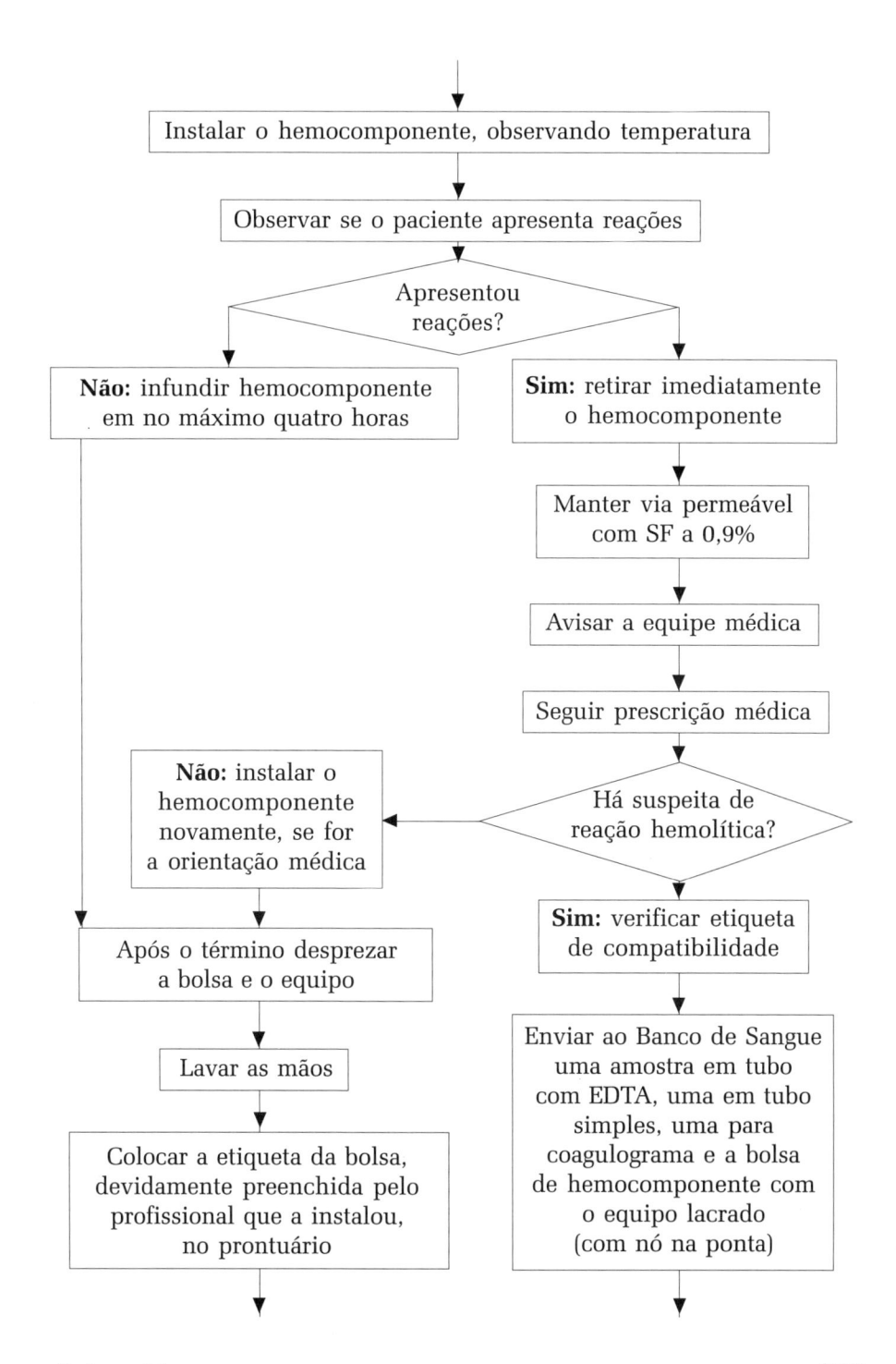

```
                    ↓
┌─────────────────────────────────────────────────┐
│ Instalar o hemocomponente, observando temperatura │
└─────────────────────────────────────────────────┘
                    ↓
┌─────────────────────────────────────────┐
│ Observar se o paciente apresenta reações │
└─────────────────────────────────────────┘
                    ↓
              ◇ Apresentou reações? ◇
```

Não: infundir hemocomponente em no máximo quatro horas

Sim: retirar imediatamente o hemocomponente

↓

Manter via permeável com SF a 0,9%

↓

Avisar a equipe médica

↓

Seguir prescrição médica

↓

◇ Há suspeita de reação hemolítica? ◇

Não: instalar o hemocomponente novamente, se for a orientação médica

Sim: verificar etiqueta de compatibilidade

↓

Após o término desprezar a bolsa e o equipo

↓

Lavar as mãos

↓

Colocar a etiqueta da bolsa, devidamente preenchida pelo profissional que a instalou, no prontuário

Enviar ao Banco de Sangue uma amostra em tubo com EDTA, uma em tubo simples, uma para coagulograma e a bolsa de hemocomponente com o equipo lacrado (com nó na ponta)

```
        ↓
┌─────────────────────────────────────────────────────────────┐
│        Checar na prescrição médica o hemocomponente.        │
│ Anotar o n.º da bolsa, intercorrências e providências tomadas│
└─────────────────────────────────────────────────────────────┘
                        ↓
                    ( Fim )
```

CAPÍTULO 15

CUIDADOS NA ADMINISTRAÇÃO DE NPP

DEFINIÇÃO

É a administração de Nutrição Parenteral Prolongada em pacientes com deficiências nutricionais ou que estejam em jejum prolongado. A administração de NPP pode ser feita por meio de cateter central (NPP a 20%) ou acesso venoso periférico (NPP a 5%). Os cuidados visam à não-contaminação da solução pelo cateter, além de promover a permeabilidade do mesmo, originando um bom aporte calórico-protéico ao paciente.

MATERIAL

- Frasco de solução prescrita
- Equipo próprio
- Bomba de infusão
- Bola de algodão embebida em álcool a 70%

PROCEDIMENTO

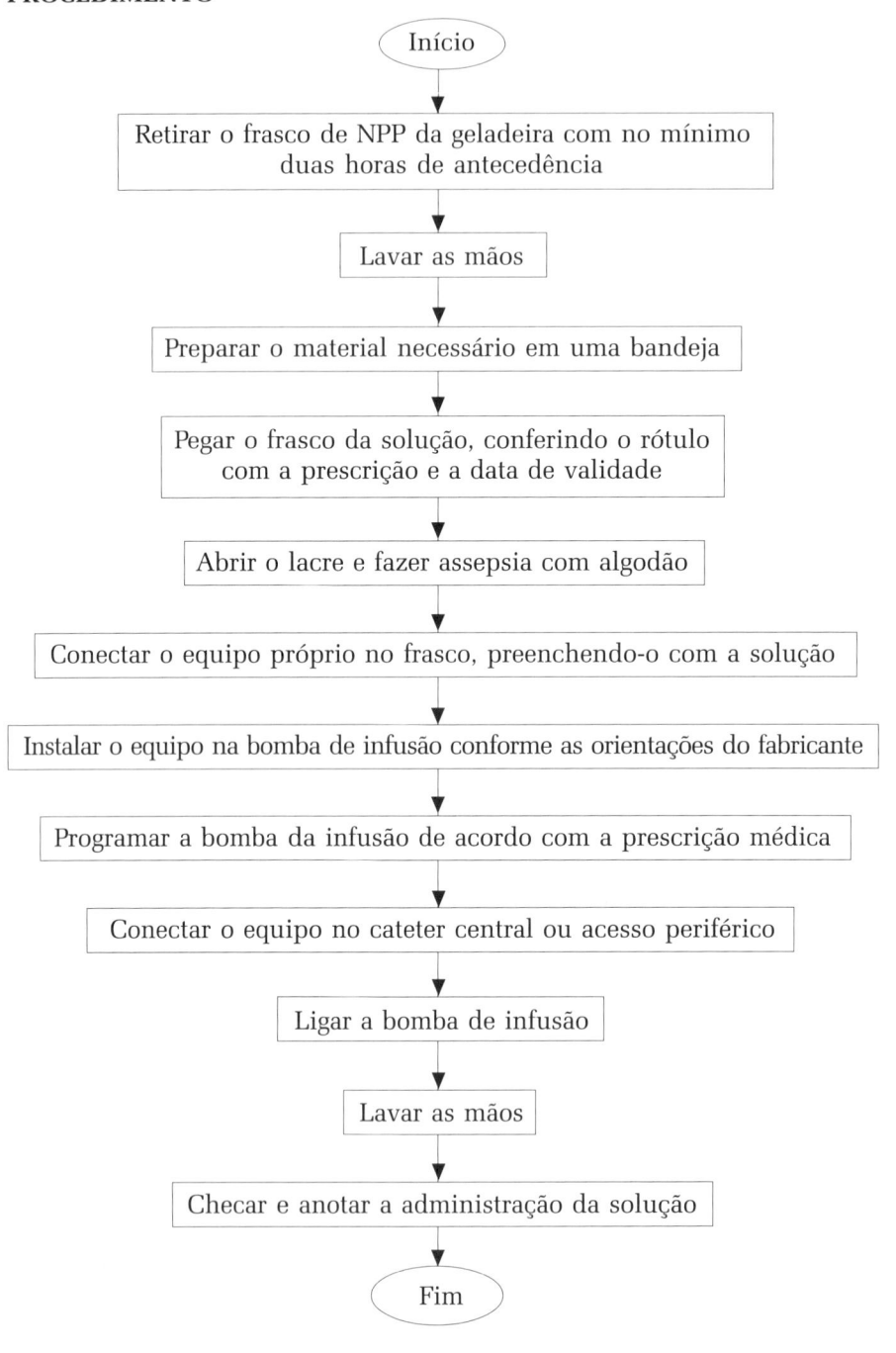

```
                            ┌─────────┐
                            │  Início │
                            └────┬────┘
                                 ▼
        ┌──────────────────────────────────────────────────┐
        │ Retirar o frasco de NPP da geladeira com no mínimo│
        │              duas horas de antecedência           │
        └──────────────────────┬───────────────────────────┘
                               ▼
                      ┌──────────────────┐
                      │   Lavar as mãos  │
                      └────────┬─────────┘
                               ▼
            ┌──────────────────────────────────────┐
            │ Preparar o material necessário em uma bandeja │
            └──────────────────┬───────────────────┘
                               ▼
            ┌──────────────────────────────────────┐
            │ Pegar o frasco da solução, conferindo o rótulo │
            │    com a prescrição e a data de validade       │
            └──────────────────┬───────────────────┘
                               ▼
          ┌────────────────────────────────────────┐
          │ Abrir o lacre e fazer assepsia com algodão │
          └────────────────────┬───────────────────┘
                               ▼
   ┌──────────────────────────────────────────────────────────┐
   │ Conectar o equipo próprio no frasco, preenchendo-o com a solução │
   └──────────────────────────┬───────────────────────────────┘
                              ▼
   ┌──────────────────────────────────────────────────────────┐
   │ Instalar o equipo na bomba de infusão conforme as orientações do fabricante │
   └──────────────────────────┬───────────────────────────────┘
                              ▼
   ┌──────────────────────────────────────────────────────────┐
   │ Programar a bomba da infusão de acordo com a prescrição médica │
   └──────────────────────────┬───────────────────────────────┘
                              ▼
        ┌────────────────────────────────────────────────┐
        │ Conectar o equipo no cateter central ou acesso periférico │
        └──────────────────────┬─────────────────────────┘
                               ▼
                   ┌───────────────────────┐
                   │ Ligar a bomba de infusão │
                   └───────────┬───────────┘
                               ▼
                      ┌──────────────────┐
                      │   Lavar as mãos  │
                      └────────┬─────────┘
                               ▼
            ┌──────────────────────────────────────┐
            │ Checar e anotar a administração da solução │
            └──────────────────┬───────────────────┘
                               ▼
                          ┌────────┐
                          │   Fim  │
                          └────────┘
```

ASSISTÊNCIA DE ENFERMAGEM A PACIENTES QUE FAZEM USO DE NPP

- Se cateter central, fazer curativo no mínimo uma vez ao dia.
- Manter o cateter pérvio.
- Fazer a troca do equipo a cada 24 horas ou quando necessário.
- Pesar o paciente diariamente.
- Controlar a diurese.
- Fazer controle da glicemia capilar, conforme a prescrição médica
- Fazer controle de temperatura no mínimo três vezes ao dia
- Se acesso venoso periférico, observar refluxo sangüíneo
- Fazer a troca de cateter periférico a cada três dias

CAPÍTULO 16

MONITORIZAÇÃO DOS PACIENTES

MONITORIZAÇÃO CARDÍACA

Definição

É o acompanhamento contínuo da freqüência e do ritmo cardíacos através do traçado e do sinal sonoro em aparelho próprio — monitor cardíaco.

Material

- Três ou cinco eletrodos descartáveis
- Um monitor cardíaco
- Pasta condutora (se necessário)

Procedimento

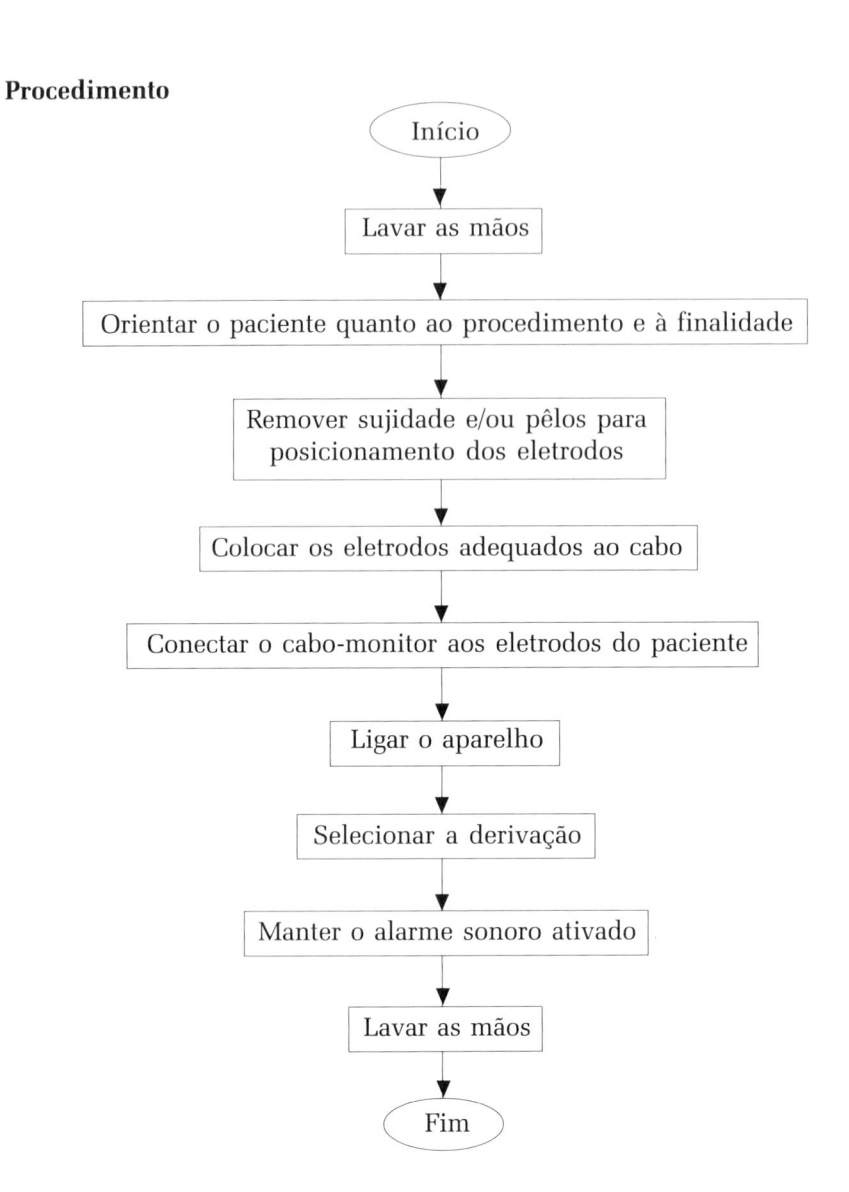

```
Início
  ↓
Lavar as mãos
  ↓
Orientar o paciente quanto ao procedimento e à finalidade
  ↓
Remover sujidade e/ou pêlos para posicionamento dos eletrodos
  ↓
Colocar os eletrodos adequados ao cabo
  ↓
Conectar o cabo-monitor aos eletrodos do paciente
  ↓
Ligar o aparelho
  ↓
Selecionar a derivação
  ↓
Manter o alarme sonoro ativado
  ↓
Lavar as mãos
  ↓
Fim
```

OXIMETRIA NÃO-INVASIVA DE PULSO

Definição

Método utilizado para indicar o nível de oxigenação do sangue. É realizada por meio de um sensor de luz vermelha, que pode ser colocado nos dedos das mãos ou dos pés, ouvidos, nariz e palmas das mãos.

Material

- Aparelho de oximetria não-invasiva
- Um sensor permanente e/ou descartável

Procedimento

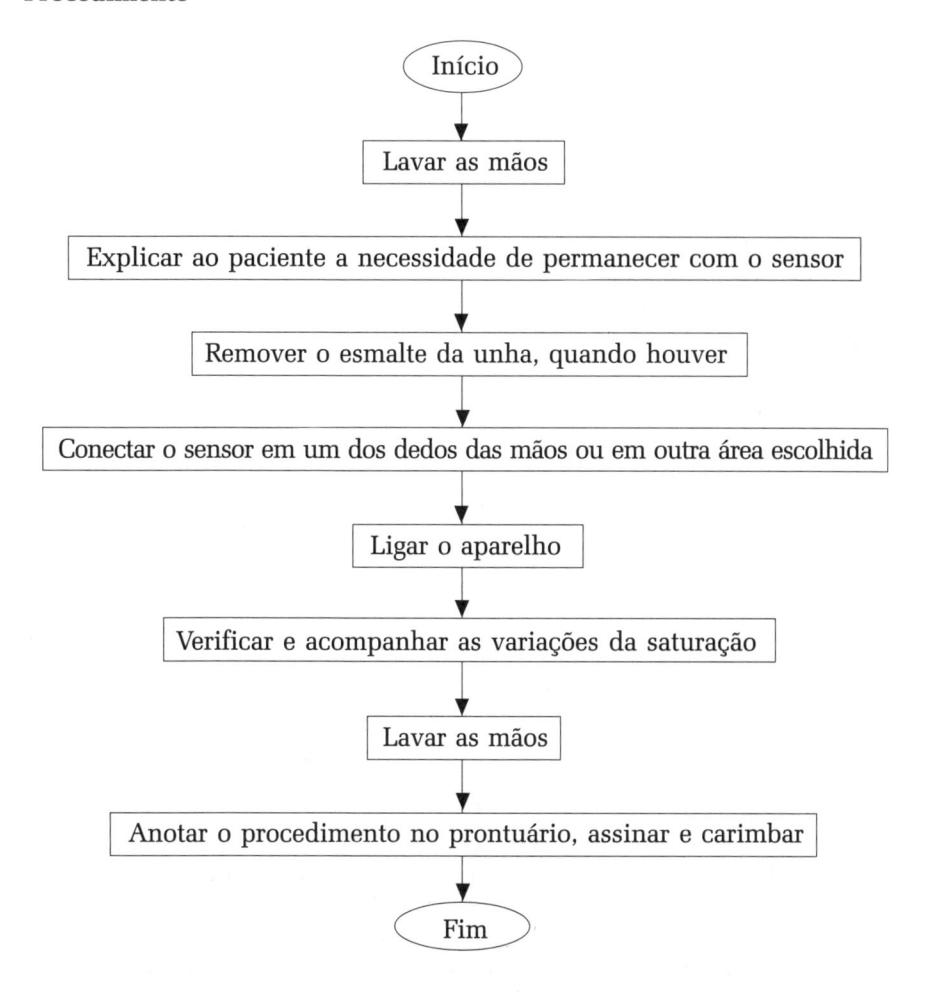

```
Início
  ↓
Lavar as mãos
  ↓
Explicar ao paciente a necessidade de permanecer com o sensor
  ↓
Remover o esmalte da unha, quando houver
  ↓
Conectar o sensor em um dos dedos das mãos ou em outra área escolhida
  ↓
Ligar o aparelho
  ↓
Verificar e acompanhar as variações da saturação
  ↓
Lavar as mãos
  ↓
Anotar o procedimento no prontuário, assinar e carimbar
  ↓
Fim
```

Assistência de Enfermagem

- Fazer rodízio do sensor em todos os dedos para evitar úlcera de pressão.
- Acompanhar e verificar as variações de saturação.
- Comunicar ao médico.

PRESSÃO VENOSA CENTRAL

Definição

A pressão venosa central é uma estimativa da pressão em nível do átrio direito, por meio de um cateter em veias cavas (geralmente a veia cava superior), permitindo avaliar o equilíbrio entre o retorno venoso e o desempenho do ventrículo direito. Esta pressão é obtida por uma coluna de água.

É indicada para pacientes em estado grave com anormalidades hemodinâmicas, cirurgias de grande porte e choques de qualquer etiologia.

Material

- Um equipo de PVC (equipo em y, acompanhado de fita graduada em cm)
- Uma torneira de três vias ou um intermediário
- Soro fisiológico ou glicosado a 5% — 250ml
- Um suporte de soro
- Um pedaço de fita adesiva
- Um nivelador (tipo régua de carpinteiro)

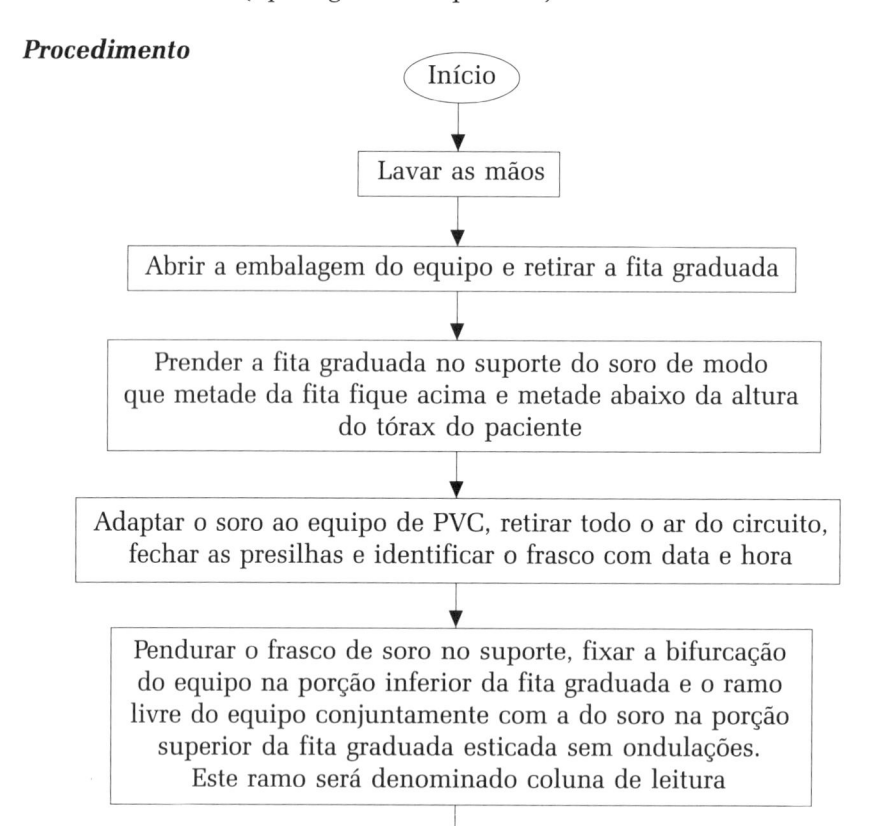

Procedimento

(Início)
↓
Lavar as mãos
↓
Abrir a embalagem do equipo e retirar a fita graduada
↓
Prender a fita graduada no suporte do soro de modo que metade da fita fique acima e metade abaixo da altura do tórax do paciente
↓
Adaptar o soro ao equipo de PVC, retirar todo o ar do circuito, fechar as presilhas e identificar o frasco com data e hora
↓
Pendurar o frasco de soro no suporte, fixar a bifurcação do equipo na porção inferior da fita graduada e o ramo livre do equipo conjuntamente com a do soro na porção superior da fita graduada esticada sem ondulações. Este ramo será denominado coluna de leitura
↓

```
┌─────────────────────────────────────────────────────────────┐
│ Certificar-se de que a coluna de leitura esteja preenchida, │
│ abrindo a presilha do soro e da coluna e fechando a do      │
│ paciente. A tampinha de proteção da coluna deve ser retirada│
│ para que o soro suba pela coluna                            │
└─────────────────────────────────────────────────────────────┘
                              ▼
┌─────────────────────────────────────────────────────────────┐
│ Colocar o paciente em decúbito dorsal horizontal            │
│ sem travesseiros ou coxins, com os braços posicionados      │
│ ao longo do corpo e MMII esticados, retirando colchas       │
│ e cobertores do tórax                                       │
└─────────────────────────────────────────────────────────────┘
                              ▼
┌─────────────────────────────────────────────────────────────┐
│ Colocar a extremidade do nivelador sobre o tórax (esterno)  │
│ ou no nível da linha axilar média e a outra extremidade     │
│ na fita graduada. Manter a bolha do nível no centro         │
└─────────────────────────────────────────────────────────────┘
                              ▼
┌─────────────────────────────────────────────────────────────┐
│ Assinalar o ponto correspondente do lado inferior do nivelador│
│ na fita graduada; este é o ponto zero (repetir esta manobra cada│
│ vez que verificar a PVC para confirmar o ponto zero)        │
└─────────────────────────────────────────────────────────────┘
                              ▼
┌─────────────────────────────────────────────────────────────┐
│ Conectar o equipo ao dispositivo de interligação com o cateter│
└─────────────────────────────────────────────────────────────┘
                              ▼
┌─────────────────────────────────────────────────────────────┐
│ Desligar o soro de manutenção ou medicamentos               │
└─────────────────────────────────────────────────────────────┘
                              ▼
┌─────────────────────────────────────────────────────────────┐
│ Abrir a presilha da coluna de leitura e a do paciente       │
└─────────────────────────────────────────────────────────────┘
                              ▼
┌─────────────────────────────────────────────────────────────┐
│ Observar a descida rápida do soro na coluna de leitura      │
│ e a oscilação do líquido conforme a respiração do paciente  │
└─────────────────────────────────────────────────────────────┘
                              ▼
┌─────────────────────────────────────────────────────────────┐
│ Fazer a leitura considerando o ponto mais baixo da oscilação│
│ (quando o paciente estiver com respirador artificial,       │
│ desconectá-lo momentaneamente, se puder)                    │
└─────────────────────────────────────────────────────────────┘
                              ▼
┌─────────────────────────────────────────────────────────────┐
│ Religar o soro de manutenção ou medicamentos                │
└─────────────────────────────────────────────────────────────┘
                              ▼
```

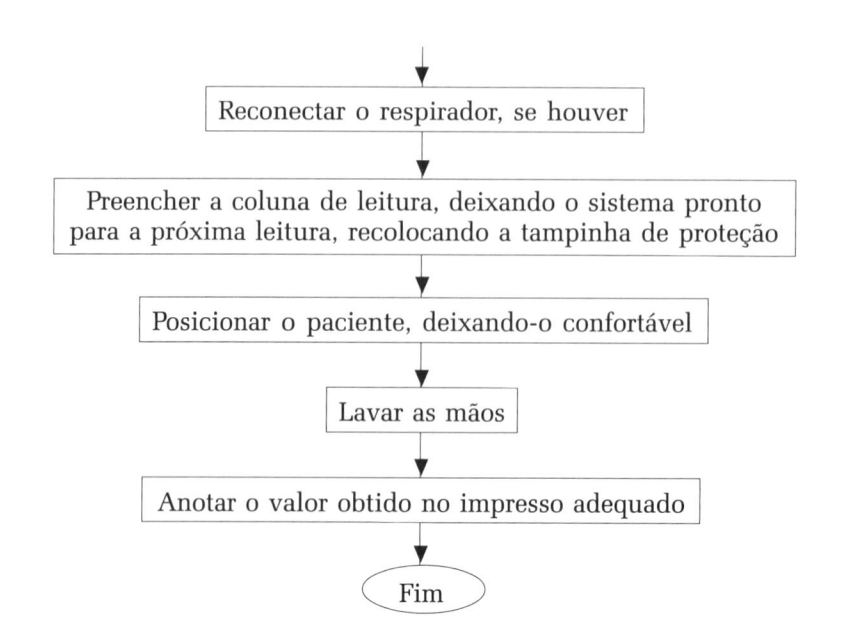

```
          ↓
┌─────────────────────────────────────┐
│ Reconectar o respirador, se houver  │
└─────────────────────────────────────┘
          ↓
┌──────────────────────────────────────────────────────┐
│ Preencher a coluna de leitura, deixando o sistema pronto │
│ para a próxima leitura, recolocando a tampinha de proteção │
└──────────────────────────────────────────────────────┘
          ↓
┌────────────────────────────────────────────┐
│ Posicionar o paciente, deixando-o confortável │
└────────────────────────────────────────────┘
          ↓
┌──────────────┐
│ Lavar as mãos │
└──────────────┘
          ↓
┌──────────────────────────────────────────┐
│ Anotar o valor obtido no impresso adequado │
└──────────────────────────────────────────┘
          ↓
      ( Fim )
```

Assistência de Enfermagem

- Manter cateter pérvio
- Posicionar o paciente adequadamente
- Fazer nível zero correto
- Não deixar gotejamento simultâneo de outros soros
- Observar se o paciente usa respirador com pressão positiva

CAPÍTULO 17

ESCOVAÇÃO

TÉCNICA DE ESCOVAÇÃO CIRÚRGICA

Definição

Remoção da flora bacteriana transitória, e de parte da flora residente na pele, por meio de limpeza mecânica, isto é, de escovação vigorosa com escova, água e sabão.

Material

- Uma escova com fibras sintéticas ou de origem animal
- Sabão
  - em barra (coco ou não)
  - em líquido (hexaclorofeno ou PVPI)
- Água
  - de torneira, tratada
- Uma compressa estéril

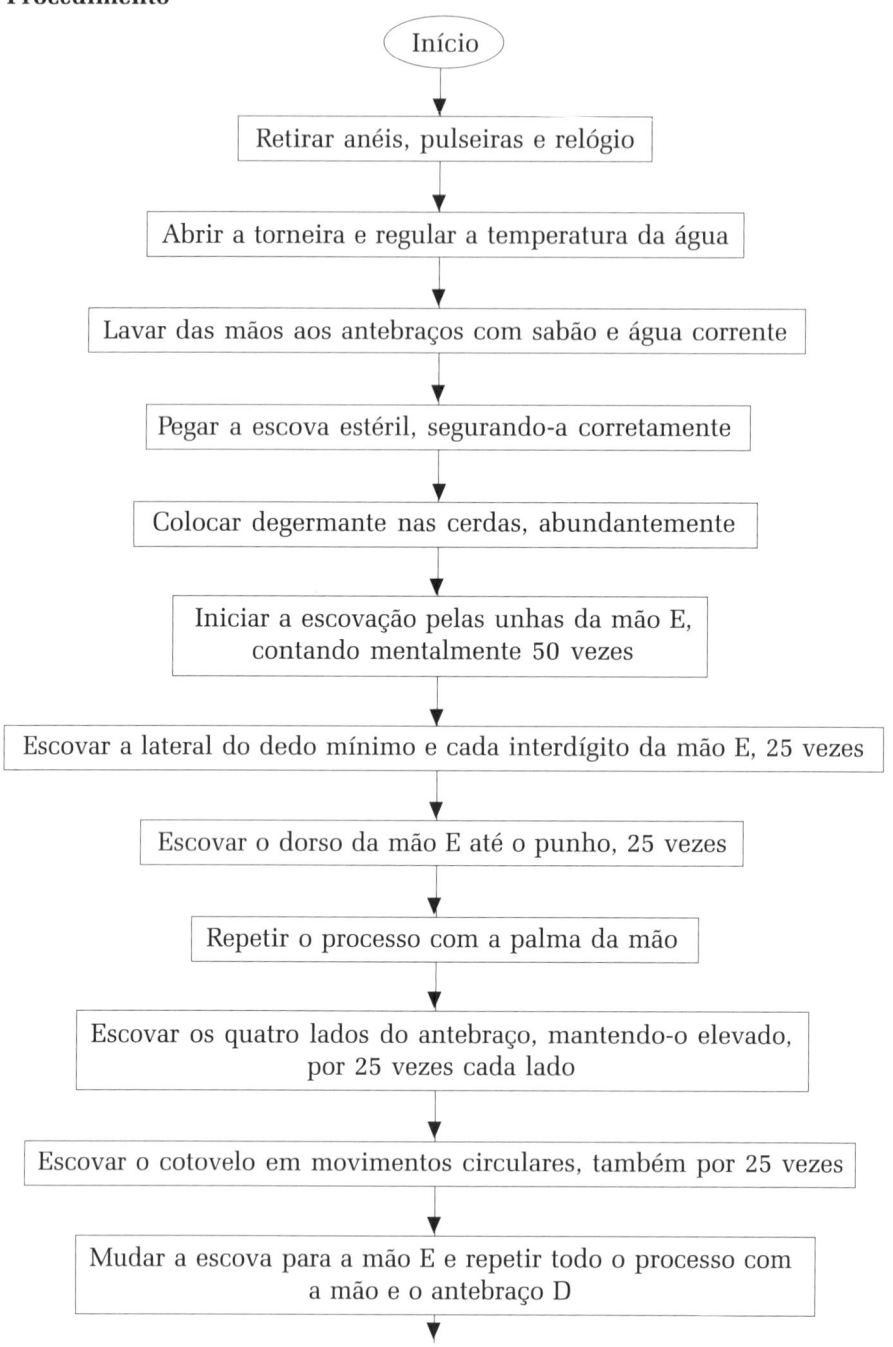

Procedimento

```
                    ( Início )
                        │
                        ▼
        ┌──────────────────────────────────┐
        │ Retirar anéis, pulseiras e relógio │
        └──────────────────────────────────┘
                        │
                        ▼
    ┌──────────────────────────────────────────┐
    │ Abrir a torneira e regular a temperatura da água │
    └──────────────────────────────────────────┘
                        │
                        ▼
  ┌────────────────────────────────────────────────┐
  │ Lavar das mãos aos antebraços com sabão e água corrente │
  └────────────────────────────────────────────────┘
                        │
                        ▼
      ┌──────────────────────────────────────────┐
      │ Pegar a escova estéril, segurando-a corretamente │
      └──────────────────────────────────────────┘
                        │
                        ▼
        ┌──────────────────────────────────────┐
        │ Colocar degermante nas cerdas, abundantemente │
        └──────────────────────────────────────┘
                        │
                        ▼
        ┌──────────────────────────────────────┐
        │ Iniciar a escovação pelas unhas da mão E, │
        │      contando mentalmente 50 vezes       │
        └──────────────────────────────────────┘
                        │
                        ▼
┌────────────────────────────────────────────────────────┐
│ Escovar a lateral do dedo mínimo e cada interdígito da mão E, 25 vezes │
└────────────────────────────────────────────────────────┘
                        │
                        ▼
      ┌──────────────────────────────────────────┐
      │ Escovar o dorso da mão E até o punho, 25 vezes │
      └──────────────────────────────────────────┘
                        │
                        ▼
         ┌────────────────────────────────────┐
         │ Repetir o processo com a palma da mão │
         └────────────────────────────────────┘
                        │
                        ▼
    ┌──────────────────────────────────────────────┐
    │ Escovar os quatro lados do antebraço, mantendo-o elevado, │
    │              por 25 vezes cada lado               │
    └──────────────────────────────────────────────┘
                        │
                        ▼
┌──────────────────────────────────────────────────────────┐
│ Escovar o cotovelo em movimentos circulares, também por 25 vezes │
└──────────────────────────────────────────────────────────┘
                        │
                        ▼
    ┌──────────────────────────────────────────────┐
    │ Mudar a escova para a mão E e repetir todo o processo com │
    │              a mão e o antebraço D               │
    └──────────────────────────────────────────────┘
                        │
                        ▼
```

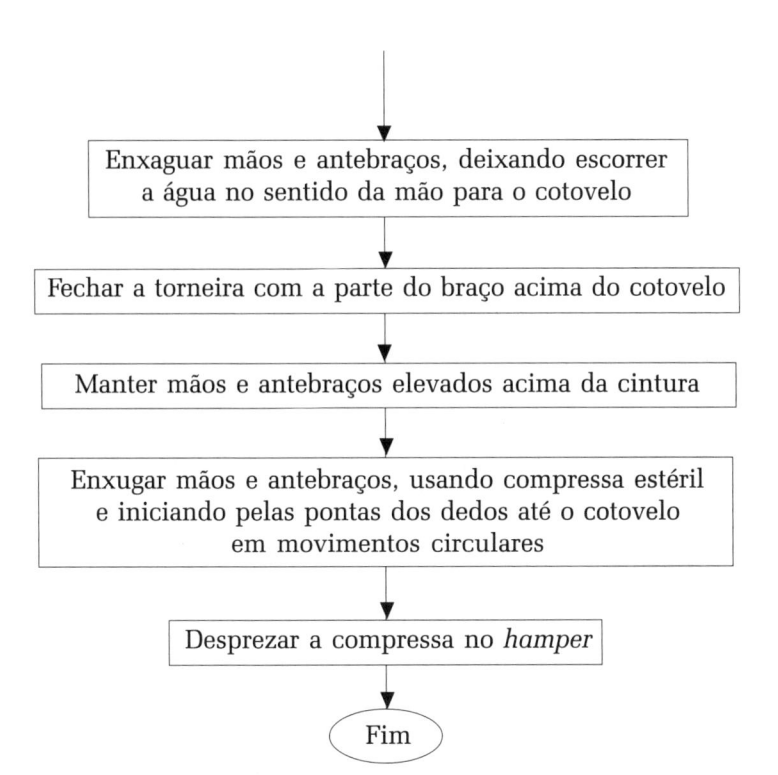

```
    │
    ▼
┌─────────────────────────────────────────────────┐
│ Enxaguar mãos e antebraços, deixando escorrer   │
│ a água no sentido da mão para o cotovelo        │
└─────────────────────────────────────────────────┘
    │
    ▼
┌─────────────────────────────────────────────────┐
│ Fechar a torneira com a parte do braço acima do cotovelo │
└─────────────────────────────────────────────────┘
    │
    ▼
┌─────────────────────────────────────────────────┐
│ Manter mãos e antebraços elevados acima da cintura │
└─────────────────────────────────────────────────┘
    │
    ▼
┌─────────────────────────────────────────────────┐
│ Enxugar mãos e antebraços, usando compressa estéril │
│ e iniciando pelas pontas dos dedos até o cotovelo │
│ em movimentos circulares                        │
└─────────────────────────────────────────────────┘
    │
    ▼
┌─────────────────────────────────────────────────┐
│ Desprezar a compressa no *hamper*               │
└─────────────────────────────────────────────────┘
    │
    ▼
  ( Fim )
```

CAPÍTULO 18

CALÇAR LUVAS

CALÇAR LUVAS ESTÉREIS

Definição

Técnica asséptica, a fim de evitar contaminação ao paciente.

Material

- Um par de luvas estéreis

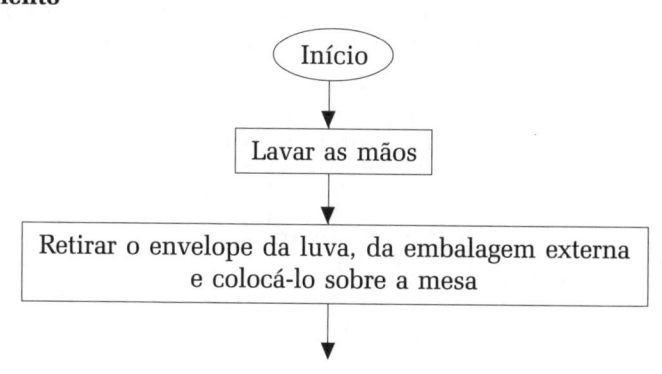

Procedimento

```
                    Início
                      ↓
              Lavar as mãos
                      ↓
  Retirar o envelope da luva, da embalagem externa
              e colocá-lo sobre a mesa
                      ↓
```

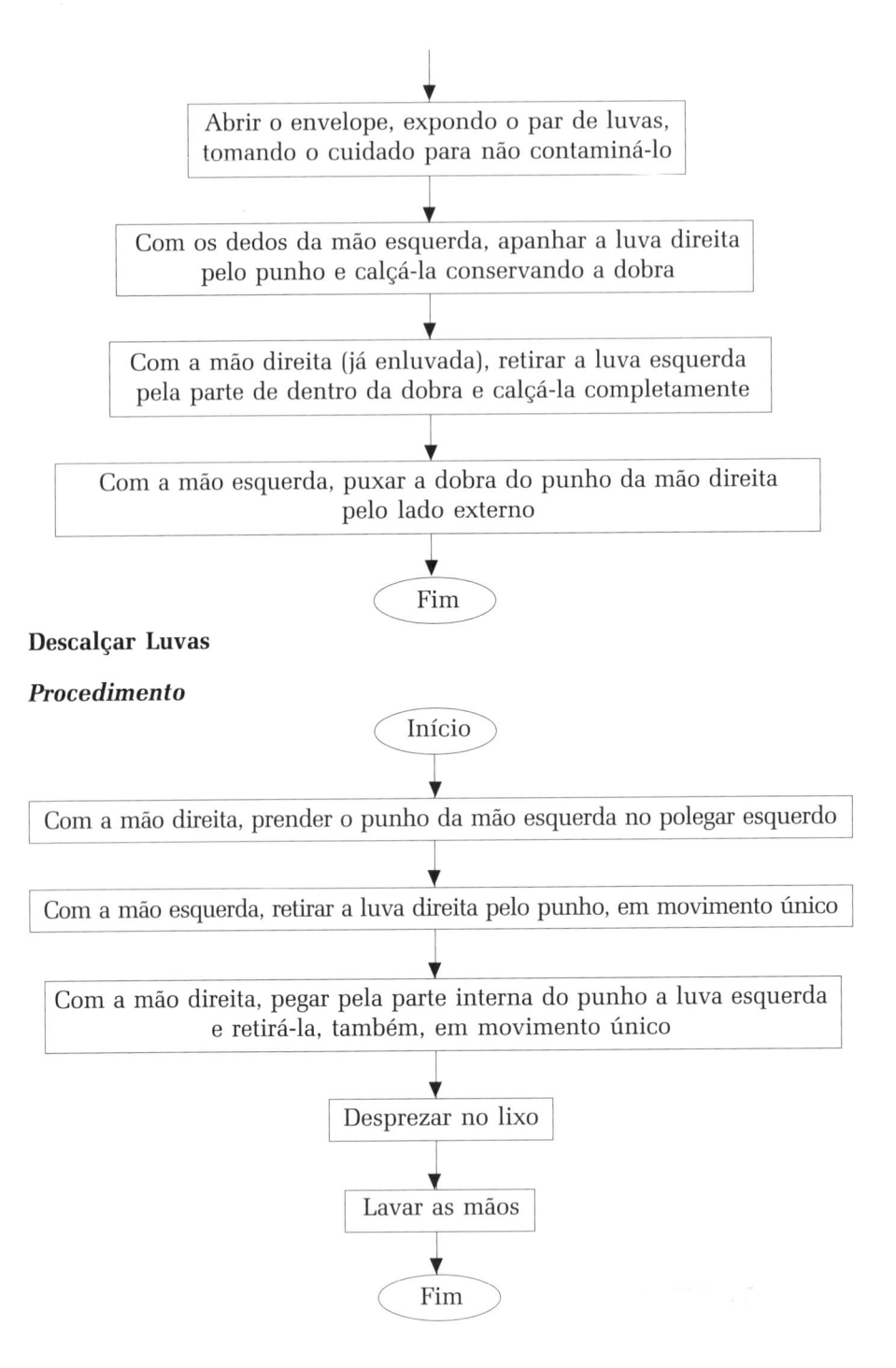

```
┌─────────────────────────────────────────────┐
│ Abrir o envelope, expondo o par de luvas,   │
│ tomando o cuidado para não contaminá-lo     │
└─────────────────────────────────────────────┘
                      ↓
┌─────────────────────────────────────────────┐
│ Com os dedos da mão esquerda, apanhar a luva direita │
│ pelo punho e calçá-la conservando a dobra   │
└─────────────────────────────────────────────┘
                      ↓
┌─────────────────────────────────────────────┐
│ Com a mão direita (já enluvada), retirar a luva esquerda │
│ pela parte de dentro da dobra e calçá-la completamente │
└─────────────────────────────────────────────┘
                      ↓
┌─────────────────────────────────────────────┐
│ Com a mão esquerda, puxar a dobra do punho da mão direita │
│ pelo lado externo                           │
└─────────────────────────────────────────────┘
                      ↓
                   ( Fim )
```

Descalçar Luvas

Procedimento

```
                   ( Início )
                      ↓
┌─────────────────────────────────────────────────────────────┐
│ Com a mão direita, prender o punho da mão esquerda no polegar esquerdo │
└─────────────────────────────────────────────────────────────┘
                      ↓
┌─────────────────────────────────────────────────────────────┐
│ Com a mão esquerda, retirar a luva direita pelo punho, em movimento único │
└─────────────────────────────────────────────────────────────┘
                      ↓
┌─────────────────────────────────────────────────────────────┐
│ Com a mão direita, pegar pela parte interna do punho a luva esquerda │
│ e retirá-la, também, em movimento único    │
└─────────────────────────────────────────────────────────────┘
                      ↓
            ┌────────────────────┐
            │ Desprezar no lixo  │
            └────────────────────┘
                      ↓
            ┌────────────────────┐
            │ Lavar as mãos      │
            └────────────────────┘
                      ↓
                   ( Fim )
```

CAPÍTULO 19

BALANÇO HÍDRICO

DEFINIÇÃO

É o resultado da mensuração da quantidade de líquidos ingerida, infundida e eliminada pelo paciente com o objetivo de identificar a retenção e/ou perda excessiva de água.

- Líquidos ingeridos = via oral, via naso gástrica/enteral
- Líquidos infundidos = soros, transfusão, medicações, solução parenteral
- Líquidos eliminados = vômitos, diurese, drenagens em geral, sangramentos, diarréias

MATERIAL

- Um par de luvas de procedimento
- Um cálice graduado

PROCEDIMENTO

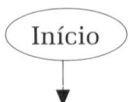

```
            ( Início )
                │
                ▼
┌─────────────────────────────────────────────────────┐
│ Mensurar e anotar no impresso próprio os líquidos   │
│ ingeridos e/ou infundidos e os eliminados, fechando │
│ as somas a cada hora em UTI e a cada 24 horas fora  │
│ da UTI                                              │
└─────────────────────────────────────────────────────┘
                │
                ▼
             ( Fim )
```

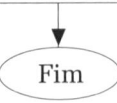

ASSISTÊNCIA DE ENFERMAGEM

- Peso diário
- Observar presença de edema
- Ausculta pulmonar
- Técnicas de precauções padrão para manipulação de material biológico
- Pesar fraldas, toalhas, lençóis que contenham excretas

CAPÍTULO 20

LIMPEZA E ARRUMAÇÃO DA UNIDADE

LIMPEZA DA UNIDADE

Limpeza Concorrente

Objetivos

- Proporcionar conforto e segurança ao paciente
- Minimizar o risco de multiplicação dos microrganismos

Material

- Pano de limpeza
- Álcool a 70%
- Luvas de procedimento

Procedimento

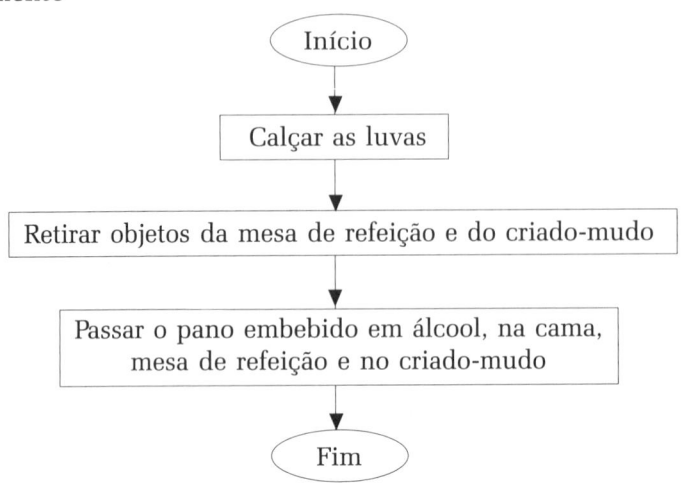

```
Início
  ↓
Calçar as luvas
  ↓
Retirar objetos da mesa de refeição e do criado-mudo
  ↓
Passar o pano embebido em álcool, na cama,
mesa de refeição e no criado-mudo
  ↓
Fim
```

Assistência de Enfermagem

- Passar o pano em único sentido.
- Orientar o paciente a não deixar alimentos (bolachas, frutas...) no criado-mudo para evitar o aparecimento de insetos.

Limpeza Terminal

Objetivos

- Proporcionar conforto e segurança ao paciente
- Diminuir o risco de infecção cruzada

Material

- Luvas de procedimento
- Balde
- Água e sabão
- Panos de limpeza

Procedimento

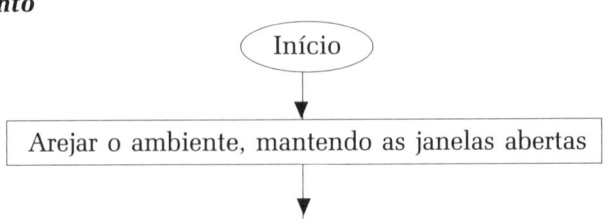

```
Início
  ↓
Arejar o ambiente, mantendo as janelas abertas
  ↓
```

```
                    ↓
        ┌─────────────────────────┐
        │ Calçar luvas de procedimento │
        └─────────────────────────┘
                    ↓
        ┌─────────────────────────┐
        │ Limpar a mesa de refeição │
        └─────────────────────────┘
                    ↓
        ┌─────────────────────────┐
        │   Limpar o criado-mudo   │
        └─────────────────────────┘
                    ↓
┌──────────────────────────────────────────────┐
│ Limpar o travesseiro e colocar sobre o criado-mudo │
└──────────────────────────────────────────────┘
                    ↓
        ┌─────────────────────────┐
        │ Limpar a superfície do colchão │
        └─────────────────────────┘
                    ↓
        ┌─────────────────────────────┐
        │ Dobrar o colchão e limpar a metade inferior │
        └─────────────────────────────┘
                    ↓
        ┌─────────────────────────┐
        │ Limpar o painel da cabeceira │
        └─────────────────────────┘
                    ↓
┌──────────────────────────────────────────────┐
│ Limpar o estrado, as molas a as laterais da cama │
└──────────────────────────────────────────────┘
                    ↓
┌──────────────────────────────────────────────┐
│ Inverter a posição do colchão e limpar a metade inferior │
└──────────────────────────────────────────────┘
                    ↓
        ┌─────────────────────────────────┐
        │ Limpar o painel dos pés, estrado, as molas │
        │    e as laterais da outra metade da cama     │
        └─────────────────────────────────┘
                    ↓
        ┌─────────────────────────┐
        │      Limpar a cadeira      │
        └─────────────────────────┘
                    ↓
        ┌─────────────────────────┐
        │      Limpar a escada       │
        └─────────────────────────┘
                    ↓
        ┌─────────────────────────────┐
        │ Recolher todo o material utilizado │
        └─────────────────────────────┘
                    ↓
        ┌─────────────────────────────┐
        │ Solicitar limpeza terminal do quarto │
        └─────────────────────────────┘
                    ↓
                 (  Fim  )
```

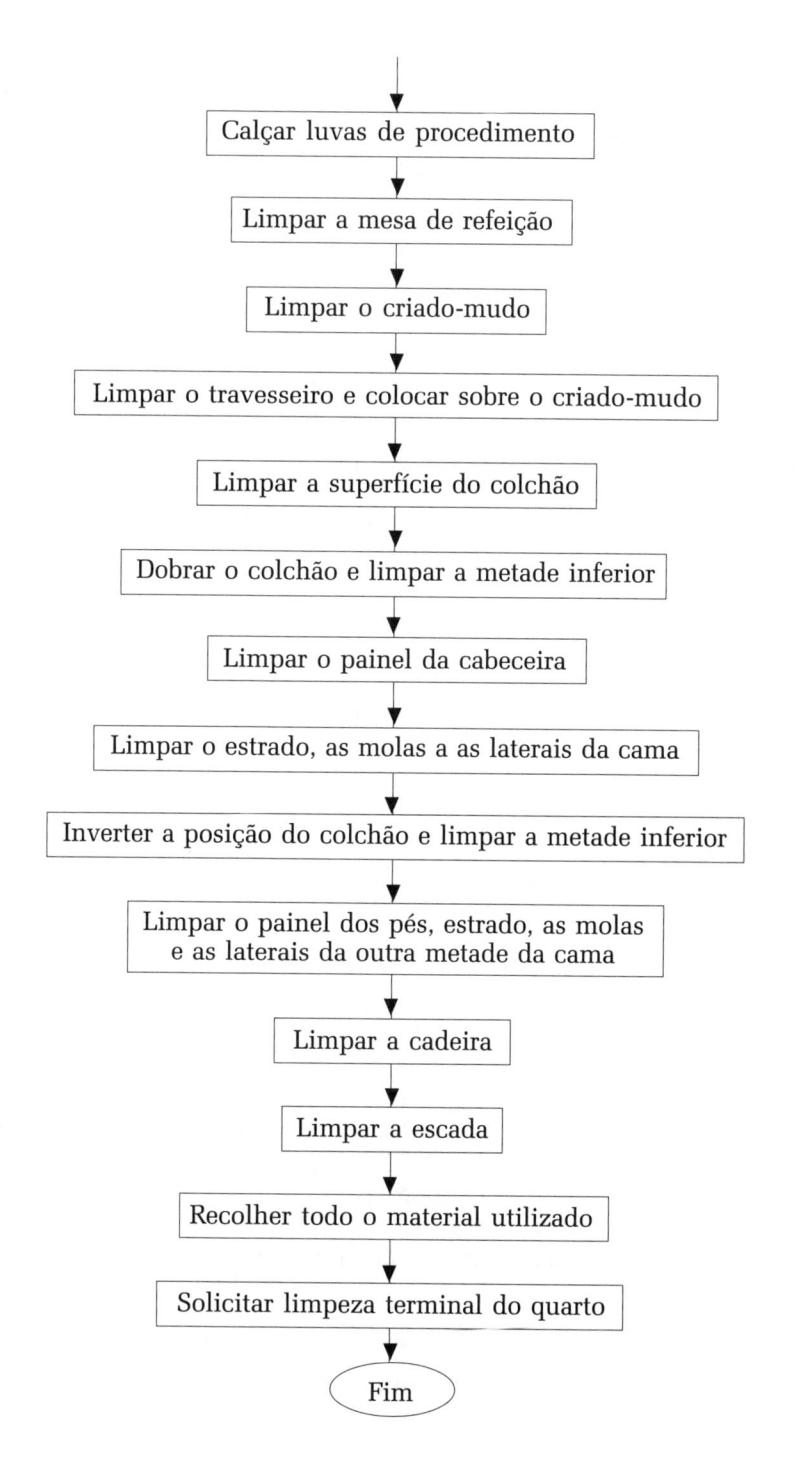

Assistência de Enfermagem

- Utilizar medidas de precaução padrão.
- Utilizar água e sabão para limpeza da cama, cadeira e escada.
- Enxaguar o pano em água corrente quantas vezes forem necessárias.
- Realizar a limpeza em único sentido.
- Arrolar objetos esquecidos pelo paciente conforme rotina.

ARRUMAÇÃO DE CAMA

Objetivo

Proporcionar bem-estar e segurança ao paciente.

Cama Fechada

Quando não há paciente.

Material

- Um lençol

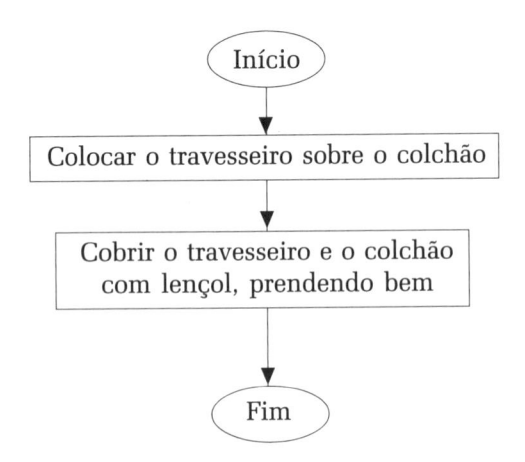

Procedimento

```
                    ┌─────────┐
                    │  Início │
                    └────┬────┘
                         ▼
       ┌──────────────────────────────────────┐
       │ Colocar o travesseiro sobre o colchão │
       └──────────────────┬───────────────────┘
                          ▼
       ┌──────────────────────────────────────┐
       │   Cobrir o travesseiro e o colchão   │
       │      com lençol, prendendo bem       │
       └──────────────────┬───────────────────┘
                          ▼
                    ┌─────────┐
                    │   Fim   │
                    └─────────┘
```

Cama Aberta

Quando há paciente internado

Material

- Dois lençóis
- Colcha
- Fronha
- Impermeável
- Lençol móvel
- Cobertor
- Toalhas de banho, rosto e piso
- Pijama/camisola
- Roupão

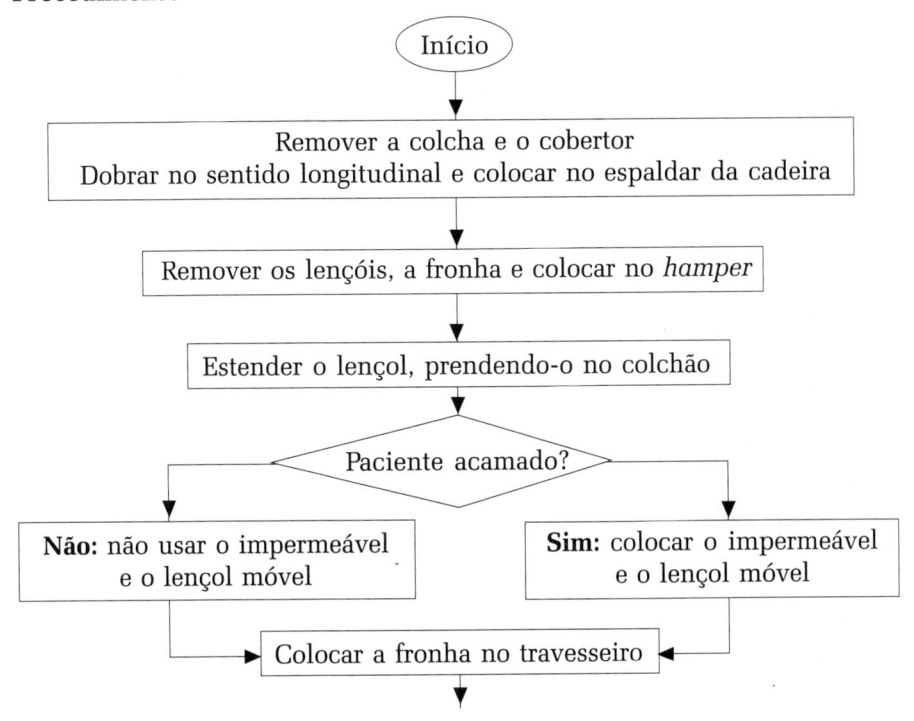

Procedimento

```
                    ( Início )
                        │
                        ▼
┌─────────────────────────────────────────────────────────────┐
│              Remover a colcha e o cobertor                  │
│   Dobrar no sentido longitudinal e colocar no espaldar da   │
│                          cadeira                            │
└─────────────────────────────────────────────────────────────┘
                        │
                        ▼
┌─────────────────────────────────────────────────────────────┐
│     Remover os lençóis, a fronha e colocar no *hamper*      │
└─────────────────────────────────────────────────────────────┘
                        │
                        ▼
┌─────────────────────────────────────────────────────────────┐
│         Estender o lençol, prendendo-o no colchão           │
└─────────────────────────────────────────────────────────────┘
                        │
                        ▼
                ◇ Paciente acamado? ◇
                 │                 │
                 ▼                 ▼
┌───────────────────────────┐   ┌───────────────────────────┐
│ **Não:** não usar o       │   │ **Sim:** colocar o        │
│ impermeável e o lençol    │   │ impermeável e o lençol    │
│ móvel                     │   │ móvel                     │
└───────────────────────────┘   └───────────────────────────┘
                 │                 │
                 └────►  Colocar a fronha no travesseiro ◄───┘
                                   │
                                   ▼
```

CAPÍTULO 20

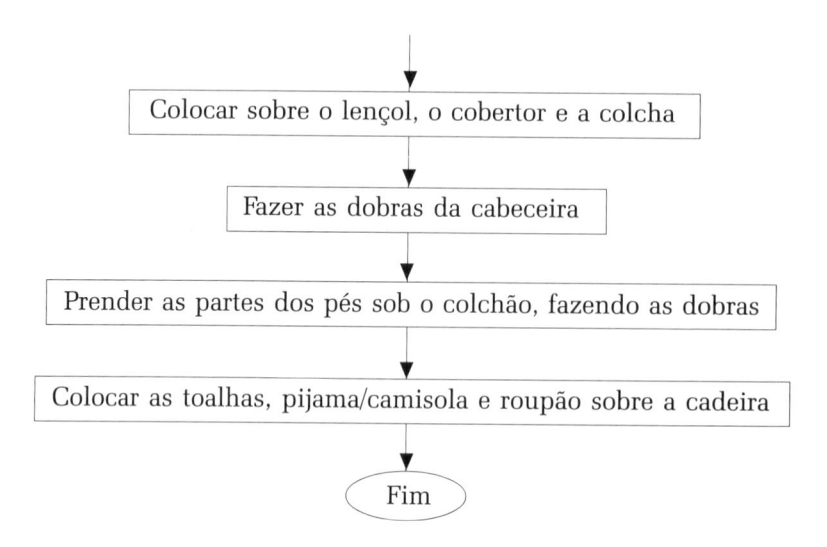

```
          ┌─────────────────────────────────────────────┐
          │ Colocar sobre o lençol, o cobertor e a colcha │
          └─────────────────────────────────────────────┘
                              ▼
          ┌─────────────────────────────────────────────┐
          │         Fazer as dobras da cabeceira         │
          └─────────────────────────────────────────────┘
                              ▼
          ┌─────────────────────────────────────────────────────┐
          │ Prender as partes dos pés sob o colchão, fazendo as dobras │
          └─────────────────────────────────────────────────────┘
                              ▼
          ┌─────────────────────────────────────────────────────┐
          │ Colocar as toalhas, pijama/camisola e roupão sobre a cadeira │
          └─────────────────────────────────────────────────────┘
                              ▼
                          ( Fim )
```

Assistência de Enfermagem

- Não chacoalhar as roupas para evitar pó.
- Manter os lençóis esticados, sem rugas.
- Colocar o número de cobertores de acordo com a preferência do paciente.
- Limpar o colchão antes de forrar com lençol limpo, na presença de secreções.
- Não colocar as roupas sujas no chão.
- Manter a abertura da fronha para o lado oposto à entrada do quarto.

Cama Pós-operatório

Material

- Três lençóis
- Uma fronha
- Um impermeável
- Um lençol móvel
- Cobertor
- Colcha

Procedimento

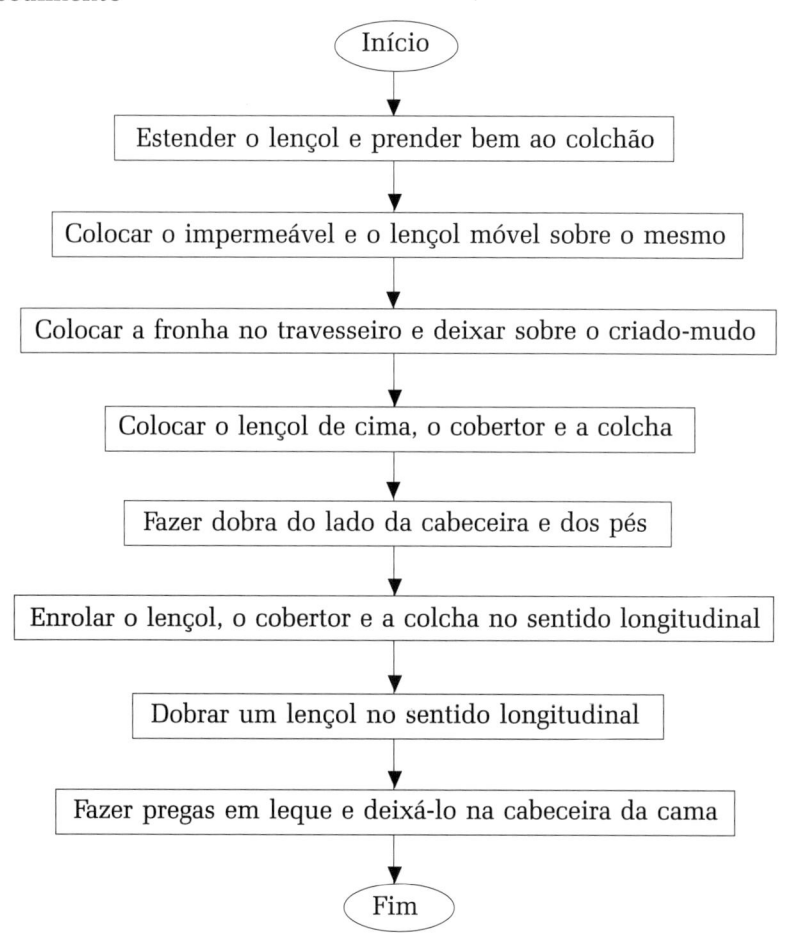

```
                    ( Início )
                        │
                        ▼
    ┌─────────────────────────────────────────────┐
    │ Estender o lençol e prender bem ao colchão  │
    └─────────────────────────────────────────────┘
                        │
                        ▼
    ┌──────────────────────────────────────────────────┐
    │ Colocar o impermeável e o lençol móvel sobre o mesmo │
    └──────────────────────────────────────────────────┘
                        │
                        ▼
    ┌────────────────────────────────────────────────────────┐
    │ Colocar a fronha no travesseiro e deixar sobre o criado-mudo │
    └────────────────────────────────────────────────────────┘
                        │
                        ▼
    ┌─────────────────────────────────────────────┐
    │ Colocar o lençol de cima, o cobertor e a colcha │
    └─────────────────────────────────────────────┘
                        │
                        ▼
    ┌─────────────────────────────────────────────┐
    │ Fazer dobra do lado da cabeceira e dos pés  │
    └─────────────────────────────────────────────┘
                        │
                        ▼
    ┌──────────────────────────────────────────────────────────┐
    │ Enrolar o lençol, o cobertor e a colcha no sentido longitudinal │
    └──────────────────────────────────────────────────────────┘
                        │
                        ▼
    ┌─────────────────────────────────────────────┐
    │ Dobrar um lençol no sentido longitudinal    │
    └─────────────────────────────────────────────┘
                        │
                        ▼
    ┌───────────────────────────────────────────────────┐
    │ Fazer pregas em leque e deixá-lo na cabeceira da cama │
    └───────────────────────────────────────────────────┘
                        │
                        ▼
                     ( Fim )
```

CAPÍTULO 21

PREPARO DE MATERIAIS

DEFINIÇÃO

É a descontaminação, limpeza e desinfecção do material para novo uso ou encaminhamento para esterilização, com o objetivo de evitar a contaminação do novo usuário.

Os materiais hospitalares são divididos em três grupos:

- *Críticos (C)*: são aqueles que penetram no tecido subepitelial, no sistema vascular e em outros órgãos isentos de flora microbiana própria, bem como todos que estejam diretamente conectados com ela, tais como os instrumentos cirúrgicos.

- *Semicríticos (SC)*: são aqueles que entram em contato apenas com a mucosa íntegra, tais como equipamentos para anestesia gasosa, assistência ventilatória, termômetros etc.

- *Não-críticos (NC)*: são aqueles que entram em contato apenas com pele íntegra, tais como papagaio, comadre, cálice, bacia, jarra etc.

Materiais esterilizados em óxido de etileno possuem validade aproximada de um ano e materiais esterilizados em vapor úmido, de aproximadamente 14 dias.

Os materiais limpos e/ou estéreis devem ser armazenados, de preferência em armários fechados, limpos, de acordo com a data de vencimento (os mais antigos na frente e/ou por cima), com controle de temperatura e umidade.

MATERIAL

- Solução aquosa de dialdeído ativado (glutaraldeído) em plásticos, acrílicos, silicone, vidros
- Solução aquosa de endozime (detergente) em instrumentais de aço inox
- Água corrente
- Saída de ar comprimido
- Pano próprio para secagem
- Campos de algodão, tecido duplo para acondicionamento
- Envelope de papel grau cirúrgico
- Fita adesiva
- Fita teste
- Palha de aço fina
- Sabão em pedra
- Sapólio
- Álcool a 70%

PROCEDIMENTO

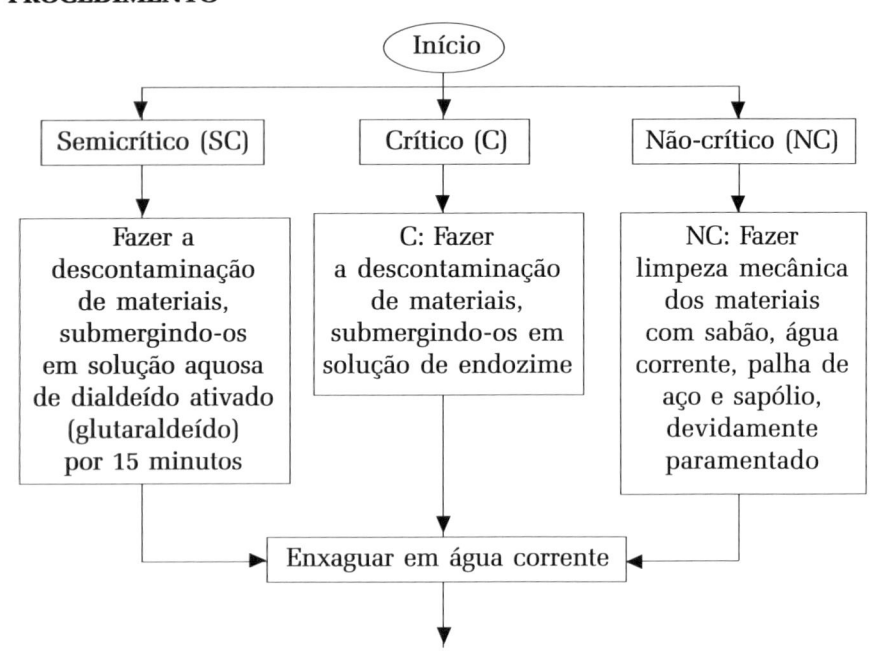

```
                            Início
         ┌──────────────────┼──────────────────┐
         ▼                  ▼                  ▼
  Semicrítico (SC)     Crítico (C)      Não-crítico (NC)
         │                  │                  │
         ▼                  ▼                  ▼
  Fazer a             C: Fazer           NC: Fazer
  descontaminação     a descontaminação  limpeza mecânica
  de materiais,       de materiais,      dos materiais
  submergindo-os      submergindo-os em  com sabão, água
  em solução aquosa   solução de endozime corrente, palha de
  de dialdeído ativado                    aço e sapólio,
  (glutaraldeído)                         devidamente
  por 15 minutos                          paramentado
         │                  │                  │
         └──────────────────┼──────────────────┘
                            ▼
              Enxaguar em água corrente
                            │
                            ▼
```

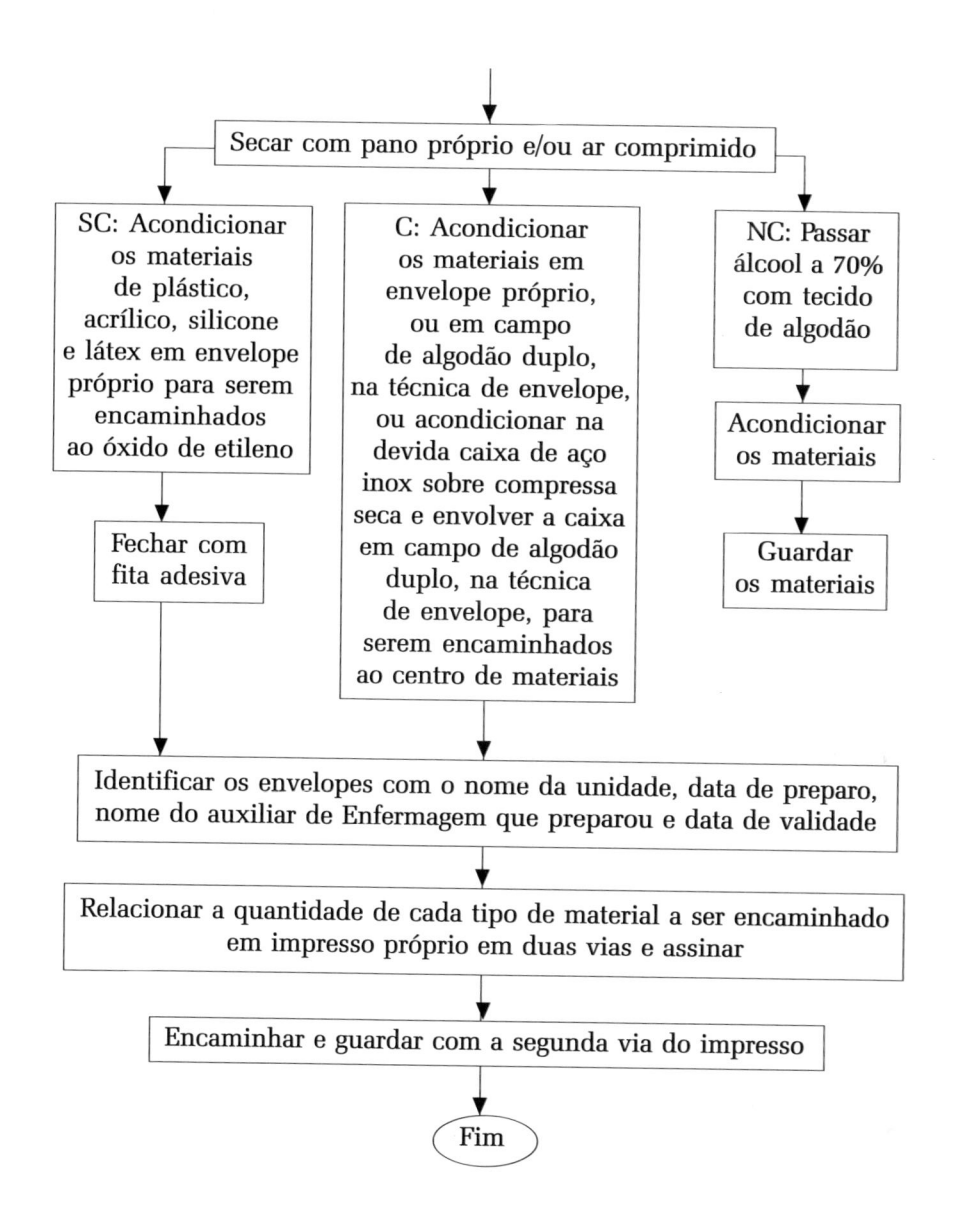

```
                    ↓
        ┌─────────────────────────────────────┐
    ┌───│ Secar com pano próprio e/ou ar comprimido │───┐
    │   └─────────────────────────────────────┘        │
    ↓                    ↓                              ↓
```

SC: Acondicionar os materiais de plástico, acrílico, silicone e látex em envelope próprio para serem encaminhados ao óxido de etileno	C: Acondicionar os materiais em envelope próprio, ou em campo de algodão duplo, na técnica de envelope, ou acondicionar na devida caixa de aço inox sobre compressa seca e envolver a caixa em campo de algodão duplo, na técnica de envelope, para serem encaminhados ao centro de materiais	NC: Passar álcool a 70% com tecido de algodão
Fechar com fita adesiva		Acondicionar os materiais
		Guardar os materiais

Identificar os envelopes com o nome da unidade, data de preparo, nome do auxiliar de Enfermagem que preparou e data de validade

Relacionar a quantidade de cada tipo de material a ser encaminhado em impresso próprio em duas vias e assinar

Encaminhar e guardar com a segunda via do impresso

(Fim)

Índice Remissivo

A

Acesso venoso periférico, 129
Adesivos cutâneos, 93
Água
  destilada, 31, 37
    estéril, 33
  retenção de, 143
Agulhas descartáveis, 93
Algodão ortopédico, 28
Alterações metabólicas, 9
Anestesia gasosa, 153
Anestésico tópico, 41
Anormalidades hemodinâmicas, 134
Anti-séptico, 69
Aparelho
  de oximetria não-invasiva, 133
  respiratório, 35
Aparelho digestivo, 41-58
  administração de dietas por
    sondas, 50-52
      assistência de enfermagem, 52
      definição, 50
      material, 51
      procedimento, 51
  cuidados com pacientes
    ostomizados, 55-57
      definição, 55
      diferenciação, 55
      material, 55
      procedimento, 56
  enteroclisma, 52-54
    definição, 52
    material, 52
    procedimento, 53
  lavagem gástrica, 46-48
    com sonda *Fouchet*, 48
      definição, 48
      material, 48
      procedimento, 48
    definição, 46
    material, 46
    procedimento, 48
  sondagem
    nasoenteral, 44-46
      assistência de enfermagem, 46
      definição, 44
      material, 44
      procedimento, 44
    nasogástrica, 41-43
      definição, 41
      material, 41
      procedimento, 42
Aparelho geniturinário, 69-74
  irrigação contínua, 74
    definição, 74
    material, 74
    procedimento, 74
  sondagem vesical, 69-73
    de alívio, 69
    de demora, 70
    definição, 69
    técnica
      para o sexo feminino, 72
      para o sexo masculino, 70

Apêndice xifóide, 42, 49
Apnéia, 6
Aporte calórico-protéico, 127
Artéria
  braquial, 5
  carótida, 5
  dorsal dos pés, 6
  femoral, 5
  pediosa, 5
  radial, 5
  temporal, 5
  tibial, 8
Aspiração
  sonda de, adequada, 111
  traqueal, 37, 111
    assistência de enfermagem, 38
    definição, 37
    material, 37
    procedimento, 37
Aspirador, 11
  a vácuo, 111
  elétrico, 37, 111
Assistência ventilatória, 153
Ataduras
  de crepe, 28
  especiais para imobilização, 28
Atelectasias, 23
Ausculta pulmonar, 144

B

Bacia estéril, 92
Bactérias
  nas fezes, colônias de, 113
  residentes, 1
  transitórias, 1
Balança clínica, 9
Balanço hídrico, 143, 144
  assistência de enfermagem, 144
  definição, 143
  material, 143
  procedimento, 144
Banco de sangue, 125
Banho, 12
  de assento, 17
    definição, 17
    material, 17
    procedimento, 18
  de chuveiro, 12
    material, 13
    procedimento, 13
  na banheira, 14
    assistência de enfermagem, 15
    material, 14
    procedimento, 14
  no leito, 15
    material, 15
    procedimento, 16
Batimentos do coração, 5
Benzina, 75
Bexiga, lavagem da, 74
Bisturi estéril, lâmina de, 109
Bolsa
  de transferência de plasma, 63
  drenável, 57
Bomba de infusão, 28, 127
Bradipnéia, 6

C

Cadeira
  de banho, 18
  de rodas, 25
Cama
  arrumação de, 148-150
    aberta, 149
      assistência de enfermagem, 150
      material, 149
      procedimento, 149
    fechada, 148
      material, 148
      procedimento, 148
    objetivo, 148
    pós-operatório, 150
      material, 150
      procedimento, 150
  balança, 9
Cânula
  de traqueostomia, 40
  fixador de, 39
  orotraqueal, 28

Cateter
  arterial, 109
  central, 127
  coleta de ponta de, 109, 110
    definição, 109
    material, 109
    procedimento, 109
  intracraniano, 28
  nasal, 31
  obstrução do, 32
  periférico, 129
  venoso, 109
Cavidade oral, 41
Choques, 134
Cicatriz umbilical, 45
Cicatrização, processo de, 17
Circuitos de respiradores, 24
Cirurgia de grande porte, 134
Clister, 85
Coagulograma, 125
Coágulos, formação de, 74
Coleta de exames, 105-118
  de escarro, 105
  de fezes, 113
  de ponta de cateter, 109, 110
  de sangue para hemocultura, 112
  de secreção traqueal, 111
  de urina
    de sonda vesical de demora, 108
    de 24 horas, 103, 104
  de urocultura, 106, 107
  glicemia capilar, 117
  glicosúria, 115
Coletor
  de mucosidade, 111
  de urina sistema fechado, 70
Colostomia, 55
Comadre, 16, 52
  estéril, 114
Constipação intestinal, 52
Contaminação de ferida, prevenção de, 75
Conteúdo
  esofágico, 49
  gástrico, 49
Controle hídrico, 81
Coprocultura, 113, 115

Coração, batimentos do, 5
Creme vaginal, 87
Cuba rim estéril, 106
Cultivo, lâmina de, 106
Curativos, 75-80
  abertos, 75
  assistência de enfermagem, 78
  compressivos, 75
  definição, 75
  material, 75
  oclusivos, 75
  procedimento, 76

D

Débito(s)
  de drenos, manipulação e controle de, 59-68
    assistência de enfermagem, 60
    de Jackson Pratz, 64
      assistência de enfermagem, 65
      definição, 64
      material, 64
      procedimento, 64
    de Kher, 62
      material, 62
      procedimento, 62
    de penrose/Watterman, 61
      material, 61
      procedimento, 61
    de Porti-O-Vac, 67
      assistência de enfermagem, 68
      definição, 67
      material, 67
      procedimento, 68
    definição, 59
    derivação lombar externa, 63
      material, 63
      procedimento, 63
    material, 59
    procedimento, 60
    torácico, 65
      assistência de enfermagem, 67
      definição, 65
      material, 65
      procedimento, 66
  urinário, 69

Decúbito dorsal, posição, 70
Deficiência nutricional, 127
Deglutição, 81
  movimentos de, 43
Dentifrício, 11
Derivação
  lombar externa, 28, 63
    material, 63
    procedimento, 63
  ventricular externa, 28
Dialdeído ativado, solução aquosa de, 154
Diarréias, 52
Dietas, administração de, por
  sondas, 50-52
    assistência de enfermagem, 52
    definição, 50
    material, 51
    procedimento, 51
Dispnéia, 6
Dispositivo venoso, 119
Distensão abdominal, 41
Diurese, 143
  controle da, 129
Dor abdominal, 52
Drenagem torácica, débito de, 65
  assistência de enfermagem, 67
  definição, 65
  material, 65
  procedimento, 66
Dreno(s), 28
  manipulação e controle de débitos
  de, 59-68
    assistência de enfermagem, 60
    de Jackson Pratz, 64
      assistência de enfermagem, 65
      definição, 64
      material, 64
      procedimento, 64
    de Kher, 62
      material, 62
      procedimento, 62
    de penrose/Watterman, 61
      material, 61
      procedimento, 61
    de Porti-O-Vac, 67
      assistência de enfermagem, 68

definição, 67
material, 67
procedimento, 68
definição, 59
derivação lombar externa, 63
  material, 63
  procedimento, 63
material, 59
procedimento, 60
torácico, 65
  assistência de enfermagem, 67
  definição, 65
  material, 65
  procedimento, 66
tubular, 67
Duboff, sonda, 44
Duodeno, 44

E

Edema, 144
Eletrodos descartáveis, 131
Endoscopia, 48
Endozime, solução aquosa de, 154
Enfermagem, assistência de
  administração
    de dietas por sondas, 52
    de medicamentos
      via auricular, 90
      via dermatológica, 93
      via intradérmica, 102
      via oral, 83
      via retal, 86
      via subcutânea, 100
      via sublingual, 84
  arrumação de cama, 150
  balanço hídrico, 144
  banho na banheira, 15
  coleta de fezes, 115
  controle da respiração, 6
  controle de pulso, 6
  curativos, 78
  imobilização no leito, 30

limpeza da unidade
  concorrente de, 146
  terminal, 148
manipulação e controle de débitos
  de drenos, 60
  de Jackson Pratz, 65
  de Porti-O-Vac, 68
manipulação e controle de drenos
  torácico, 67
movimentação e posicionamento
  do paciente, 24
nebulização com máscara facial, 34
nutrição parenteral prolongada, 129
oxigenoterapia, 32
oximetria não-invasiva de pulso, 133
pressão venosa central, 135
sondagem nasoenteral, 46
transporte do paciente
  da cama para a maca, 27
  da cama para cadeira de rodas, 26
verificação de peso, 9, 10
Enteroclisma, 52-54
  definição, 52
  material, 52
  procedimento, 53
Equipamento de proteção individual, 37
Escarro, exame de, 105
  definição, 105
  material, 105
  procedimento, 105
Escovação, 137-139
  cirúrgica, técnica de, 137
  definição, 137
  material, 137
  procedimento, 137
Esfigmomanômetro, 7
Esôfago, lavagem de, 48
Esterilização de material, 78
Estetoscópio, 7, 41
Estoma, 55
Estômago, 41
  lavagem de, 46, 48
Éter, 75
Etileno, óxido de, 153

Exame(s)
  coleta de, 105-118
  de escarro, 105
    definição, 105
    material, 105
    procedimento, 105
  de fezes, 113
    assistência de enfermagem, 115
    definição, 113
    material, 114
    procedimento, 114
  de ponta de cateter, 109, 110
    definição, 109
    material, 109
    procedimento, 109
  de sangue para hemocultura, 112
    definição, 112
    material, 112
    procedimento, 112
  de secreção traqueal, 111
    definição, 111
    material, 111
    procedimento, 111
  de urina de sonda vesical de
    demora, 108
      definição, 108
      material, 108
      procedimento, 108
  de urina de 24 horas, 103, 104
    definição, 103
    material, 103
    procedimento, 104
  de urocultura, 106, 107
    definição, 106
    material, 106
    procedimento, 106
  glicemia capilar, 117
    definição, 117
    material, 117
    procedimento, 117
  glicosúria, 115
    definição, 115
    material, 115
    procedimento, 115
  radiológico, 46

F

Fadiga, sensação de, 15
Ferida(s)
  contaminação de, 75
  infectadas, 78
  limpeza de, 76
  não-infectadas, 78
  proteção da, 76
Fezes
  colônias de bactérias nas, 113
  exame de, 113
    assistência de enfermagem, 115
    definição, 113
    material, 114
    procedimento, 114
  helmintos nas, 113
  protozoários nas, 113
Fixador de cânula de traqueostomia, 39
Flora
  bacteriana, 137
  microbiana, 153
  residente na pele, 137
Fluxômetro, 31, 33
Foley, sonda de, 70
Fouchet, sonda de, 48
Fowler, posição de, 42, 45
Freqüência
  cardíaca, 5
  respiratória, 6

G

Garrote, 97, 119
Gás carbônico, 6
Gastrostomia, 50
Glande, 107
Glicemia capilar, 117
  controle da, 129
  definição, 117
  material, 117
  procedimento, 117
Glicose, dosagem de, no sangue, 117
Glicosúria, 115
  definição, 115
  material, 115
  procedimento, 115
Globo ocular, 90
Glutaraldeído, 154
Glúteo, 53

H

Helmintos nas fezes, 113
Hemácias, 123
Hematúria, 74
Hemocomponentes, administração
  de, 123-126
    definição, 123
    material, 123
    procedimento, 124
Hemocultura, coleta de sangue para, 112
  definição, 112
  material, 112
  procedimento, 112
Hemorragia gástrica, 46
Higiene do paciente, 11-22
  banho, 12
    de assento, 17
      definição, 17
      material, 17
      procedimento, 18
    de chuveiro, 12
      material, 13
      procedimento, 13
    na banheira, 14
      assistência de enfermagem, 15
      material, 14
      procedimento, 14
    no leito, 15
      material, 15
      procedimento, 16
    oral, 11
      definição, 11
      material, 11
      procedimento, 12
  preparo do corpo após a morte, 19
    definição, 19
    material, 19
    procedimento, 19

tricotomia, 21
  definição, 21
  material, 21
  procedimento, 21
Hipersensibilidade, reações de, 101

I

Ileostomia, 55
Imobilização no leito, 28-30
  assistência de enfermagem, 30
  definição, 28
  material, 28
  procedimento, 29
Inalação, 35
  assistência de enfermagem, 36
  definição, 35
  material, 35
  procedimento, 36
Inalador, 35
  funcionamento adequado do, 36
Infecção cruzada, risco de, 146
Infusão
  bomba de, 127
  venosa, solução, 119
Instrumentos cirúrgicos, 153
Insulina, 99
Intestino grosso, 52
Irrigação contínua, 74
  definição, 74
  material, 74
  procedimento, 74

J

Jackson Pratz, drenos de, 64
  assistência de enfermagem, 65
  definição, 64
  drenos de
    material, 64
    procedimento, 64
Jejum, 81
  prolongado, 127
Jejunostomias, 50

K

Kelly, pinça de, 75
Kher, drenos de, 62
  material, 62
  procedimento, 62
Kit de sondagem vesical, 69
Kocher, pinça de, 75

L

Lâmina
  de bisturi estéril, 109
  de cultivo, 106
Lavagem
  da bexiga, 74
  de esôfago, 48
  de estômago, 48
  gástrica, 46-48
    com sonda de Fouchet, 48
      definição, 48
      material, 48
      procedimento, 48
    definição, 46
    material, 46
    procedimento, 48
Leito, imobilização no, 28-30
  assistência de enfermagem, 30
  definição, 28
  material, 28
  procedimento, 29
Levine, sonda de, 50
Lidocaína gel, 44
Limpeza
  da unidade, 145
    concorrente, 145
      assistência de enfermagem, 146
      material, 145
      objetivos, 145
      procedimento, 146
    terminal, 146-148
      assistência de enfermagem, 148
      material, 146
      objetivos, 146
      procedimento, 146

de estômago, 46
de ferida, 76
Líquidos
  eliminados, 143
  infundidos, 143
  ingeridos, 143
Luvas
  de contenção, 28
  calçar, 141
    estéreis, 141
      definição, 141
      material, 141
      procedimento, 141
    descalçar, 142
      procedimento, 142

M

Mal-estar, 26
Manguito, 7
Mãos, técnicas para lavar as, 1, 2
  definição, 1
  material, 1
  procedimentos, 2
Máscara facial, nebulização com, 33
  assistência de enfermagem, 34
  definição, 33
  material, 33
  procedimento, 33
Massa corpórea, 9
Material(is)
  biológico, manipulação de, 144
  hospitalares
    críticos, 153
    descontaminação, 153
    desinfecção, 153
    esterilização, 153
    não-críticos, 153
    semicríticos, 153
  preparo de, 153-156
    definição, 153
    procedimento, 154
    tipos de, 154
Meato uretral, 70, 107

Medicamentos, preparo e
  administração de, 81-102
  injetáveis, 93-95
    material, 93
    procedimento, 94
  via auricular, 89, 90
    assistência de enfermagem, 90
    definição, 89
    material, 89
    procedimento, 89
  via dermatológica, 92
    assistência de enfermagem, 93
    definição, 92
    material, 92
    procedimento, 92
  via endovenosa, 97, 98
    definição, 97
    finalidade, 97
    material, 97
    procedimento, 98
  via intradérmica, 101, 102
    assistência de enfermagem, 102
    definição, 101
    material, 101
    procedimento, 101
  via intramuscular, 95-97
    definição, 95
    material, 95
    procedimento, 95
  via ocular, 90-92
    definição, 90
    material, 90
    procedimento, 91
  via oral, 81-83
    assistência de enfermagem, 83
    definição, 81
    material, 82
    procedimento, 82
  via retal, 85, 86
    assistência de enfermagem, 86
    definição, 85
    material, 85
    procedimento, 85
  via subcutânea, 99, 100
    assistência de enfermagem, 100
    definição, 99
    indicação, 99

material, 99
procedimento, 99
via sublingual, 83, 84
  assistência de enfermagem, 84
  definição, 83
  material, 83
  procedimento, 84
  vantagens, 83
via tópica, 89
  definição, 89
via vaginal, 87, 88
  definição, 87
  material, 87
  procedimento, 87
Microrganismos, risco de multiplicação dos, 145
Monitorização, 131-136
  cardíaca, 131
    definição, 131
    material, 131
    procedimento, 132
  oximetria não-invasiva de pulso, 132
    assistência de enfermagem, 133
    definição, 132
    material, 133
    procedimento, 133
  pressão venosa central, 134
    assistência de enfermagem, 136
    definição, 134
    material, 134
    procedimento, 134
Morte, preparo do corpo após a, 19
  definição, 19
  material, 19
  procedimento, 19
Motilidade intestinal, 23
Movimentação e posicionamento do paciente, 23-30
  assistência de enfermagem, 24
  da cama para a cadeira de rodas, 25
    assistência de enfermagem, 26
    material, 25
    procedimento, 26
  da cama para a maca, 27
    assistência de enfermagem, 27
    material, 27
    procedimento, 27
  definição, 23
  imobilização no leito, 28
    assistência de enfermagem, 30
    definição, 28
    material, 28
    procedimento, 29
  material, 23
  procedimento, 24
Movimentos
  de deglutição, 43
  respiratórios, 6
Mucosidade, coletor de, 111

N

Náuseas, 52
Nebulização com máscara facial, 33
  assistência de enfermagem, 34
  definição, 33
  material, 33
  procedimento, 33
Nutrição, 50
  parenteral prolongada, cuidados na administração de, 127-129
    assistência de enfermagem, 129
    definição, 127
    material, 127
    procedimento, 128

O

Obstrução do cateter, 32
Orifício nasal, 41
Óvulos via vaginal, uso de, 87
Óxido de etileno, 153
Oxigenação do sangue, nível de, 132
Oxigênio, 6
  fonte de, 33
  saturação de, 37
  umidificação do, 34
Oxigenoterapia, 31-40
  aspiração traqueal, 37

assistência de enfermagem, 38
definição, 37
material, 37
procedimento, 37
assistência de enfermagem, 32
cuidados com traqueostomia, 39
definição, 39
material, 39
procedimento, 39
definição, 31
inalação, 35
assistência de enfermagem, 36
definição, 35
material, 35
procedimento, 36
material, 31
nebulização com máscara facial, 33
assistência de enfermagem, 34
definição, 33
material, 33
procedimento, 33
procedimento, 32
tenda facial, 34
assistência de enfermagem, 35
definição, 34
material, 34
procedimento, 34
Oximetria de pulso, 37
não-invasiva, 132
aparelho de, 133
assistência de enfermagem, 133
definição, 132
material, 133
procedimento, 133

P

Paciente(s)
acamados, 15
com bomba de infusão, 28
com derivação
lombar externa, 28
ventricular externa, 28
com monitorização da pressão
intracraniana, 28
idosos, 28
intubados, 28
sondado, 28
traqueostomizados, 39
Palidez, 26
Panturrilha, 8
Parada respiratória, 6
Parede abdominal, 50
Pele
coloração da, 38
flora residente na, 137
Pêlos, remoção de, 21
Penrose/Watterman, drenos de, 61
material, 61
procedimento, 61
Peso, verificação de, 9, 10
assistência de enfermagem, 10
definição, 9
material, 9
procedimento, 10
Pinça
dente de rato, 75
Kelly, 75
Kocher, 75
Plaquetas, 123
Plasma, 123
bolsa de transferência de, 63
Pomadas via vaginal, uso de, 87
Pontos, retirada de, 79
definição, 79
material, 79
procedimento, 79
Porti-O-Vac, drenos de, 67
assistência de enfermagem, 68
definição, 67
material, 67
procedimento, 68
Posição
decúbito dorsal, 70
horizontal, 135
Fowler, 42, 45
ginecológica, 88
semi-Fowler, 51
Posicionamento do paciente, 25
procedimento, 25

Pressão
  arterial
    controle da, 7
    definição, 7
    material, 7
    procedimento, 7
    diastólica, 7
    sistólica, 7
  intracraniana, 28
  úlcera de, 133
  venosa central, 134
    assistência de enfermagem, 136
    definição, 134
    material, 134
    procedimento, 134
Processo de cicatrização, 17
Protozoários nas fezes, 113
Pulso
  arrítmico, 6
  controle de, 5
    assistência de enfermagem, 6
    definição, 5
    procedimento, 5
  oximetria, 37
    não-invasiva, 132
      assistência de enfermagem, 133
      definição, 132
      material, 133
      procedimento, 133
  rítmico, 6
Punção venosa, 97, 119-122
  definição, 119
  material, 11
  procedimento, 120

Região
  abdominal, 100
  anal, 54
  auricular, 3
  axilar, 3
  bucal, 3
  epigástrica, 49
  genital, 17
  glútea, 17
  inguinal, 3
  perineal, 107
  retal, 3
  suprapúbica, 71
  torácica, 48
Regulação hidroeletrolítica, 52
Relaxamento muscular, 17
Remoção de pêlos, 21
Resíduos alimentares, 48
Respiração
  com alternância de taquipnéia e apnéia, 6
  controle da, 6
    assistência de enfermagem, 6
    definição, 6
    procedimento, 6
  estertora, 6
  ofegante, 6
  profunda, 6
  superficial, 6
Respirador(es)
  artificial, 134
  circuitos de, 24
Restrições dietéticas, 81
Retenção de água, 143
Ritmo cardíaco, 131

R

Reação(ões)
  de hipersensibilidade, 101
  hemolítica, 125
Recipiente coletor sanfonado, 67
Rede de vácuo, 37
Refluxo sangüíneo, 120, 129

S

Sangramento, 143
Sangue
  banco de, 125
  para hemocultura, 112
    definição, 112
    material, 112
    procedimento, 112

dosagem de glicose no, 117
nível de oxigenação do, 132
Saturação de oxigênio, 37
Secreção(ões)
   endotraqueais, 37
   traqueal, exame de, 111
      definição, 111
      material, 111
      procedimento, 111
Sedação, 52
Semi-Fowler, posição, 51
Sensação de fadiga, 15
Sensibilidade, testes de, 101
Sensor
   de luz vermelha, 132
   descartável, 133
   permanete, 133
Seringa descartável, 93
Sinais vitais, verificação de, 3-8
   controle de pulso, 5
      assistência de enfermagem, 6
      definição, 5
      procedimento, 5
   pressão arterial, 7
      definição, 7
      material, 7
      procedimento, 7
   respiração, 6
      assistência de enfermagem, 6
      definição, 6
      procedimento, 6
   temperatura, 3
      definição, 3
      material, 3
      procedimento, 4
Sistema
   de sucção, 37
   vascular, 153
Solução
   anti-séptica, 109, 112
   aquosa
      de dialdeído ativado, 154
      de endozime, 154
   para infusão venosa, 119
   parenteral, 143

Sonda(s)
   administração de dietas por, 50-52
      assistência de enfermagem, 52
      definição, 50
      material, 51
      procedimento, 51
   de aspiração, 11, 37
      adequada, 111
   de Foucher, 48
   de levine, 50
   de sylastic, 50
   Duboff, 44
   Foley estéril, 70
   gástrica, 41
   nasogástrica, 28, 46
   orogástrica, 46
   retal, 52
   SNE, 50
   SNG, 50
   uretral descartável estéril, 69
   vesical, 28
      de demora, exame de urina de, 108
         definição, 108
         material, 108
         procedimento, 108
Sondagem
   nasoenteral, 44-46
      assistência de enfermagem, 46
      definição, 44
      material, 44
      procedimento, 44
   nasogástrica, 41-43
      definição, 41
      material, 41
      procedimento, 42
   técnica de, 47
   vesical, 69-73
      de alívio, 69
         material, 69
      de demora, 70
         material, 70
      definição, 69
      kit de, 69
      técnica para o sexo feminino, 72
         procedimento, 72
      técnica para o sexo masculino, 70
         procedimento, 70

Soro
 fisiológico, 37, 38, 134
 imunizante, 99
 suporte de, 52
Substâncias tóxicas, 46
Suco gástrico, 83
Sudorese, 26, 52
Suporte de soro, 52
Supositórios, 85
Swab oral, 11
Sylastic, sonda de, 50

T

Taquipnéia, 6
Tecido
 subcutâneo, 99
 subepitelial, 153
Técnica
 asséptica, 69, 141
 de escovação cirúrgica, 137
 de sondagem, 47
Temperatura
 controle da, 3
  definição, 3
  material, 3
  procedimento, 4
 controle de, 129
 corporal, 3
Tenda facial, 34
 assistência de enfermagem, 35
 definição, 34
 funcionamento adequado da, 35
 material, 34
 procedimento, 34
Termômetros, 3, 153
Testes de sensibilidade, 101
Transfusão, 143
Transporte do paciente, 25-28
 da cama para a cadeira de rodas, 25
  assistência de enfermagem, 26
  material, 25
  procedimento, 26
 da cama para a maca, 27
  assistência de enfermagem, 27
  material, 27
  procedimento, 27
Traqueostomia, 37
 cuidados com, 39
 definição, 39
 material, 39
 procedimento, 39
 fixador de cânula de, 39
Tricotomia, 21
 definição, 21
 material, 21
 procedimento, 21
Tricotomizador, 21
Tubo
 digestivo, 81
 endotraqueal, 37

U

Úlceras de pressão, 23, 133
Umidificação do oxigênio, 34
Umidificador, 31
Unidade terminal, limpeza da, 146
 assistência de enfermagem, 148
 material, 146
 objetivos, 146
 procedimento, 146
Urina
 coletor de, 70
 exame de
  24 horas, 103, 104
   definição, 103
   material, 103
   procedimento, 104
  sonda vesical de demora, 108
   definição, 108
   material, 108
   procedimento, 108
Urocultura, exame de, 106, 107
 definição, 106
 material, 106
 procedimento, 106

V

Vacinas, 101
Vaselina, 52
Vasodilatação, 17
Veia
  cava, 134
  periférica, 119
Ventrículo direito, 134
Vertigem, 26
Vias de administração de medicamentos
  auricular, 89, 90
    assistência de enfermagem, 90
    definição, 89
    material, 89
    procedimento, 89
  dermatológica, 92
    assistência de enfermagem, 93
    definição, 92
    material, 92
    procedimento, 92
  endovenosa, 97, 98
    definição, 97
    finalidade, 97
    material, 97
    procedimento, 98
  intradérmica, 101, 102
    assistência de enfermagem, 102
    definição, 101
    material, 101
    procedimento, 101
  intramuscular, 95-97
    definição, 95
    material, 95
    procedimento, 95
  ocular, 90-92
    definição, 90
    material, 90
    procedimento, 91
  oral, 81-83
    assistência de enfermagem, 83
    definição, 81
    material, 82
    procedimento, 82
  retal, 85, 86
    assistência de enfermagem, 86
    definição, 85
    material, 85
    procedimento, 85
  subcutânea, 99, 100
    assistência de enfermagem, 100
    definição, 99
    indicação, 99
    material, 99
    procedimento, 99
  sublingual, 83, 84
    assistência de enfermagem, 84
    definição, 83
    material, 83
    procedimento, 84
    vantagens, 83
  tópica, 89
    definição, 89
  vaginal, 87, 88
    definição, 87
    material, 87
    procedimento, 87
Vômitos, 52

Este livro foi impresso na
Del Rey Indústria Gráfica
Rua Geraldo Antônio de Oliveira, 88
Inconfidentes - Contagem - MG
CEP. 32260-200 - Fone: **(31) 3369-9400**